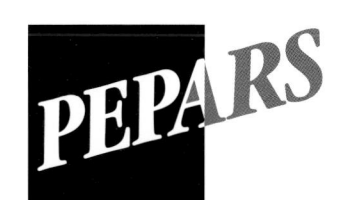

PEPARS
【ペパーズ】
編集企画にあたって…

　形成外科領域におけるレーザー・光・高周波治療の開発は目覚しい．四半世紀前までは，選択的な治療というよりは軽微な瘢痕でぼかす治療が主体の治療であった．その後，熱緩和理論・選択的光熱破壊理論の概念後は瘢痕を最小限にした選択的治療が可能となり，照射時間に関して大きく2つの方向に開発が進んだ．メラニンや刺青などを標的としたレーザーの照射時間が短くなる(ショートパルス化)方向と，毛や血管などを標的としたレーザーの照射時間が長くなる(ロングパルス化)方向の2つである．メラノファージを選択的に破壊するためにはショートパルス化が必須であり，ナノ秒発振のQスイッチレーザーが開発され，太田母斑治療に大いに貢献している．近年ではさらにショートパルス化されたピコ秒発振のQスイッチレーザーが開発され，刺青治療などに応用されている．また，炭酸ガスレーザーは従来の連続波から，パルス化(スーパーパルス，ウルトラパルス)することで，安全性が大いに向上した．

　一方，ロングパルス化により，単純性血管腫のように細い血管から，静脈瘤などの太い血管を含めた血管病変の治療と，脱毛の治療が可能となった．このように従来の治療法からレーザー治療に変わったことで，有効性の向上のみならず，合併症とダウンタイムを大いに減少せしめた．もう一つの大きな方向性がフラクショナル化である．従来の面上の治療から点状の治療にすることで，有効性を担保しつつ(もしくは向上)，合併症とダウンタイムを減少させることができるようになった．特に術後の色素沈着が大きな問題であった東洋人の剝皮術に非常に大きな転機となった．エネルギー源もレーザーのみならず，光や高周波，超音波などでフラクショナル化した治療法が開発されている．

　上述の如く，この四半世紀は，ショートパルス化とロングパルス化，フラクショナル化の3つの方向性で進んできた．根幹となる概念は既に10年以上経過し，母斑のQスイッチレーザー治療や血管病変の色素レーザー治療は治療の第一選択である．しかるに，レーザーはもはや最先端治療だけではなく，標準治療の1つである．今回，各疾患に対してはその方面の第一人者の先生方に標準的治療レーザー治療について執筆をお願いした．消化器外科医が，開腹手術と内視鏡手術，ひいてはダヴィンチを駆使するがごとく，形成外科医の基本手技の1つとして標準的レーザー治療の習得の一助となれば幸いである．

2016年2月

河野太郎

WRITERS FILE

ライターズファイル（五十音順）

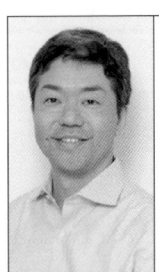

青木　律
（あおき　りつ）
- 1988年　日本医科大学卒業
  同大学形成外科入局
- 1996年　Royal Prince Alfred 病院（Sydney），senior registrar
- 1997年　Royal Children's 病院（Melbourne），visiting fellow
- 1998年　日本医科大学形成外科，講師
- 2007年　同，助教授
- 2008年　同，准教授
  グリーンウッドスキンクリニック立川開設

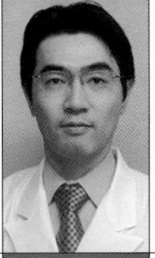

大城　貴史
（おおしろ　たかふみ）
- 1996年　慶應義塾大学卒業
  同大学形成外科入局
- 2001年　埼玉医科大学総合医療センター形成外科，助手
- 2003年　慶應義塾大学形成外科，助手
- 2004年　医療法人社団慶光会大城クリニック

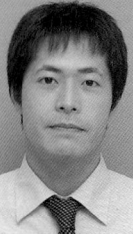

尾崎　峰
（おざき　みね）
- 2000年　東京医科歯科大学卒業
  東京大学形成外科入局
  関東中央病院外科
- 2001年　静岡県立総合病院形成外科
- 2002年　東京大学形成外科
- 2003年　杏林大学形成外科，助手
- 2010年　同，講師
- 2014年　同，准教授

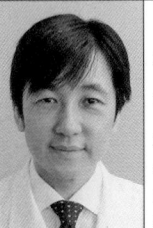

石川　浩一
（いしかわ　ひろかず）
- 1988年　防衛医科大学校卒業
  同大学付属病院救急部形成外科入局
- 1994年　自衛隊中央病院形成外科・国家公務員等共済組合連合会三宿病院形成外科，医長
- 1995年　東京女子医科大学第二病院形成外科，助手・医長
- 1998年　医療法人社団優成会クロスクリニック開設
- 1999年　東京女子医科大学第二病院形成外科，非常勤講師
- 2006年　東京女子医科大学附属青山女性医療研究所美容医療外科，非常勤講師

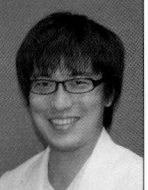

王丸　陽光
（おおまる　ようこう）
- 2002年　久留米大学卒業
  同大学形成外科入局
- 2005年　済生会福岡総合病院形成外科
- 2007年　祐愛会織田病院形成外科，医長
- 2009年　高邦会高木病院形成外科，医長
- 2011年　久留米大学形成外科・顎顔面外科，講師

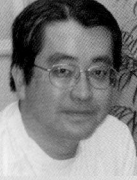

葛西健一郎
（かさい　けんいちろう）
- 1986年　京都大学卒業
  同大学形成外科入局
- 1987年　関西医科大学形成外科
- 1988年　同，助手
- 1992年　葛西形成外科開業

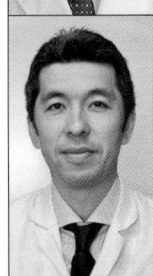

今川孝太郎
（いまがわ　こうたろう）
- 1998年3月　東海大学卒業
- 1998年4月　同大学医学部付属病院，臨床研修医
- 2000年4月　同大学医学部付属病院形成外科，臨床助手
- 2003年4月　同大学医学部外科学系形成外科，助教
- 2007年4月　静岡赤十字病院形成外科，副部長
- 2010年4月　東海大学医学部外科学系形成外科，講師

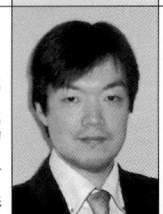

小川　令
（おがわ　れい）
- 1999年　日本医科大学卒業
- 1999年　同大学形成外科入局
- 2005年　同大学大学院修了
- 2005年　会津中央病院形成外科，部長
- 2006年　日本医科大学形成外科，講師
- 2007年　米国ハーバード大学形成外科，研究員
- 2009年　日本医科大学形成外科，准教授
- 2013年～現在　東京大学，非常勤講師（兼任）
- 2015年4月　日本医科大学形成外科，主任教授

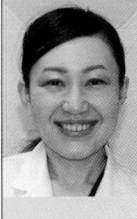

木村　広美
（きむら　ひろみ）
- 2006年　鹿児島大学卒業
- 2006年　九州労災病院（初期臨床研修）
- 2008年　日本医科大学形成外科
- 2010年　福岡大学形成外科
- 2012年　いちだクリニック
- 2013年　福岡大学形成外科

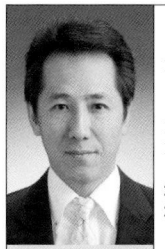

河野　太郎
（こうの　たろう）
1993年　鹿児島大学卒業
　　　　東京女子医科大学形成外科入局
1995年　都立府中病院外科
1997年　東京女子医科大学形成外科, 助教
2008年　同, 准講師
2013年　東海大学医学部外科学系形成外科学, 准教授

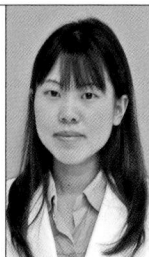

南　史歩
（みなみ　しほ）
2012年　山形大学卒業
　　　　総合病院国保旭中央病院, 初期臨床研修
2014年　東京大学形成外科学教室入局
2015年　山梨大学医学部附属病院形成外科

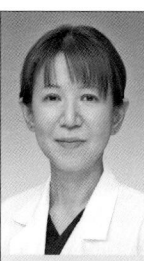

山本　有紀
（やまもと　ゆき）
1990年　高知医科大学卒業
　　　　和歌山県立医科大学皮膚科入局
1999年　同, 助手
2004年　同, 講師
2007年　同, 准教授
2015年　和歌山県立医科大学, 病院教授

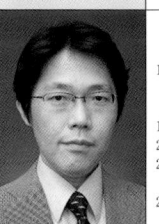

野村　正
（のむら　ただし）
1997年　和歌山県立医科大学卒業
　　　　神戸大学形成外科入局, 研修医
1999年　東京大学形成外科, 医員
2000年　神戸大学形成外科, 医員
2004年　国立病院機構姫路医療センター形成外科, 医長
2007年　神戸大学大学院医学研究科形成外科学修了
2012年　同大学形成外科, 特命講師

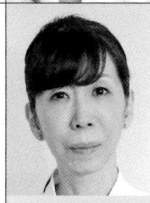

山下　理絵
（やました　りえ）
1985年　北里大学卒業
　　　　同大学形成外科入局
1990年　同大学救急センター
1991年　同大学形成外科美容外科, チーフ
1994年　湘南鎌倉総合病院形成外科・美容外科, 医長
2000年　同, 部長
　　　　北里大学, 横浜市立大学, 非常勤講師

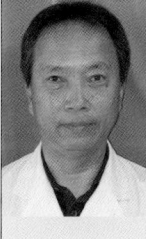

横尾　和久
（よこお　かずひさ）
1978年　名古屋大学卒業
　　　　社会保険中京病院形成外科・熱傷センター
1987年　愛知医科大学形成外科, 講師
1990年　同, 准教授
2006年　同, 教授

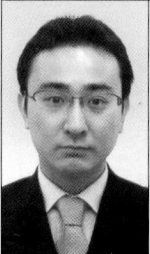

堀　圭二朗
（ほり　けいじろう）
2000年　弘前大学卒業
　　　　東京女子医科大学形成外科
2006年　同, 助教
2008～10年　カナダ国アルバータ大学留学
2010年　東京女子医科大学形成外科
2015年　同大学東医療センター形成外科

KEY WORDS INDEX

和文

―あ 行―
異所性蒙古斑　35
維持療法　41
いちご状血管腫　11
インピーダンス　92
インフォームドコンセント　41
ウルセラ　81
Nd：YAG レーザー　100
炎症後色素脱失　35
炎症後色素沈着　35
太田母斑　28

―か 行―
合併症　11,50
陥凹瘢痕　50
Q スイッチルビーレーザー　41
Q スイッチレーザー　28,35
ケロイド　100
高周波治療　92
高密度焦点式超音波　81
黒子　50

―さ 行―
痤瘡瘢痕　92
色素脱失　28
色素沈着　28
色素レーザー　1,100
刺青　115
シミ　67
酒皶　17
脂漏性角化症　67
シワ　73
スキンリサーフェシング　81
スマス　81

―た 行―
炭酸ガスレーザー　50,67
単純性血管腫　1

治療回数　28
電磁波　92

―な 行―
乳児血管腫　11
熱による若返り　81
ナノ秒 Q スイッチレーザー　115

―は 行―
光音響作用　115
光熱作用　115
肥厚性瘢痕　100
ピコ秒レーザー　115
非手術　81
美容医療　50
フラクショナルレーザー　100
β ブロッカー　11
扁平母斑　41

―ま 行―
毛細血管拡張症　17
毛細血管拡張性肉芽腫　17
毛細血管奇形　1

―ら 行―
レーザー　59
レーザー治療　11
レーザー抵抗性　1
レーザー複合療法　41
老人性色素斑　59
ロングパルス Nd：YAG レーザー　17
ロングパルス色素レーザー　17
冷却脂肪融解　106

欧文

―A〜C―
aberrant mongolian spot　35

ablative fractional laser resurfacing　73
acne scar　92
β blocker　11
capillary malformation　1
carbon dioxide laser　50,67
combined laser therapy　41
complication(s)　11,50
Coolsculpting　106
cosmetic medicine　50
cryolipolysis　106

―D・E―
depressed scar　50
dye laser　100
electromagnetic wave　92

―F・H―
fractional laser　100
fractional laser resurfacing　73
HIFU　81
hyperpigmentation　28
hypertrophic scar　100
hypopigmentation　28

―I・K―
impedance　92
infantile hemangioma　11
informed consent　41
IPL：Intense Pulsed Light　59
keloid　100

―L〜N―
Laser　59
laser treatment　11
laser-resistant　1
long pulsed dye laser　17
long pulsed Nd：YAG laser　17
maintenance therapy　41
melanocytic nevi　50

nanosecond Q-switched laser 115
Nd：YAG laser 100
nevus of Ota 28
non-ablative fractional laser resurfacing 73
non-surgical 81
number of treatment sessions 28

━ P・Q ━
photo-acoustic effect 115
photo-thermal effect 115
picosecond laser 115

pigmented spot 67
port-wine stain 1
postinflammatory hyperpigmentation 35
postinflammatory hypopigmentation 35
pulsed dye laser 1
pyogenic glanuloma 17
Q-switched laser 28, 35
Q-switched ruby laser 41

━ R・S ━
radio frequency treatment 92
rosacea 17

seborrheic keratosis 67
senile lentigo 59
skin resurfacing 81
SMAS 81
spilus nevus 41
strawberry mark 11

━ T〜W ━
tattoo 115
telangiectasia 17
thermal rejuvenation 81
Ulthera 81
wrinkle 73

CONTENTS

形成外科領域における
レーザー・光・高周波治療

編集／東海大学准教授　河野太郎

毛細血管奇形（単純性血管腫）の標準的レーザー治療 ……………………………野村　　正ほか　**1**
　毛細血管奇形の診断，注意すべき合併症を紹介するとともに標準的レーザー治療について解説する．

乳児血管腫に対する最近のレーザー治療 ………………………………………横尾　和久ほか　**11**
　乳児血管腫のうちレーザー治療の最もよい適応となるのは，露出部に存在する局面型（表在型）である．一方，腫瘤型や皮下型に対しては，βブロッカー投与も早期に考慮すべきである．

毛細血管拡張症のレーザー治療 …………………………………………………山下　理絵ほか　**17**
　毛細血管拡張症とは，炎症を伴わない持続性の毛細血管の拡張であり，レーザー治療が有効である．

太田母斑の標準的レーザー治療 …………………………………………………堀　圭二朗ほか　**28**
　標準的な照射回数と治療効果と合併症発生率を知った上で，色調や治療時期によって経過が異なってくることを理解して治療を行うことが大切である．

異所性蒙古斑のレーザー治療 …………………………………………………今川孝太郎ほか　**35**
　異所性蒙古斑はQスイッチレーザーが著効するが，色素沈着や色素脱失も多く認められる．合併症は非露出部に多く，治療回数が増えると発生しやすい．これらを踏まえ適切な治療間隔と照射出力を考慮する必要がある．

扁平母斑のレーザー治療 …………………………………………………………王丸　陽光ほか　**41**
　扁平母斑においては，Qスイッチルビーレーザーのみでは治療の限界がある．そのため，レーザー複合療法や維持療法といった複合的なアプローチが必要である．

◆編集顧問/栗原邦弘 中島龍夫
◆編集主幹/百束比古 光嶋 勲 上田晃一

【ペパーズ】
PEPARS No.111/2016.3 増大号◆目次

黒子の標準的炭酸ガスレーザー治療……………………………………尾崎　峰ほか　**50**
　炭酸ガスレーザーを用いた黒子治療は，簡便で一度に多数の黒子を除去できる非常に有用な方法である．しかし，施術にあたっては，陥凹瘢痕など特徴的な合併症について熟知している必要がある．

老人性色素斑の標準的レーザー治療……………………………………木村　広美ほか　**59**
　老人性色素斑の治療では，他疾患との鑑別と適切な治療法の選択が重要である．老人性色素斑の治療法は内服，外用，レーザーやIPLなどの機器によるものなど多岐にわたる．これらの特徴と違いを理解し，使い分けることで有効かつ安全に治療を行うことができる．

脂漏性角化症の標準的レーザー治療……………………………………南　史歩ほか　**67**
　いわゆる「シミ」には様々なものがあるが，脂漏性角化症は炭酸ガスレーザー治療が著効する．周囲組織への熱の拡散を最小限にとどめることが，瘢痕を残さないで治療を行う"コツ"である．

機器によるシワ治療(フラクショナルレーザーを中心に)……………大城　貴史ほか　**73**
　シワ(特に小ジワ)に対してのfractional laser resurfacingはダウンタイムが短く合併症の少ない有用な治療手技である．fractional laser resurfacingには，non-ablative fractional laser resurfacing(NAFLR)とablative fractional laser resurfacing(AFLR)があり，各治療機器の光学特性を十分に理解した上で施術にあたることが重要である．

ウルセラ(HIFU)によるたるみ治療……………………………………石川　浩一　**81**
　ウルセラ・高密度焦点式超音波(HIFU)は，皮膚表面を損傷せずに真皮・皮下組織に点状の熱凝固を作り，皮膚の収縮，コラーゲン新生によりたるみを改善する．ウルセラの収縮ベクトルを考慮した照射プロトコルを考案した．

【ペパーズ】
PEPARS No.111/2016.3 増大号 ◆目次

成熟瘢痕の高周波治療 ……………………………………………… 山本　有紀ほか　**92**
　　　痤瘡瘢痕に対して，e-MatrixTM（Syneron/Candela 社，米国）を用いた臨床研究を提示し，その有効性と限界を述べる．

肥厚性瘢痕のレーザー治療 …………………………………………… 小川　　令　**100**
　　　赤く，炎症を伴う瘢痕（肥厚性瘢痕やケロイドなど）には，色素レーザーや Nd：YAG レーザーを用いるのが現在の主流である．

Coolsculpting による冷却脂肪融解術―3 施設共同調査報告― …… 青木　律ほか　**106**
　　　Coolsculpting を利用した部分的痩身術，冷却脂肪融解は脂肪細胞を冷却することによってアポトーシスに誘導し，治療部位の脂肪組織の減量を図る治療法である．今回，3 施設の共同調査を行い，その結果から得た知見を報告する．

刺青のレーザー治療 …………………………………………………… 葛西健一郎　**115**
　　　ピコ秒レーザーの実用化によって，刺青のレーザー治療は飛躍的に進化した．従来のナノ秒 Q スイッチレーザーに比べて必要治療回数が半減しただけでなく，これまで除去困難であった特殊な色の刺青も除去可能となった．

　　　ライターズファイル ……………………………… 前付 2〜3
　　　Key words index ……………………………… 前付 4〜5
　　　掲載広告一覧 ……………………………………… 132
　　　PEPARS　バックナンバー一覧 ………… 130〜131
　　　PEPARS　次号予告 ……………………………… 132

「PEPARS®」とは Perspective Essential Plastic Aesthetic Reconstructive Surgery の頭文字より構成される造語．

Painless

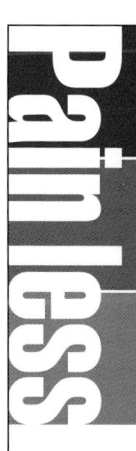

1. 静脈留置針穿刺時の疼痛緩和
2. 伝染性軟属腫摘除時の疼痛緩和
3. 皮膚レーザー照射療法時の疼痛緩和

劇薬
貼付用局所麻酔剤

ペンレス®テープ18mg

薬価基準収載

Penles® Tape：リドカイン テープ剤

禁忌（次の患者には使用しないこと）
本剤の成分又はアミド型局所麻酔薬に対し過敏症の既往歴のある患者

■効能・効果
1. 静脈留置針穿刺時の疼痛緩和
2. 伝染性軟属腫摘除時の疼痛緩和
3. 皮膚レーザー照射療法時の疼痛緩和

■用法・用量
1. 静脈留置針穿刺時の疼痛緩和
   本剤を1回1枚、静脈留置針穿刺予定部位に約30分間貼付する。
2. 伝染性軟属腫摘除時の疼痛緩和
   通常、小児には本剤1回2枚までを、伝染性軟属腫摘除予定部位に約1時間貼付する。
3. 皮膚レーザー照射療法時の疼痛緩和
   通常、成人には本剤1回6枚まで、小児には下記枚数までを、レーザー照射予定部位に約1時間貼付する。

年齢	1回あたりの最大貼付枚数
3歳以下	2枚
4歳〜5歳	3枚
6歳〜7歳	4枚
8歳〜9歳	5枚
10歳以上	6枚

<用法・用量に関連する使用上の注意>
1. 本剤除去後直ちに処置等を行うこと。
2. 伝染性軟属腫摘除時の疼痛緩和に使用する場合、本剤を患部に応じた適切な大きさに切って貼付すること。
3. 皮膚レーザー照射療法時の疼痛緩和に使用する場合、小児における本剤の貼付枚数は、体重、患部の大きさを考慮して、必要最小限にとどめること。

■使用上の注意
1. 相互作用
   本剤は、主として肝代謝酵素CYP1A2及びCYP3A4で代謝される。
   併用注意（併用に注意すること）
   クラスⅢ抗不整脈剤
   　アミオダロン等
2. 副作用
   ・静脈留置針穿刺時の疼痛緩和
   総症例6,316例中、135例（2.14%）に副作用が認められた。その主なものは使用部位の発赤101件（1.60%）、そう痒34件（0.54%）、接触皮膚炎10件（0.16%）等であった。[承認時及び再審査終了時]
   ・伝染性軟属腫摘除時の疼痛緩和
   小児臨床試験において総症例61例中、2例（3.28%）に副作用が認められた。その内訳は適用部位皮膚炎1件（1.64%）、適用部位そう痒感1件（1.64%）であった。[効能追加時]
   ・皮膚レーザー照射療法時の疼痛緩和
   総症例148例中、5例（3.38%）に副作用が認められた。その内訳は適用部位紅斑4件（2.70%）、蕁麻疹1件（0.68%）であった。[効能追加時]
   ⑴重大な副作用（頻度不明）
   ショック、アナフィラキシー
   ショック、アナフィラキシーを起こすことがあるので、観察を十分に行い、不快感、口内異常感、喘鳴、眩暈、便意、耳鳴、発汗、全身潮紅、呼吸困難、血管浮腫（顔面浮腫、喉頭浮腫等）、血圧低下、顔面蒼白、脈拍の異常、意識障害等の異常が認められた場合には使用を中止し、適切な処置を行うこと。
   なお、本剤除去後にも、同様症状を起こすことがあるので、注意すること。

■包　装　50枚（1枚×50）、200枚（1枚×200）

●その他の使用上の注意については添付文書をご参照ください。

〔お問い合わせ先〕マルホ株式会社　製品情報センター　TEL：0120-12-2834

販売　maruho マルホ株式会社
大阪市北区中津1-5-22 〒531-0071
http://www.maruho.co.jp/

製造販売元　Nitto 日東電工株式会社
東京都港区港南1-2-70

(2015.8作成)

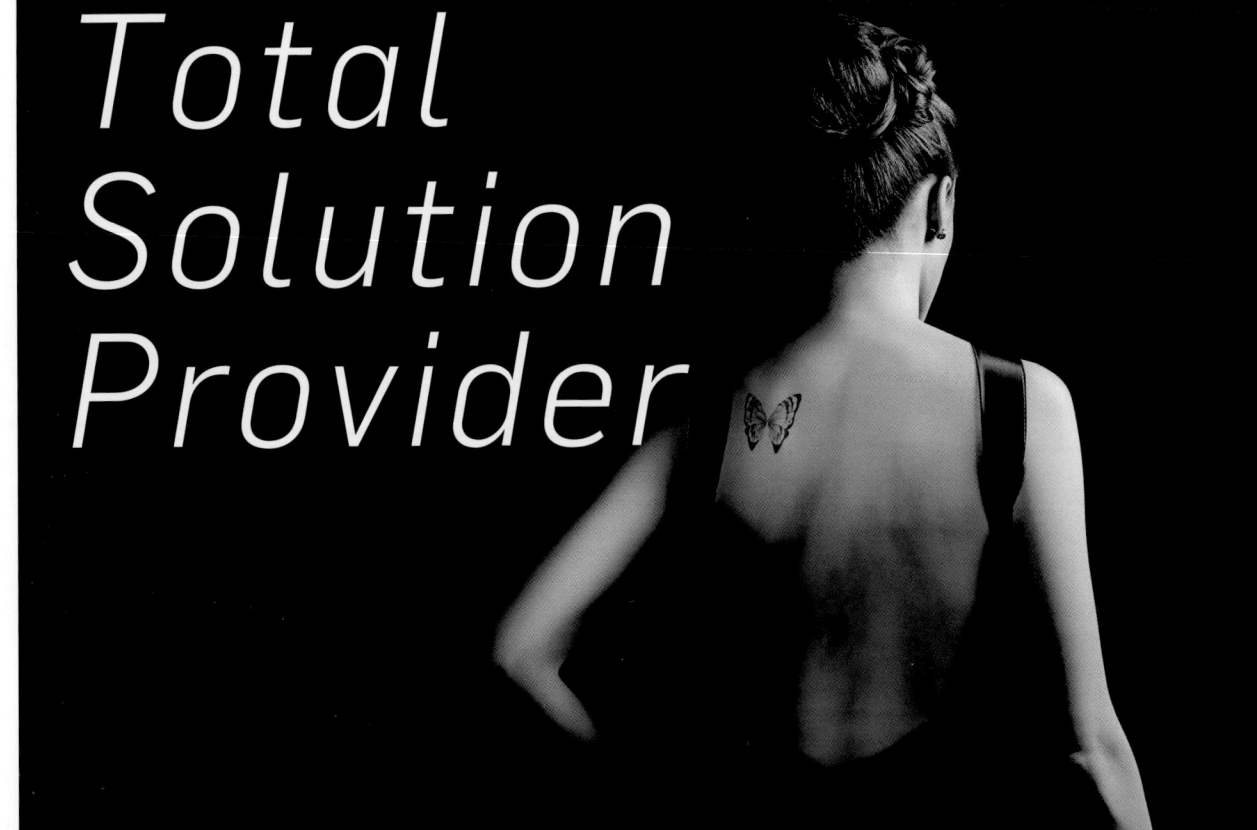

Total Solution Provider

数多くのイノベーションを引き起こした幅広いレーザー・光学技術と「ベストカスタマーサービス賞」を勝ち取ったアフターサポートをご体験ください。

Innovation

- 1992　パルスダイレーザーの導入
- 1996　ロングパルスアレキサンドライトレーザー（LPIR）
- 2004　MPX（2波長連続照射）テクノロジー
- 2007　革命的な脂肪融解テクノロジー
- 2010　MPXテクノロジーの拡大
- 2011　M&Aによるソリューション拡大
- 2012　SideLaze Technologyの開発
- 2013　ピコセカンドテクノロジーの開発

Awards

- ◆ Best Customer Service & Support
- ◆ Most Diverse Hair Removal Laser for All Skin Types
- ◆ Best Fractionalized Technology (non-ablative)
- ◆ Most Promising New Technology (Laser Lipolysis)
- ◆ Best Body Contouring Device
- ◆ Best Laser for Vascular Malformations
- ◆ Best Hair Removal Laser

CYNOSURE®

〒113-0024　東京都文京区西片 1-15-15 KDX 春日ビル 6F
TEL 03.5844.3651　◆　FAX 03.5844.3652　◆　www.cynosure.co.jp

LUTRONIC®

ルートロニックは、韓国発アジア No,1 のレーザーメーカーです。
市場が必要とする品質と技術を両立させ、世界中の国々のお客様のご要望・多種多様な治療に応え、米国 FDA 承認も受けた高品質でご満足頂ける美容医療機器を取り揃えご提供しております。

アレキサンドライト & ヤグレーザー脱毛

クラリティ ツイン
CLARITY TWIN

Long Pulsed Alexandrite
& Nd:YAG Laser

アレキサンドライト＆ヤグレーザーで全身脱毛
色素治療・血管治療・たるみ・美肌治療までこなす
クラリティツイン。痛みの少ない、副作用のない、
脱毛や血管治療に取り組める新世代の
Hair Removal machine です。

CLARITY is one of the most versatile dual wavelength.platforms on the market,with multiple indications in daily practice for top aesthetic laser physicians around the world. With these two workhorse wavelengths - 755 nm and 1064 nm - in one easy-to-use device, physicians may gently remove pigmented lesions, unwanted hair, tighten skin, and ameliorate the appearance of vascular lesions.

ルートロニックジャパン株式会社

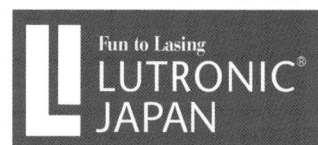

Fun to Lasing
LUTRONIC® JAPAN

Service Office
東京都品川区東品川 2-3-12 シーフォートスクエアセンタービルディング 10F
TEL:03-6433-3041
Marketing Office
福岡県福岡市博多区博多駅前 1-14-16 博多駅前センタービル 9F
TEL:092-477-2755

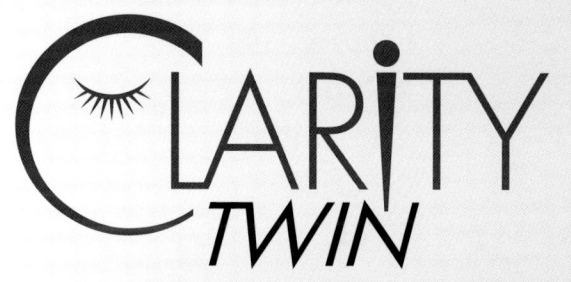

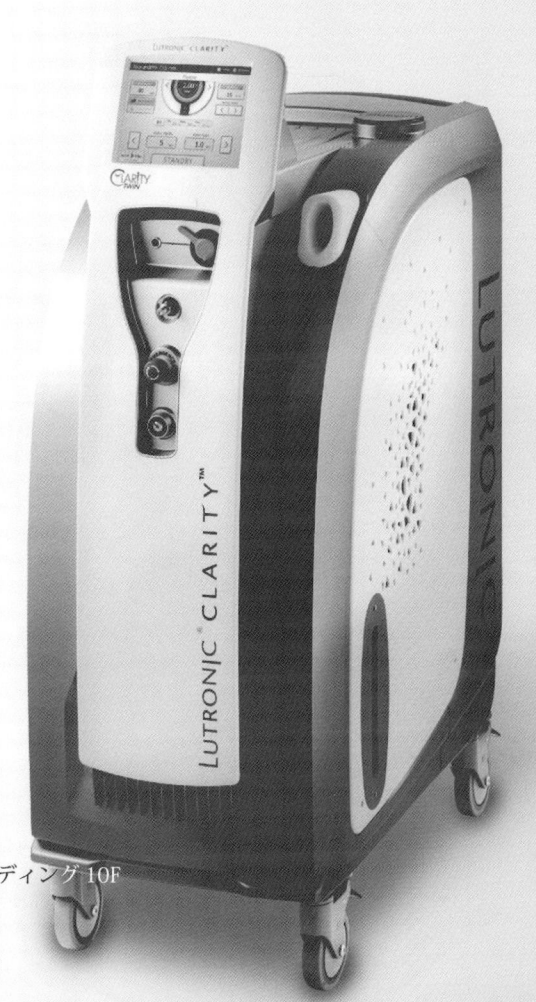

Antera 3D
アンテラ 3D

皮膚の状態を簡単に計測・分析・評価

- メラニン・ヘモグロビンの濃度
- しわの深さ・幅
- 毛穴の数
- くぼみの容積
- CIE Lab値

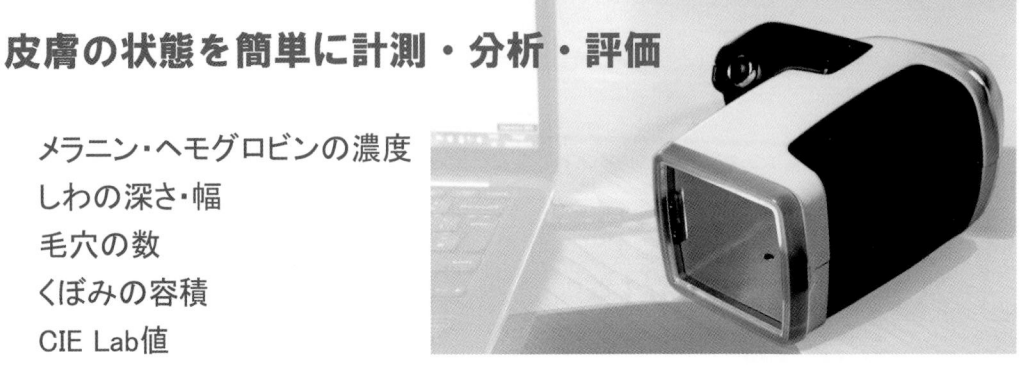

数秒のスキャンで簡単に計測
モードを切り替えて3Dビューで計測
顔以外の部位も計測
ビフォー＆アフターの比較

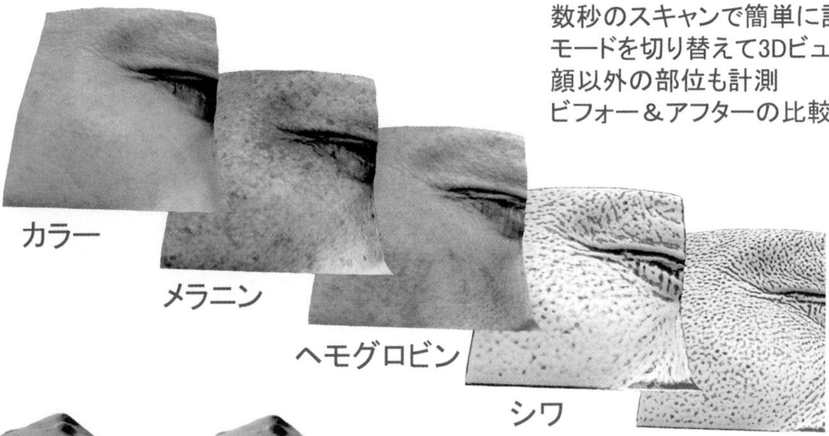

カラー
メラニン
ヘモグロビン
シワ
毛穴

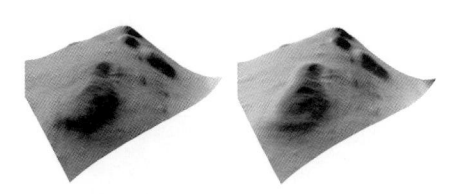

体積・容積の計測

CIE Lab値

GADELIUS
ガデリウス・メディカル株式会社
www.gadeliusmedical.com

東京本社　〒107-0052 東京都港区赤坂 7-1-1 (青山安田ビル)　　TEL: 03-5414-8753　FAX: 03-5414-8756
札幌営業所　〒065-0024 札幌市東区北 24 条東 15-4-10 (第 2 日弘ビル)　　TEL: 011-743-8870　FAX: 011-750-5660
神戸支店　〒650-0001 神戸市中央区加納町 4-4-17 (ニッセイ三宮ビル)　　TEL: 078-331-6673　FAX: 078-331-6642
福岡営業所　〒810-0013 福岡市中央区大宮 1-4-34 (五常物産ビル)　　TEL: 092-522-2988　FAX: 092-522-2895

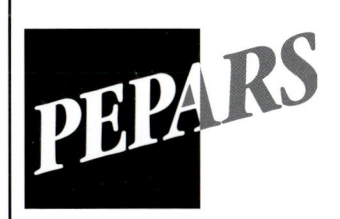

◆特集／形成外科領域におけるレーザー・光・高周波治療

毛細血管奇形（単純性血管腫）の標準的レーザー治療

野村　正[*1]　江尻浩隆[*2]

Key Words：毛細血管奇形(capillary malformation)，単純性血管腫(port-wine stain)，色素レーザー(pulsed dye laser)，レーザー抵抗性(laser-resistant)

Abstract　毛細血管奇形は生下時から存在する脈管奇形であり，臨床的に赤い赤色斑として生じ，形成外科の日常診療で頻繁に遭遇する疾患である．標準的治療としてパルス可変式色素レーザーが保険適応である．診断としては，合併症の有無を見逃さないようにする．初回治療として，パルス幅 1.5 msec，照射エネルギー密度 8～9 J/cm^2 で設定し，紫斑形成を確認しながら必要に応じて出力を上げる．青紫など色調の濃い場合は，パルス幅を長めに設定する．同一部位の照射は，10 回以内に留める．レーザーの基本的合併症（色素沈着，色素脱失，瘢痕形成）を患者もしくは保護者に十分に説明し，同意を得る．治療抵抗性病変が少なからず存在するため，患者と共有できる身近な目標を設定し，治療を進めることが重要である．

はじめに

　毛細血管奇形(capillary malformation；以下，CM)は，先天的な脈管形成異常の結果，生じる．臨床的には赤い色素斑として現れ，整容面で問題を生じる．また，経年的に組織が肥大化する場合があり，進行性の疾患である．CM の診断と標準的レーザー治療法について解説する．なお本稿では，脈管奇形を主にその構成成分で表現した International Society for the Study of Vascular Anomalies(ISSVA)の分類に準拠して記載する．この分類は 2014 年に改訂されており，web site で自由に閲覧可能である[1]．

毛細血管奇形の診断

　主に生下時より存在する赤色斑で，全身あらゆる部位に存在する．薄い赤色斑から比較的濃いものまで様々であるが，幼少期は比較的薄いものが多い．前額部や眼瞼など一部の症例を除いては，通常自然消退することはない．顔面などでは青年期以降に組織が肥厚化することがある（図 1）．

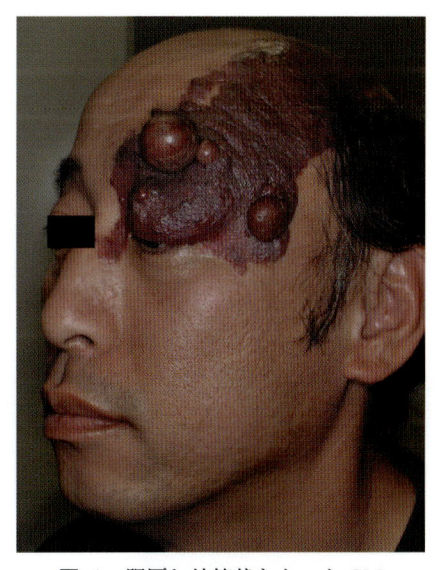

図 1．肥厚し結節状となった CM
　　　視野障害を生じている．

[*1] Tadashi NOMURA, 〒650-0017　神戸市中央区楠町 7-5-2　神戸大学大学院医学研究科形成外科学, 特命講師
[*2] Hirotaka EJIRI, 同, 助教

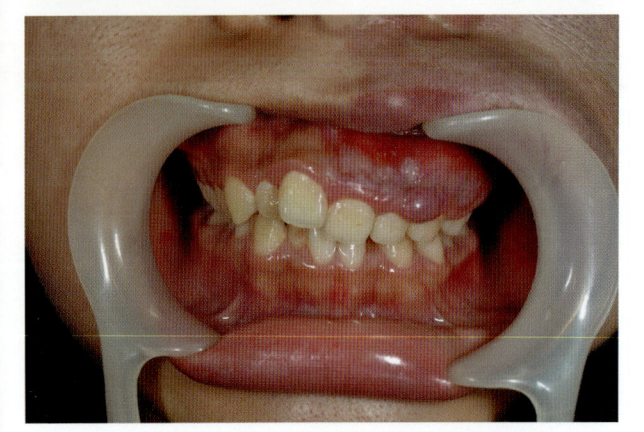

図 2. Sturge-Weber 症候群に伴う上顎骨の変形

Sturge-Weber 症候群では顎顔面の変形を伴うこともある(図 2)[2]．

合併症の存在

1．Sturge-Weber 症候群

三叉神経領域に一致した赤色斑であり，頭蓋内病変(石灰化)や緑内障を合併する[2]．頭蓋内病変の診断には MRI 撮影を行う．小児科医，眼科医との連携が必要である．当科では，全身麻酔導入によるレーザー治療時には眼科医にも立ち会ってもらい必要な検査を行っている．

2．Klippel-Trenaunay 症候群

患肢肥大，脚長差，母斑の存在が三大徴候である．周径の左右差を認めた場合は，MRI やエコーなどで深部病変の存在を確認する．下肢では外側に赤色斑が存在する場合に多い(図 3)．

3．動静脈奇形(arteriovenous malformation；AVM)

深部に AVM が存在する際に，表在皮膚があたかも CM のように赤色となることがある(図 4)．触診で拍動や bruit があれば AVM を疑う．AVM に伴う赤色斑はレーザー治療が無効である．

色素レーザー治療

肥厚していない病変の第一選択である．表在性血管性病変に対して 1980 年代に開発された．オキシヘモグロビンに吸収された光が熱変性し，二次的に血管内皮細胞を破壊して，ターゲットとする毛細血管を減じることで赤色斑が改善する．オキシヘモグロビンは光吸収率で 3 つのピーク(418 nm，542 nm，577 nm)を持つが，このうち 577

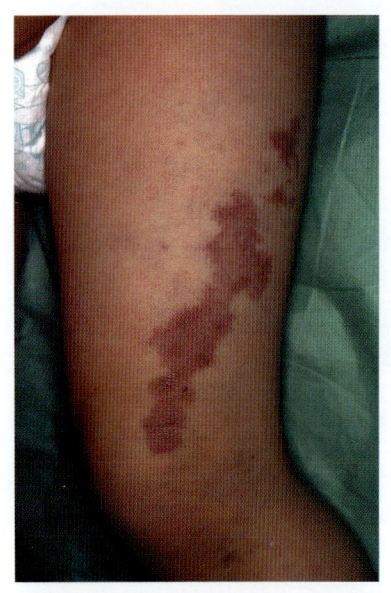

図 3． Klippel-Trenaunay 症候群
深部に静脈奇形が存在した．
大腿外側に CM が存在することが多い．

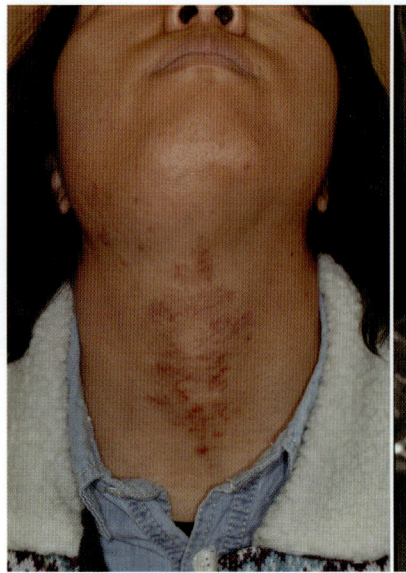

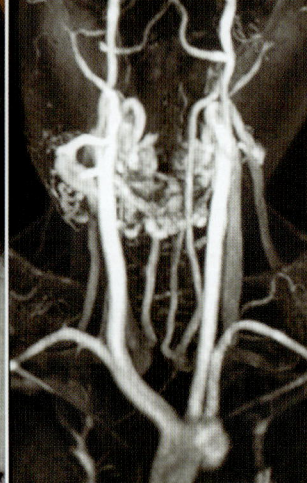

図 4． 頚部 AVM 症例　　　　　　　a｜b
a：頚部に CM 様の赤色斑を認める．
b：CTA．舌根部および喉頭に nidus が存在した．

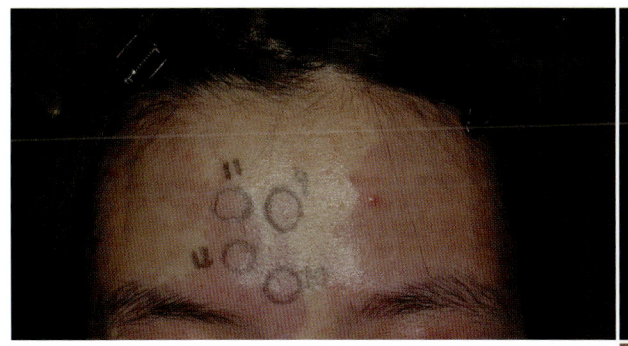

図 5.
エムラ®クリーム塗布時
　a：油性ペンでのマーキング
　b：Occlusive dressing technique(ODT)中
　c：マーキングはかろうじて残っている.

nm 近辺をターゲットとするレーザーの開発が端緒となり，1990 年代初期に波長 585 nm での有効性が報告された．本邦では 1996 年に 585 nm，短パルス型(0.45 msec)の STPL-1b™(キャンデラ社，当時)が薬事承認された．現在ではより深達度の高い 595 nm の波長が主流となり，2000 年にはパルス幅可変式の Vbeam™(シネロン・キャンデラ社)が承認されて保険診療での使用が可能である．Vbeam™は，パルス幅が変更可能(0.45, 1.5, 3, 6, 10, 20, 30, 40 msec)で，より口径の太い血管にも対応可能である点と皮膚冷却装置(cryogen spray cooling；以下，CSC)が搭載されたことで，照射エネルギーを上げても表皮損傷が生じにくくなり，以前の機器に比較して治療効果が上がった．

1．Vbeam™の標準的プロトコール

A．評　価

治療前にレーザーの効果があるかどうかを判断することは難しいが，以下の項目は治療効果に関して一定の参考にはなる．

1）赤色斑の濃度や肥厚の程度

薄い病変(ピンク)は，一般に治療効果が低い．また，肥厚した病変は治療効果が低い．

2）局　在

四肢は顔面に比べやや治療効果が低く，色素沈着などの合併症が生じやすい．

B．麻酔方法

外来で行う局所麻酔下での照射の方がより治療効果が高いとされているが，照射部位，面積，年齢，全身麻酔に関するリスクの有無，本人あるいは保護者の希望などを総合的に判断して決定する．当科では，外来での最大照射範囲を成人の掌サイズ(10×15 cm 程度)としている．

1）局所麻酔

貼付型のリドカイン(ペンレス®テープ，マルホ)やリドカイン・プロピトカイン配合クリーム(エムラ®クリーム，佐藤製薬)が保険治療で使用可能である．エムラ®クリームは，周辺皮膚が発赤しやすいことや照射前の拭き取り時に水性ペンでは容易に消えてしまうため，油性ペンでマーキングを行っている(図 5)．また，メトヘモグロビン血症では禁忌である．

2）全身麻酔

眼瞼や広範囲病変の場合に選択する．CM の赤色斑は全身麻酔導入後に薄くなることが知られており[3]，外来での照射より治療効果が劣る可能性があることや，乳児期では全身麻酔のリスクにつ

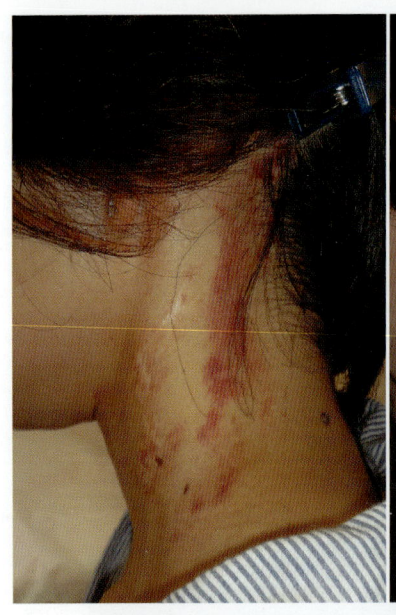

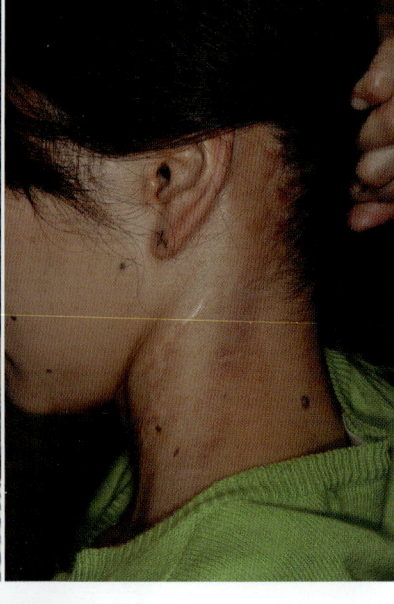

図 6.
38 歳，女性．頸部 CM
a：治療前．前方の瘢痕は他医での幼少期の治療(詳細不明)による．
b：Vbeam™ 2 回照射後 4 か月

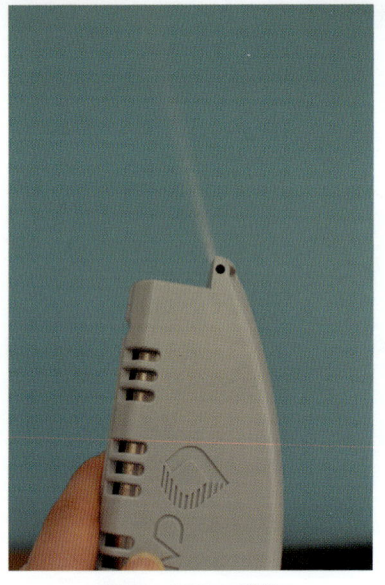

図 7．CSC の噴霧
ハンドピースの上方(写真右)から噴霧されるため，照射野の上方にクーリングの影響が出やすい．

いても保護者に説明が必要である．当科では麻酔科との協議で 1 歳以上を対象としている．

C．治療開始時期
皮膚の薄い乳児期は皮膚表面から照射する本治療のメリットが得られると考えられる．特に，小範囲で外来にて照射可能な場合は，乳児期早期より治療を開始する[4]．

D．照射方法
1）照射条件の設定(パルス幅と照射エネルギー密度)
照射出力は効果的かつできるだけ低いことが望ましい．紫斑形成が得られる出力の方が，得られない出力よりも治療効果が高いとされており，紫斑形成を 1 つの指標とする[4]．パルス幅 1.5 msec，照射エネルギー密度 8〜9 J/cm^2 程度で開始する．1〜2 回の照射で効果が認められる場合もあるが(図 6)，複数回の照射を要することが多い．至適設定を決定するために出力を変えて，小範囲でのテスト照射を行うと，患者や保護者の理解が得られやすい．

暗紫色調の病変では，パルス幅を長め(3〜10 msec)に設定して照射する．パルス幅を長くすると紫斑形成を生じるまでに時間がかかるため，紫斑形成が指標とはならない．重ね打ちや過度の出力増強は控える[5]．

2）CSC の設定
皮膚冷却装置がハンドピースに装備されている．これにより表皮損傷が生じにくいことが本レーザーの特長である．

Spray time/delay time を 30〜40 msec/20〜30 msec で設定している．当科では，初回治療を 40/20 msec で行うことが多い．CSC 噴射部位はハンドピースの上方に位置しており，CSC の影響は照射野の上方に広がる(図 7)．CSC の影響を均一に

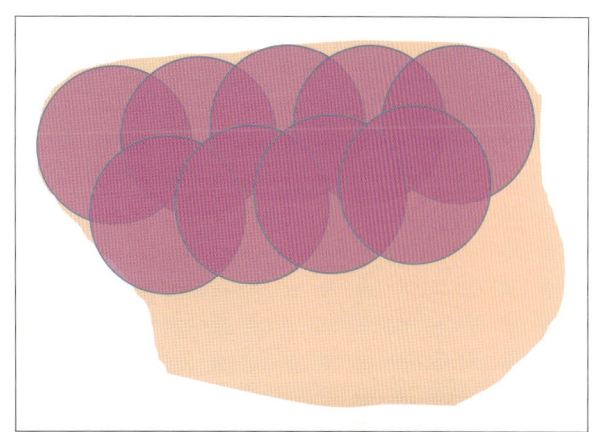

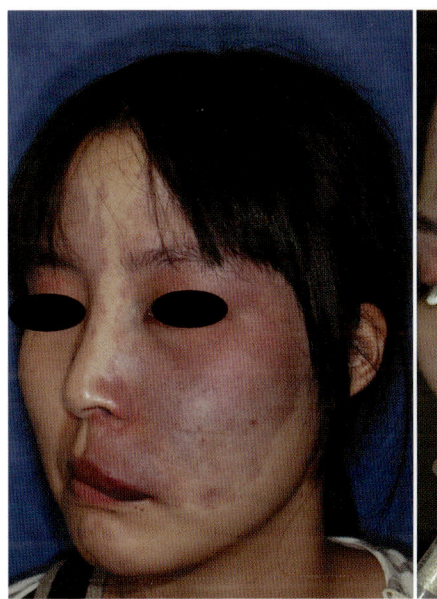

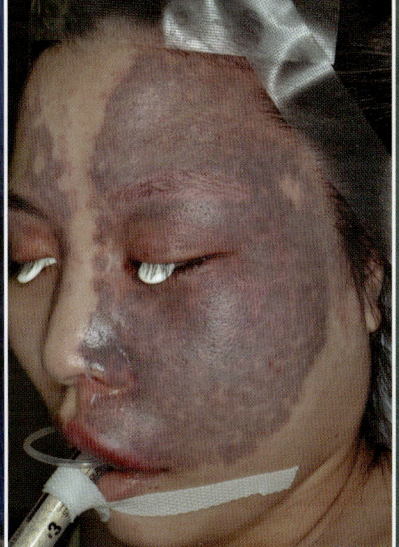

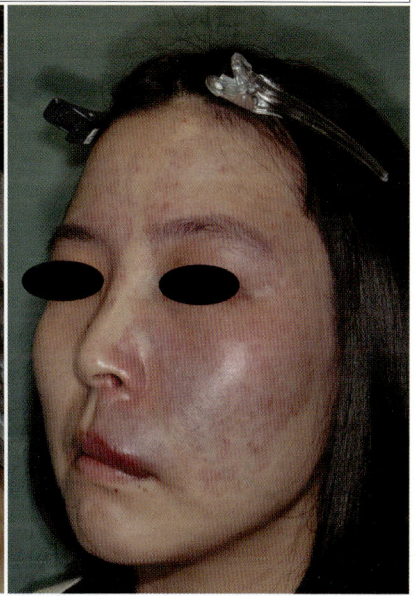

図 8. Pulse stacking 法
a：50% overlap のシェーマ
b：21歳，女性．Sturge-Weber 症候群
c：Pulse stacking 法により紫斑形成は概ね均一である．
d：Vbeam™照射 2 回治療後 6 か月

するため，横方向もしくは上から下方向への照射を行う．

3）照射方法：pulse stacking 法の導入

CM に対する pulse stacking 法の有効性が報告されている[4)6)]．50% overlap させて照射することで効果が低下しやすい辺縁がなくなるため，いわゆる"当てムラ"を減じることが可能である（図 8）．

2．合併症とその対策

A．色素沈着（post inflammatory hyperpigmentation；PIH）

照射エネルギーが高くなると発生しやすく，部位としては四肢に発生しやすい．通常 3～6 か月で消退するが，四肢は時間がかかる（図 9）．発生した場合は，照射を中断し，遮光を徹底する．

B．色素脱失

595 nm のレーザー光はメラニンにも吸収されるため，同一部位で照射回数を重ねていくと，白っぽい色調となる．これに加えて CM が少し残存するため，「赤白い」色調となり，健常皮膚に比べ目立つこともある．同一部位での複数回の照射は 10 回までに留めている．

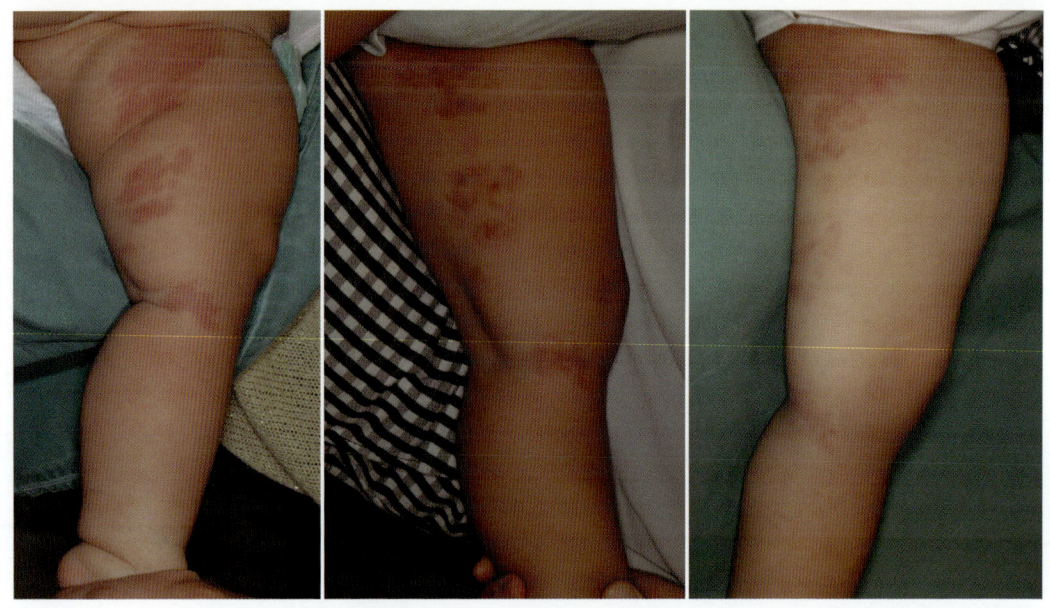

図 9. 6 か月，女児．左下肢 CM　　a|b|c
a：治療前
b：Vbeam™ 照射後 3 か月．PIH が生じた．
c：治療後 6 か月．PIH は改善している．

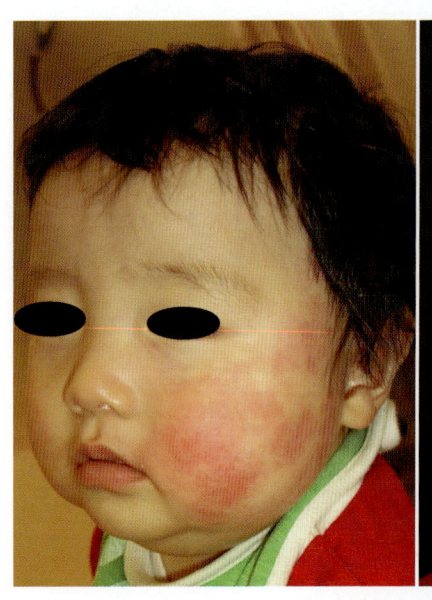

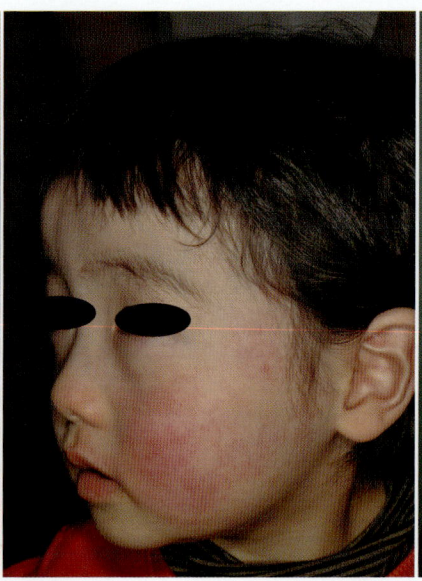

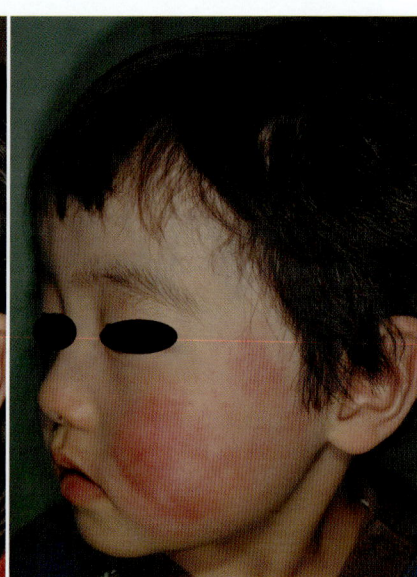

図 10. 8 か月，男児．遷延性発赤症例　　a|b|c
a：治療前
b：短パルス色素レーザー 3 回照射後
c：4 回目照射後 3 か月．発赤が強くなっている．

C．瘢痕形成

Vbeam™ 以降は，潰瘍形成とそれに伴う瘢痕形成は減少したが，起こり得る合併症である．水疱を形成した場合は，wet dressing を徹底する．

D．遷延性発赤（炎症後発赤；post-inflammatory erythema）

複数回照射を行って徐々に色調が改善していても，特定の照射後に赤みが強くなることがある（図10）．レーザー照射後の炎症の関与が考えられる．

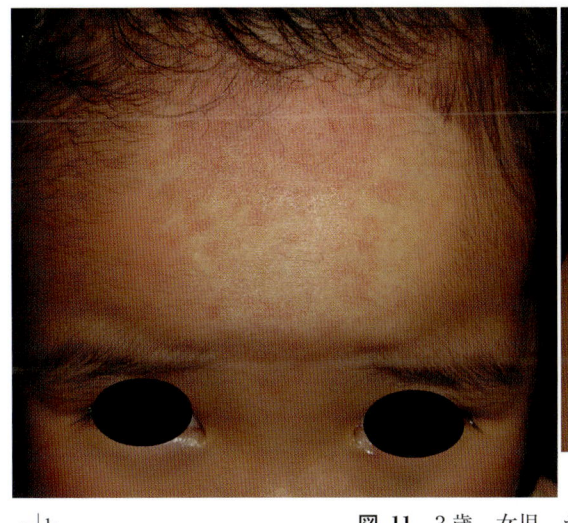

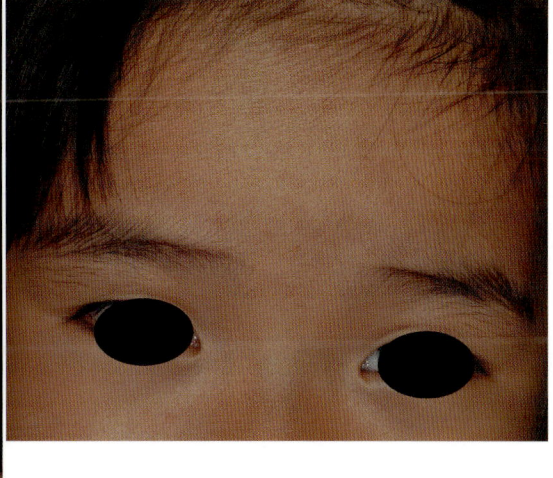

図 11. 3 歳, 女児. サーモンパッチ症例
 a：治療前. 消退傾向がないため, 保護者と相談の上, 短パルス型色素レーザーを照射することとした.
 b：レーザー照射後 6 か月

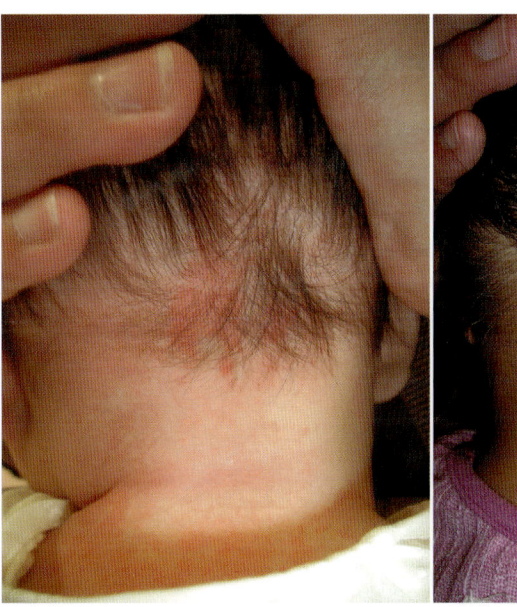

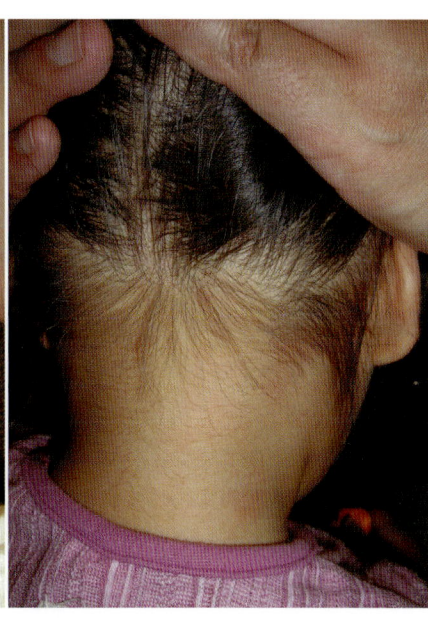

図 12. 9 か月, 女児. ウンナ項母斑
 a：治療前. 毛髪で隠れない病変があり, 保護者と相談の上, レーザー治療を行うこととした.
 b：短パルス型色素レーザー照射後 6 か月

発生した場合, 少なくとも 6 か月はレーザー照射を中止する. レーザー照射後はややドライスキンにシフトするため, 特に空気が乾燥する冬期は保湿クリーム塗布を指導する.

3. Redarkening（再発）

レーザー照射後, 色調が改善しても数年以上経過してから病変の赤みが再度強くなることがある[7]. 予め患者に伝えるべき事項である.

4. Naevus Flammeus Neonatorum に対する対応

前額赤色斑で矩形や三角形を呈するもの（サーモンパッチ）や後頭部・項部病変（ウンナ項母斑）は自然消退が期待できるが, 一部では学童期になっても消退しないことがある. 薄い病変は待機するが, 比較的濃い場合や消退傾向がみられない病変に対してはレーザー照射を行うこともある（図 11, 12）.

一方, 乳児期に生じる上眼瞼の薄い赤色斑は,

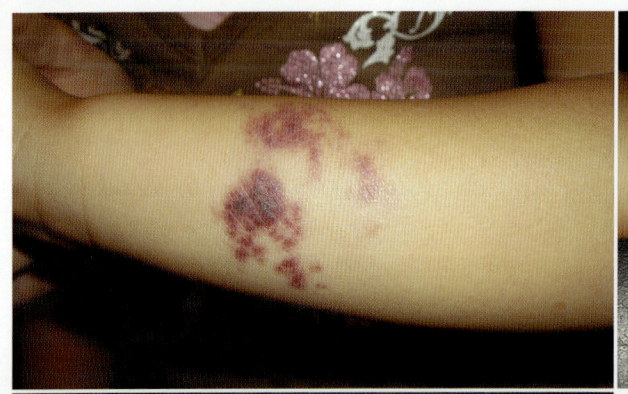

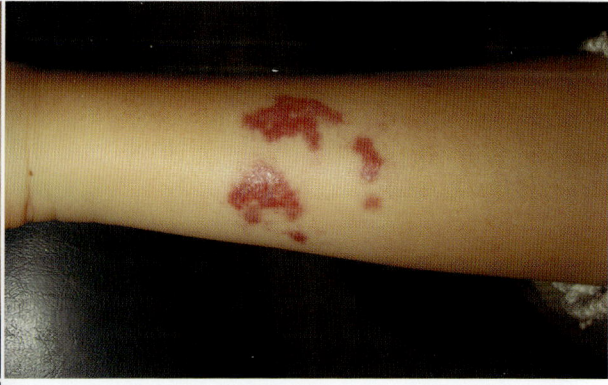

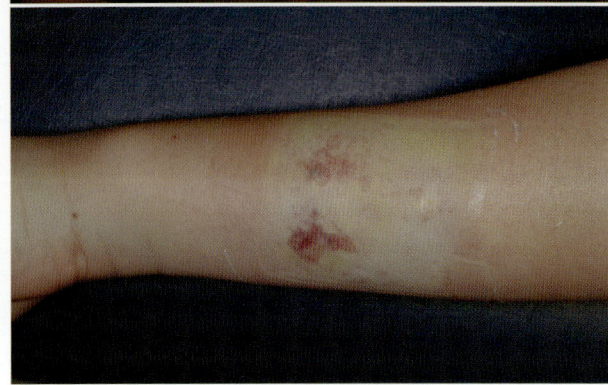

図 13.
6 歳，女児．左前腕 hyperkeratotic stain
 a：治療前．深部に血液貯留病変があった．
 b：硬化療法後．血液貯留が改善した．
 c：Vbeam™ 5 回照射後．赤色斑は改善した．周囲の皮膚が白色調であるのは遮光によるものである．

ほとんどの症例で消退するため，レーザー治療の必要性はない．

5．Informed consent

① 色素沈着
② 色素脱失
③ 潰瘍による瘢痕形成

以上 3 つは最重要事項であり，書面に記載している．複数回の治療が必要であること(当科では同一部位で 5〜10 回程度を目安)，完全消失が難しく治療の限界があることや redarkening の可能性などを十分に説明し，同意を得る．

治療抵抗性病変

治療抵抗性病変に関して，① 肥厚あるいは結節となった病変，② 解剖学的局在(顔面中央，三叉神経第 2 枝領域)，③ サイズ($>40\,cm^2$)，④ 血管径($<20\,\mu m$)，⑤ 治療回数(5 回以上)，⑥ 年齢(>1 歳)が挙げられる[9]．大きく腫瘤状や結節状となった病変に対しては，レーザーはほぼ無効であり，手術療法で減量を図る．わずかに肥厚する病変に対して，Vbeam™ ではパルス幅を長く設定することで改善が期待できる．この他，波長 755 nm の長パルスアレキサンドライトレーザーや波長 1064 nm の Nd：YAG レーザーの有効性が報告されている[4,9]．真皮深部に血液貯留があるような hyperkeratotic stain に対しては，硬化療法と Vbeam™ を組み合わせることで改善が期待できる(図 13)．

まとめ

CM に対する標準的な色素レーザー治療について述べた．安全かつ効果的にレーザー照射を行うには，病態を掌握し，適切な照射プロトコールならびに照射方法を選択する必要がある．

CM に対する色素レーザー治療はその治療効果，合併症の少なさや手軽さで患者ならびに我々医療者にその恩恵をもたらした．しかし，治療抵抗性の病変は少なからず存在しており，完全に問題が解決できたわけではない．患者にとって，治療には様々な苦痛や経済的負担を強いられ，この疾患から終生逃れることはできない．

治療効果を適切に判断し，実現可能と思われる身近な治療のゴールを設定して治療を進めていくことが重要と考える．

参考文献

1) http://www.issva.org/content.aspx?page_id=22 & club_id=298433 & module_id=152904
   Summary　血管の構成成分に則った分類方法で2014年に改訂された．血管奇形診療の共通言語と言える．

2) Mulliken, J. B.：Capillary Malformations, Hyperkeratotic Stains, Telangiectasias, and Miscellaneous Vascular Blots. Vascular Anomalies. 2nd ed. Mulliken, J. B., et al., ed. 508-561, Oxford University Press, New York, 2013.
   Summary　ISSVA分類作成者のMullikenらの著書．血管腫・血管奇形について網羅的に記載され，診療のバイブル的存在．

3) 堂面政俊ほか：ポートワイン血管腫に及ぼす揮発性麻酔薬の影響．臨床麻酔．**17**：369-370，1993.

4) 河野太郎ほか：【血管奇形の治療戦略】毛細血管奇形のレーザー治療―治療抵抗例の治療戦略―．形成外科．**52**：1153-1157，2009.
   Summary　治療抵抗性のCMに対する治療法が記載されている．

5) 堀　圭二朗ほか：【血管腫・血管奇形治療マニュアル】血管腫・血管奇形に対するレーザー治療．PEPARS．**71**：36-43，2012.
   Summary　乳児血管腫とCMに関するレーザー治療についてわかりやすくまとめられている．

6) Rohrer, T. E., et al.：Does pulse stacking improve the results of treatment with variable-pulse pulsed-dye lasers?. Dermatol Surg. **30**：163-167, 2004.

7) Huikeshoven, M., et al.：Redarkening of port-wine stains 10 years after pulsed-dye-laser treatment. N Engl J Med. **356**：1235-1240, 2007.
   Summary　Redarkeningについての記載．

8) Savas, J. A., et al.：Pulsed dye laser-resistant port-wine stains：mechanisms of resistance and implications for treatment. Br J Dermatol. **168**：941-953, 2013.
   Summary　レーザー抵抗性のCMに関するreview.

こんな本が欲しかった！

イチからはじめる 美容医療機器の理論と実践

みやた形成外科・皮ふクリニック院長　宮田成章／著

オールカラー　B5判　182頁　定価　本体価格6,000円＋税　2013年7月発行

**美容医療機器の基礎理論から治療のコツまで！
美容医療機器を扱う全ての医家必読の1冊です！**

●目次●

I．総論
1. 違いのわかる美容医療機器の基礎理論
2. 人体における機器の反応を知る
3. 料理をベースに美容医療を考えてみよう
4. 肌状態から考える治療方針・適応決定
5. 各種治療器

II．治療
1. ほくろに対するレーザー治療の実際
2. メラニン性色素疾患に対する治療
3. しわやたるみの機器治療
4. 毛穴・肌理や肌質に対する治療
5. 痤瘡後瘢痕の機器治療
6. レーザー脱毛
7. 最新の機器に対する取り組み

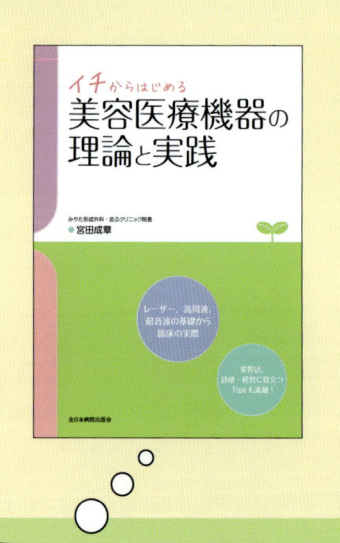

業界話，診療・経営に役立つTipsも満載！

㈱全日本病院出版会

〒113-0033　東京都文京区本郷3-16-4
TEL：03-5689-5989　FAX：03-5689-8030

お求めはお近くの書店または弊社（ http://www.zenniti.com ）まで！

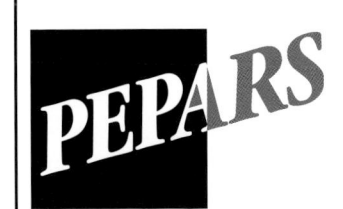

◆特集／形成外科領域におけるレーザー・光・高周波治療

乳児血管腫に対する最近のレーザー治療

横尾和久[*1] 茂利真美[*2]

Key Words: 乳児血管腫(infantile hemangioma), いちご状血管腫(strawberry mark), レーザー治療(laser treatment), 合併症(complications), βブロッカー(β blocker)

Abstract 乳児血管腫は, 乳児の約1%弱に発生する良性腫瘍である. かつては, 自然消退の可能性があることから積極的な治療はしないで様子をみるという方針が主流であった. これに対して, 合併症や退縮後の萎縮性瘢痕を予防するためには増殖期の早期にレーザー照射をすべきだという考え方が提唱され, 乳児血管腫に対して様々なレーザー治療が行われるようになった. 近年では, 瘢痕を残さないという意味から冷却装置を備えたパルス幅可変式ロングパルス色素レーザーが主として用いられている. レーザー治療が著効を呈するのは, 局在型(表在型)の乳児血管腫である. これに対して, 厚みのある乳児血管腫(腫瘤型)や皮下腫瘤を形成する乳児血管腫(皮下型)は, レーザー照射により赤色調は早期に消退するもののふくらみや瘢痕を残す場合も多い. 腫瘤型や皮下型の乳児血管腫に対しては, βブロッカー投与が著効を示すことが近年多く報告されており, 近い将来レーザー照射に取って代わる治療法となる可能性がある.

はじめに

乳児血管腫は, 日本人では新生児のおよそ1%弱に出現すると言われ[1], 小児の皮膚腫瘍として最も頻度の高いものである. 以前には, 外観が果物の苺にも似ることからいちご状血管腫と呼ばれることが多かった. 男児よりも女児に頻度が高く, また未熟児において発生頻度が高いとされている. 出生後数日から数週間後に平坦な紅斑として出現し, その後急速に隆起してくる場合が多いが, 中には生下時に既に紅斑としてみられることもある. 隆起は生後3~5か月までにはピークに達する. その後赤色調が色褪せてくるとともに徐々に隆起も退縮してくる.

かつては, 自然退縮するから治療は不要とする考え方があった. しかしながら, 大きな腫瘤を形成する場合は, 赤色調は消退するもののふくらみや萎縮瘢痕あるいは変形を残す場合が多い. また, 病変の部位によっては, 様々な合併症をきたすことがある. 口唇に発生した乳児血管腫は, 吸啜によりしばしば潰瘍を形成し, 瘢痕拘縮をきたす. 眼瞼部に大きな乳児血管腫が発生すると開瞼を妨げ, 視性刺激遮断性弱視の原因となる. 露出部に乳児血管腫が発生した場合, その大小に関わらず早期の消退を望む家族も多い.

以上の理由から, 早期消退を目指してレーザー治療が積極的に取り入れられるようになった[2]. 過去には, アルゴンレーザーやYAGレーザー, KTPレーザー, 色素レーザーなど様々な種類のレーザーが乳児血管腫に対して用いられた. それらの中には, 血管腫の縮小効果は有するものの長期経過をみるとしばしば照射部位に色素沈着や色素脱失, 瘢痕を残すものもあった[3]. 現在多くの施設で標準的に用いられているレーザー装置は, 冷却装置を備えたパルス幅可変式ロングパルス色素レーザー(Vbeam™, Candela社製)である[4)~6)].

乳児血管腫は, その外見から表在型(局面型)と

[*1] Kazuhisa YOKOO, 〒480-1195 長久手市岩作雁又1-1 愛知医科大学形成外科, 教授
[*2] Mami MOURI, 同

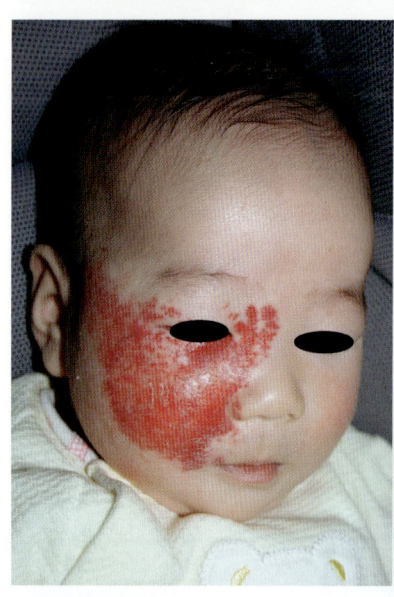

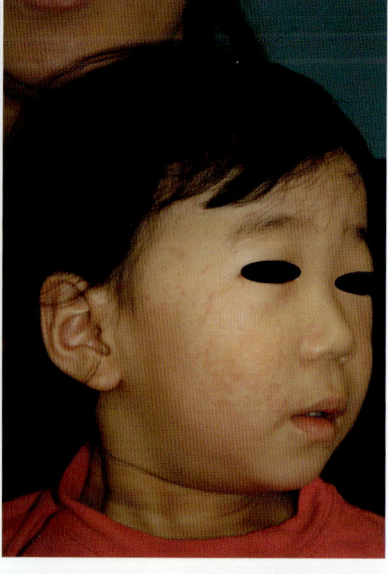

図 1.
顔面の表在型乳児血管腫
　a：生後 3 か月．治療前
　b：生後 9 か月までに全体を 3 回照射．写真は 1 歳 10 か月の状態

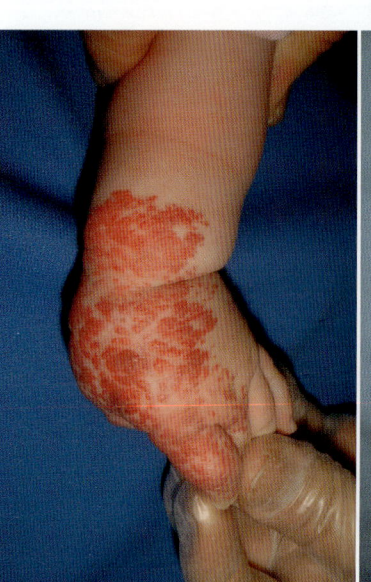

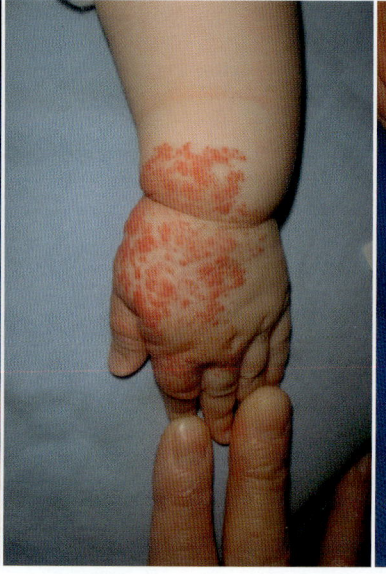

a．生後 3 か月．治療前　　b．生後 6 か月．レーザー 1 回照射済み　　c．生後 9 か月．レーザー 2 回照射済み

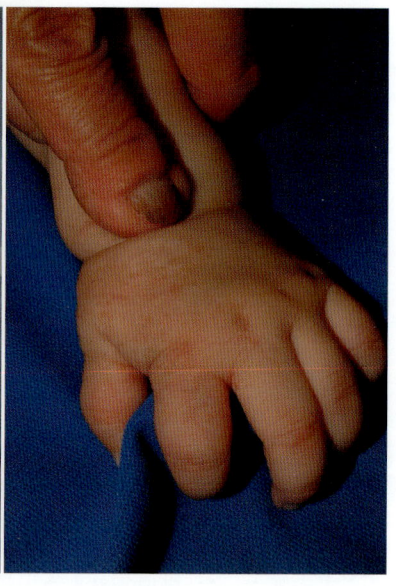

図 2．手部の表在型乳児血管腫

腫瘤型に分けられる．腫瘤型には，表面に厚みのある赤いふくらみを呈するタイプと，表面の紅斑はわずかで皮下に大きな腫瘤を形成するタイプがある．以下，表在型と腫瘤型（皮下型を含む）に分けて我々の治療方針を述べる．

表在型（局面型）乳児血管腫に対するレーザー治療

　表在型（局面型）の乳児血管腫は，瘢痕を残さず自然消退する場合が殆どであり，その意味では経過観察のみでもよい．しかしながら，露出部に存在したり，広範囲であったりすると患者家族の不安は大きい．早期消退を期すためには，レーザー照射が極めて有効である．

　乳児血管腫は，びらんや潰瘍を形成しやすい．レーザー照射による潰瘍形成を避けるために，我々は密に照射することをせず隙間をあけて水玉模様に照射している．パルス幅は 1.5 mSec に固定で，出力の初期設定を 10.5 J としている．照射

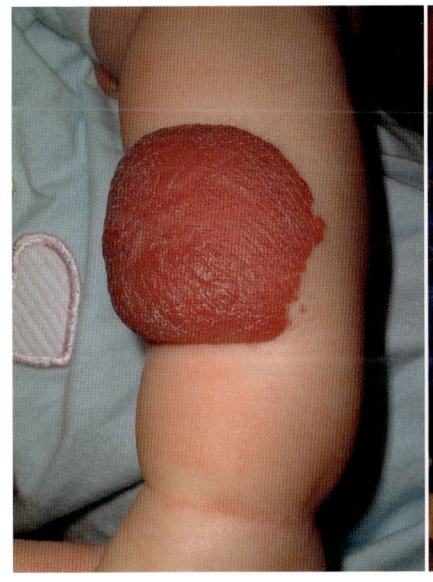

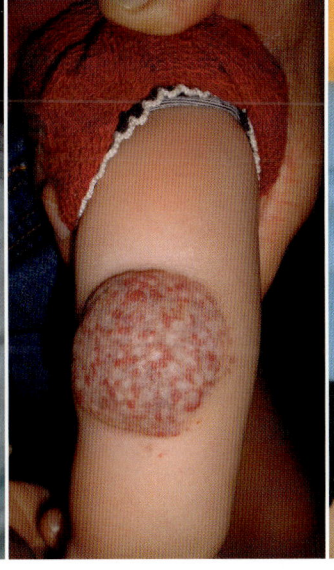

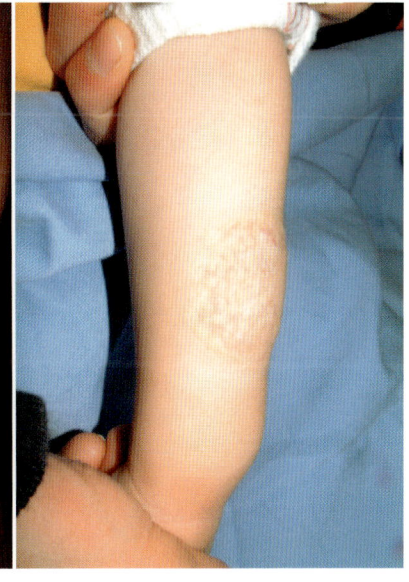

図 3. 前腕部の腫瘤型乳児血管腫
a：生後 4 か月. 治療前
b：生後 10 か月までに合計 4 回 KTP レーザーを照射，以降経過観察
c：2 歳 1 か月. 赤色調と腫瘤はほぼ消退したが，まだらに茶色の色素沈着が残る.

部位が灰白色に変化しなければ 11.0 J に出力を上げるが，これを上限としている．1 か月後に，初回に未照射であった間隙部分にレーザー照射を追加するが，この時点で初回照射部位は既に退色と萎縮が始まっていることが多い．血管腫の面積が大きい場合でも 3 か月以内に全体が照射済みとなるよう，通院の間隔を短くして治療している．同一部位には通常 1～3 回の照射で退色・萎縮がみられるようになり，以降は経過観察のみでよい（図 1, 2）.

腫瘤型および皮下型の乳児血管腫に対するレーザー治療

色素レーザー照射が乳児血管腫の腫瘤縮小に有効であるとする報告は多い[3)4)7)]．一方で，色素レーザー照射により赤色調は消退するものの腫瘤がなかなか縮小しないという症例もまた多く経験する．このため色素レーザー照射により赤色調を早期に消退させ，残存する腫瘤に対しては手術により形成するという方法が多く報告されている[8)]．

レーザー照射そのものにより腫瘤の縮小を図ろうという試みもいくつかなされてきた．KTP レーザーの照射や，乳児血管腫の腫瘤内に細いファイバーを挿入し KTP レーザーや YAG レーザーを内部から照射する方法などである．長期観察を続けると KTP レーザー照射は時として色素沈着を残す場合があり，現在では原則として用いるべきではないと考えている（図 3）．腫瘍内にファイバーを入れるなどの煩雑な操作は，出血，感染をきたす可能性がある．また熱損傷による瘢痕形成の可能性も否定できない．腫瘤型の乳児血管腫に対する腫瘍内 KTP レーザー照射では，25％の頻度で潰瘍形成をきたしたとする報告がある[9)]．腫瘤型の乳児血管腫に対しては，我々も皮膚冷却装置付きパルス幅可変式ロングパルス色素レーザー照射から治療を開始している．表在型の場合と同様，3 か月以内に全体が照射されるように治療間隔を設定している．増大傾向が続くような場合には，次項に述べるプロプラノロール療法への切り替えを選択している．また，皮膚表面の紅斑がわずかで主として皮下腫瘤を形成するタイプの乳児血管腫に対しては，レーザー治療を行わずに最初からプロプラノロールの投与を選択している．

腫瘤型・皮下型乳児血管腫に対する薬物療法

2008 年から 2009 年にかけて乳児血管腫に対す

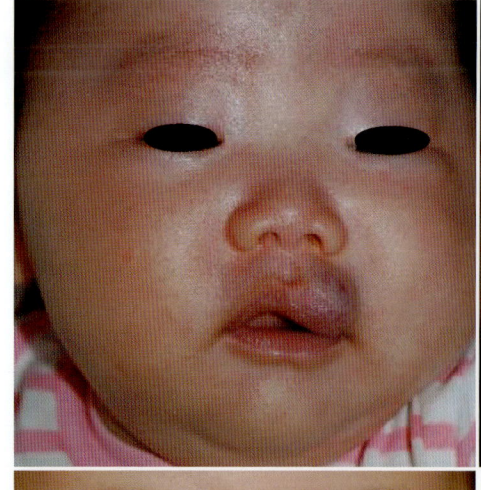

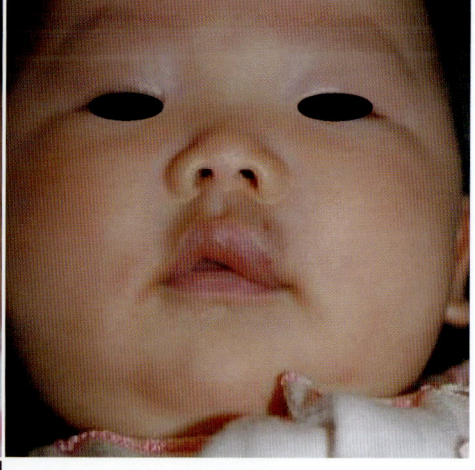

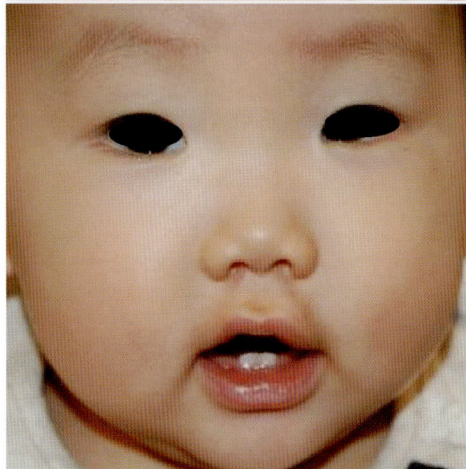

図 4. 口唇部の腫瘤型乳児血管腫
　a：生後 3 か月．プロプラノロール投与開始前
　b：投与開始から 1 か月後
　c：投与開始から 6 か月後．口唇の乳児血管腫は完全に消退している．

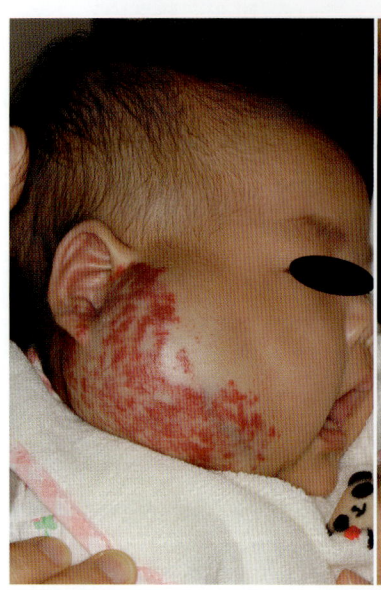

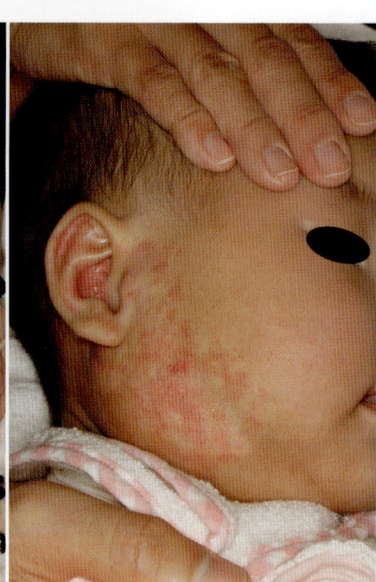

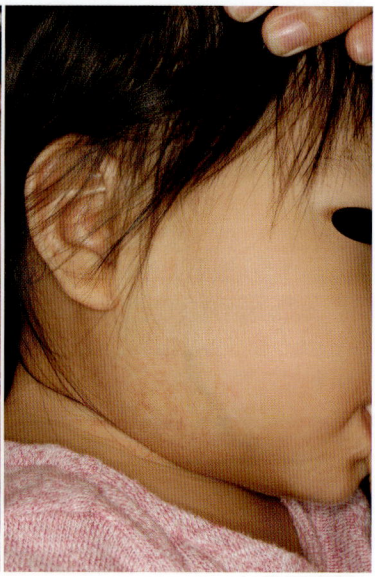

図 5. 耳下腺血管腫
a：生後 3 か月．プロプラノロール投与開始前
b：投与開始から 2 か月後
c：満 1 歳まで投与．写真は 1 歳 6 か月の状態

るプロプラノロール投与の有効性が初めて報告された[10][11]．その後本邦でも報告が続いた[12]．2015年には大規模なプラセボ対照ランダム化試験の結果が報告され，その有効性と安全性はほぼ確立されたと言ってよい[13]．我々の施設でも2012年5月から2014年10月までの期間に機能障害や醜状瘢痕が危惧される21例（男児6例，女児15例）の乳児血管腫症例に対しプロプラノロール投与を行い，19例において血管腫の有意な縮小あるいは消失を認めている（90.5％の有効率）．投与開始の月齢は平均4か月，乳児血管腫がほぼ消退するまで内服を継続し，内服期間は平均11.7か月であった．乳児血管腫の縮小あるいは消退までに要する時間はレーザー治療に比べて明らかに短く，瘢痕も残さないことから，今後はプロプラノロール投与がレーザー治療に取って代わる可能性が高いと思われる．

プロプラノロール投与開始に際しては，全例小児科管理の入院としている．0.5 mg/kg/day（分3）の投与量から開始して，1日0.5 mg/kgずつ2.0 mg/kg/dayまで増量し，徐脈，低血圧，低血糖などの副作用がないことを確認した上で退院とする．退院後も定期的に副作用の有無を確認しながら，乳児血管腫がほぼ消退するまで内服を継続する（図4, 5）．

まとめ

乳児血管腫の治療は，いかに瘢痕などの後遺症や潰瘍形成などの合併症をきたさずに血管腫を早期に退縮させるかがポイントとなる．レーザー照射は有効な治療法であるが，プロプラノロール内服投与なども症例に応じて早期に考慮すべきである．

参考文献

1) Hidano, A., Nakajima, S.：Earliest features of the strawberry mark in the newborn. Br J Dermatol. **87**：138-144, 1972.
2) Hohenleutner, S., et al.：Long-term results in the treatment of childhood hemangioma with the flashlamp-pumped pulsed dye laser：an evaluation of 617 cases. Lasers Surg Med. **28**：273-277, 2001.
3) Batta, K., et al.：Randomised controlled study of early pulsed dye laser treatment of uncomplicated childhood hemangiomas：results of a 1-year analysis. Lancet. **360**：521-527, 2002.
4) Kono, T., et al.：Comparison study of a traditional pulsed dye laser versus a long-pulsed dye laser in the treatment of early childhood hemangiomas. Lasers Surg Med. **38**：112-115, 2006.
5) 堀　圭二朗ほか：【血管腫・血管奇形治療マニュアル】血管腫・血管奇形に対するレーザー治療. PEPARS. **71**：36-43, 2012.
   Summary　Vbeam™の用い方のコツや注意点を詳述．
6) Rizzo, C., et al.：Outcome of childhood hemangiomas treated with the pulsed-dye laser with dynamic cooling：a retrospective chart analysis. Dermatol Surg. **35**：1947-1954, 2009.
7) Smit, J. M., et al.：Pulsed dye laser treatment, a review of indications and outcome based on published trials. Br J Plast Surg. **58**：981-987, 2005.
8) 鈴木沙知ほか：【血管腫・血管奇形の治療戦略】苺状血管腫（infantile hemangioma）に対するレーザー治療. 形成外科. **55**：1183-1188, 2012.
9) Achauer, B. M., et al.：Intralesional bare fiber laser treatment of hemangioma of infancy. Plast Reconstr Surg. **101**：1212-1217, 1998.
10) Leaute-Labreze, C., et al.：Propranorol for severe hemangiomas of infancy. N Engl J Med. **358**：2649-2651, 2008.
    Summary　乳児血管腫に対するプロプラノロールの有効性に関する世界初の報告．
11) Sans, V., et al.：Propranorol for severe infantile hemangiomas；Follow-up report. Pediatrics. **124**：e423-e431, 2009.
12) 木下佳保里ほか：血管腫に対するプロプラノロール（βブロッカー）内服療法について. 形成外科. **54**：669-676, 2011.
13) Leaute-Labreze, C., et al.：A randomized, controlled trial of oral propranorol in infantile hemangioma. N Engl J Med. **372**：735-746, 2015.
    Summary　プロプラノロールの効果を認証するプラセボ対照大規模ランダム化試験の報告．

好評書籍

実践アトラス

美容外科注入治療

征矢野進一　著
神田美容外科形成外科医院　院長

2014年9月発行

A4変型判　オールカラー　138頁　定価 7,500円＋税

全文献にサマリーがついて活用しやすい！

注入剤の名称・入手方法が一目でわかる一覧表つき！

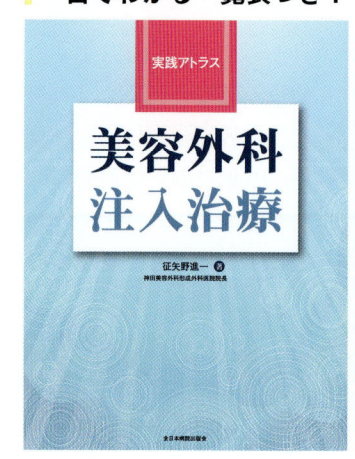

コラーゲン、ヒアルロン酸、ボツリヌストキシン、ハイドロキシアパタイト、PRPなどを用いた美容注入治療は、シワや陥凹など様々な領域で実践されています。臨床応用が始まった当初から現在に至るまで、美容注入治療の分野で30年の経験をもつ著者ならではの知識を余さず紹介した入門書。日々の診療で使用する備品や薬剤、施術方法、実際の症例を多くの写真を用いてわかりやすく解説しています。皮膚科、美容外科、形成外科はもちろん、これから美容注入治療を始めたい医師の方々にも活用しやすい構成です。

目次

Ⅰ．おさえておくべき注入治療の基本知識
　1．各種注入材料の知識
　2．注入治療に用いる物品
　3．注射用針について

Ⅱ．注入治療への準備
　1．注入治療に必要な解剖
　2．マーキング法
　3．麻酔
　4．インフォームドコンセント
　5．施術スケジュール
　6．治療の考え方・コツ

Ⅲ．部位別実践テクニック
　総論：各部位ごとの手技
　1．額
　2．眉間
　3．上眼瞼
　4．目尻
　5．下眼瞼と陥凹
　6．鼻根部
　7．頬
　8．口唇
　9．鼻唇溝
　10．口角
　11．顎
　12．首
　13．隆鼻
　14．傷跡陥凹
　15．多汗症
　16．筋肉縮小

Ⅳ．合併症への対応と回避のコツ，術後定期メンテナンス
　1．共通の合併症
　2．製剤・材料に特有の合併症とその対策
　3．定期メンテナンス

コラム
　各製品の入手方法
　課金の方法
　水光注射
　スレッドリフト（糸を用いて顔面のたるみなどを治療する方法）
　非吸収性物質について

全日本病院出版会
〒113-0033　東京都文京区本郷3-16-4　Tel:03-5689-5989
http://www.zenniti.com　Fax:03-5689-8030
お求めはお近くの書店または弊社ホームページまで！

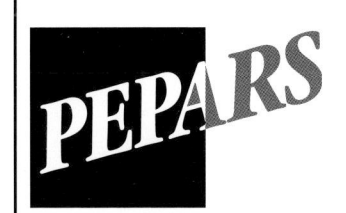

◆特集/形成外科領域におけるレーザー・光・高周波治療

毛細血管拡張症のレーザー治療

山下理絵[*1] 松尾由紀[*2] 近藤謙司[*3]

Key Words : 毛細血管拡張症(telangiectasia),酒皶(rosacea),毛細血管拡張性肉芽腫(pyogenic glanuloma),ロングパルス色素レーザー(long pulsed dye laser),ロングパルス Nd:YAG レーザー(long pulsed Nd:YAG laser)

Abstract 毛細血管拡張症とは,炎症を伴わない持続性の毛細血管の拡張であり,治療のターゲットは血管である.原因としては,皮膚の薄さ,温度差,アルコールや香辛料などの過剰摂取による毛細血管の拡張,また,加齢や妊娠などにより起こることもある.痤瘡や脂漏性皮膚炎など,皮脂過剰による炎症を伴う疾患も赤ら顔になるため,治療を行う前には術前の診断が重要になる.毛細血管拡張症はレーザー治療が有効である.治療に用いるレーザーは,血管をターゲットとする,波長 595 nm のロングパルス色素レーザー,波長 532 nm のロングパルス KTP & Nd:YAG レーザー,波長 1064 nm のロングパルス Nd:YAG レーザー,および IPL(intense pulsed light)なども使用されている.

はじめに

PEPARS No.9 特集「血管―その病変と治療―」で同テーマ「毛細血管拡張症の治療の適応と実際」を書かせていただき 10 年が経過した[1].この 10 年の変化としては,1990 年に可変式ロングパルス色素レーザーが開発され,本邦では 2010 年 7 月に薬事承認されたため,赤ら顔の治療は,ダウンタイムを短くすることができるようになった.その他は,大きな変化はないが,この分野は安定した治療を提供することができている.顔面の赤ら顔,毛細血管拡張を主訴に受診する患者の疾患は多種あり,赤ら顔,星芒状血管腫,酒皶,酒皶様皮膚炎,毛細血管拡張性肉芽腫,尋常性痤瘡などが挙げられる.当院で使用しているレーザーは,米国キャンデラ社製,波長 585 nm,パルス色素レーザー(SPTL-1b™),波長 595 nm,パルス幅を 0.45〜40 ms まで変更できる可変式ロングパルス色素レーザー(Vbeam™, Vbeam Perfecta™),米国キュテラ社製,1064 nm,ロングパルス Nd:YAG レーザー(CoolglideXeo™)および波長 532 nm,1064 nm,ロングパルス KTP & Nd:YAG レーザー(excel V™)である.今回,毛細血管拡張の疾患別の治療を述べる.

疾患別治療のアプローチ

1.毛細血管拡張症

A.診 断

筆者は 3 タイプに分けている.**タイプⅠ**:皮膚表面に細い血管拡張が肉眼的に確認できるもの,**タイプⅡ**:血管拡張が肉眼的に確認できず全体的に赤いタイプ.このように表面の血管の太さにより 2 種類がある.そして,**タイプⅢ**:これらを合併しているタイプである.病理組織学的には,拡張血管の径および存在部位が異なる.

B.治療の実際

波長 585 nm,パルス幅 0.45 ms 固定のパルス色素レーザーでは照射による紫斑形成が約 1 か月継続した(図 1).1 回の照射で有効な結果を得る

[*1] Rie YAMASHITA,〒247-8533 鎌倉市岡本 1370-1 湘南鎌倉総合病院形成外科・美容外科,部長
[*2] Yuki MATSUO,同,医長
[*3] Kenji KONDO,同,医長

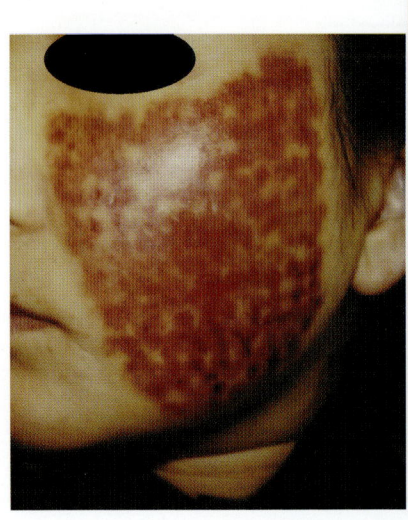

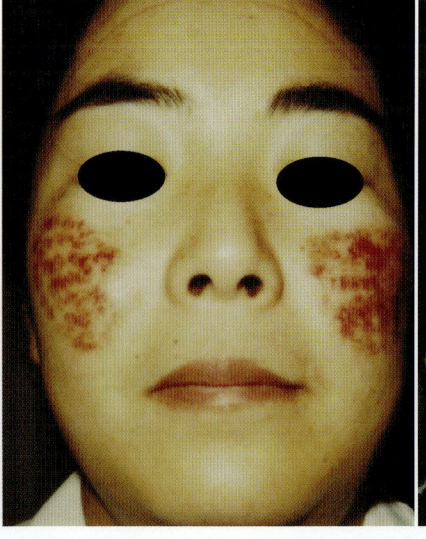

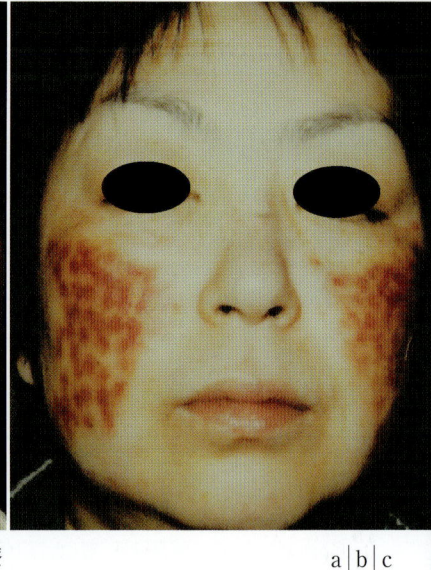

図 1. 赤ら顔：毛細血管拡張症の治療
パルス色素レーザー治療では，照射後に紫斑が必ず生じたため，十分な説明が必要であった．
（波長 585 nm パルス色素レーザー，0.45 ms，5.0〜5.5 J/cm²）
a〜c：パルス色素レーザー治療後 1 週間

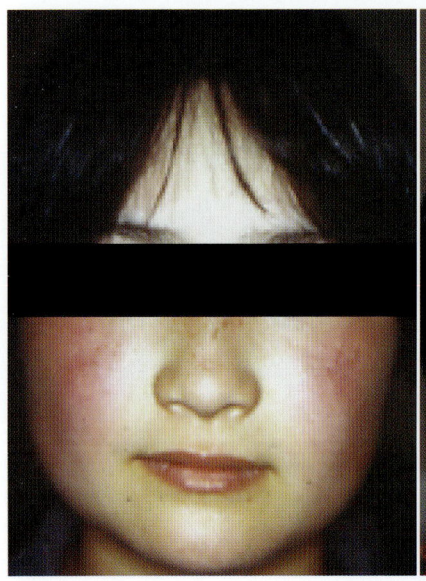

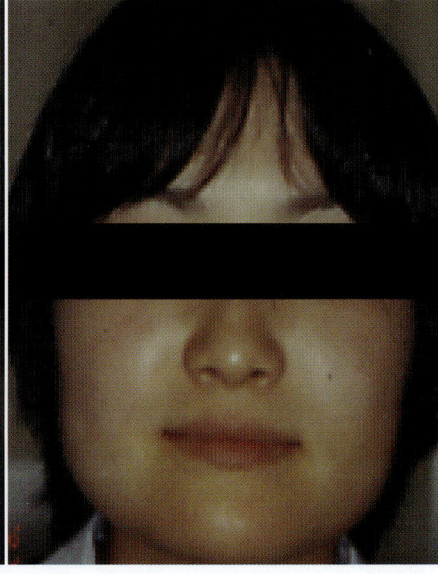

a|b|c

a|b

図 2.
毛細血管拡張症：タイプ I
波長 585 nm パルス色素レーザー，7 mm 径，0.45 ms，5.75 J/cm² を使用
a：照射前
b：1 回照射後 1 年

ことはできるが(図 2)，紫斑に対する十分な説明が必要であった．現在では可変式であるため，パルス幅を長くすることにより紫斑を回避できる．
　タイプ I：ロングパルス色素レーザー(LP 色素レーザー)：Vbeam™ を使用している．7 mm 径，パルス幅 10 ms，照射密度 10 J/cm²，このスペックであれば，紫斑はほぼ形成されない．ダウンタイムを望まない患者に対しては，このスペックで繰り返し照射を行う．軽度の紫斑形成が可能な場合は，パルス幅 6 ms，照射密度 10〜12 J/cm²，まず，髪の毛で隠れる部位にテスト照射を行い，1〜2 分待ち皮膚の反応を確認してから全顔の治療に移る．紫斑形成が起こっても少数回の治療を希望する場合は，単純性血管腫の照射に準じて，パルス幅 1.5〜3 ms，照射密度 11〜12 J/cm² を使用している．照射後は 1 日のみステロイド含有軟膏(エキザルベ®軟膏)を塗布している．軽度の赤みの場合は，波長 1064 nm のロングパルス Nd：YAG

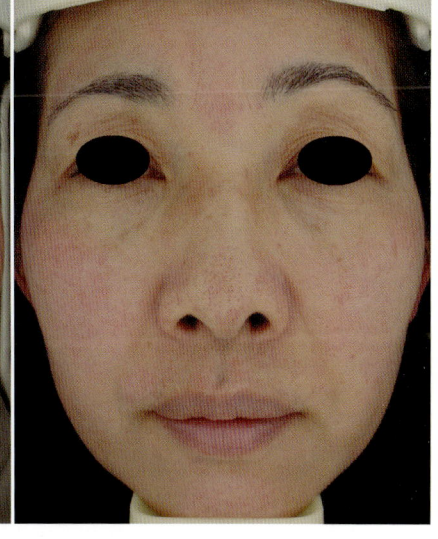

図 3.
毛細血管拡張症：タイプ I
波長 1064 nm ロングパルス Nd：YAG レーザー，5 mm 径，0.3 ms，14 J/cm², 2,000 shot 照射
　a：照射前
　b：8 回照射後 3 か月

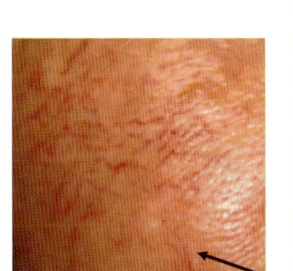

毛細血管拡張部の拡大

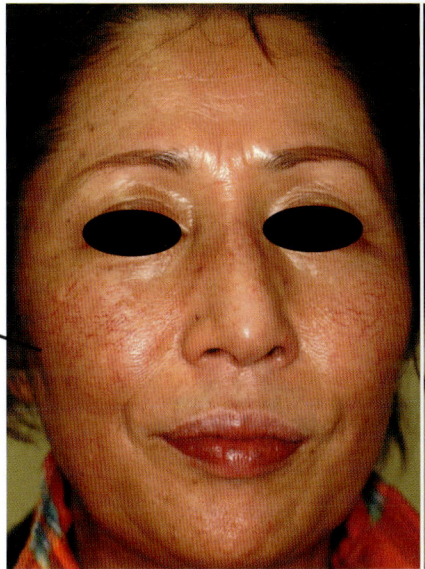

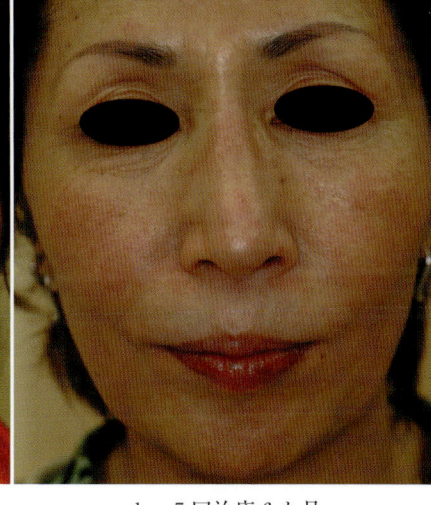

a．照射前　　　　　　　　　　　　　　　b．5 回治療 6 か月
図 4．毛細血管拡張症：タイプ II
波長 1064 nm ロングパルス Nd：YAG レーザー，3 mm 径，10 ms，120 J/cm² で目視できる毛細血管に照射，次に 5 mm 径，0.3 ms，14 J/cm² で 2,000 shot の照射を行った．

レーザー（CoolglideXeo™）を使用することもある．5 mm 径，0.3 ms，14 J/cm² に設定し顔面皮膚から約 1 cm 離して 2,000 shot を照射する．1 か月に 1 回の頻度で，8〜10 回繰り返して行う（図 3）．照射後は軽度の赤みのみでダウンタイムがない治療である．

タイプ II：波長 1064 nm のロングパルス Nd：YAG レーザーを使用し，2 つのスペックを使用する．まず，3 mm 径，パルス幅 10〜20 ms，照射密度 110〜125 J/cm² で，皮膚表面に存在する毛細血管を照射し凝固していく．筆者は血管の太さにもよるが，10 ms，120 J/cm² から開始することが多い．3 照射毎に照射した部位を先端のサファイアチップで十分にクーリングする．血管の消失が確認できない場合は，2 pass まで照射するが，それ以上の追加照射はしない．その後，5 mm 径，0.3 ms，14 J/cm² に設定し 2,000 shot の照射を行う（図 4）．照射後は保湿剤（プラスリストア®スキ

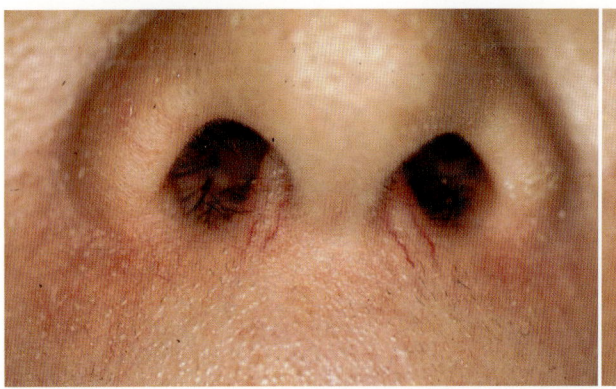

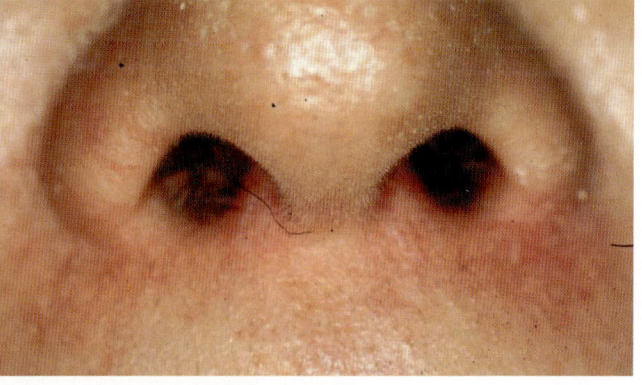

a．照射前　　　　　　　　　　　　　　　b．1 回治療後 3 か月

図 5．毛細血管拡張症：タイプⅡ

波長 1064 nm ロングパルス Nd：YAG レーザー，3 mm 径，10 ms，140 J/cm²，1 回照射

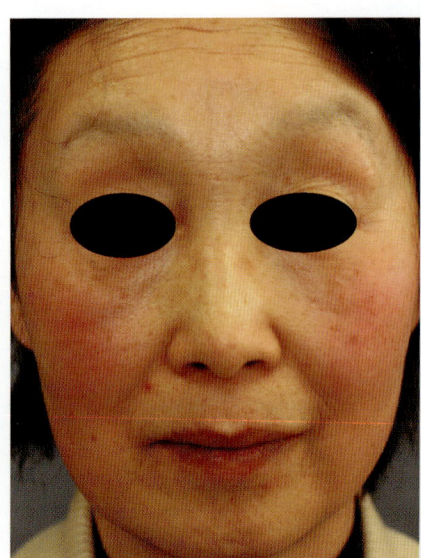

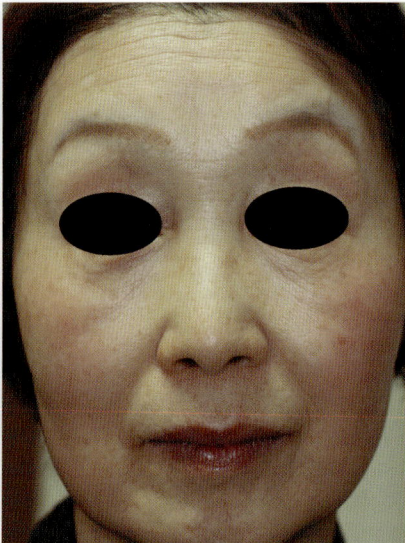

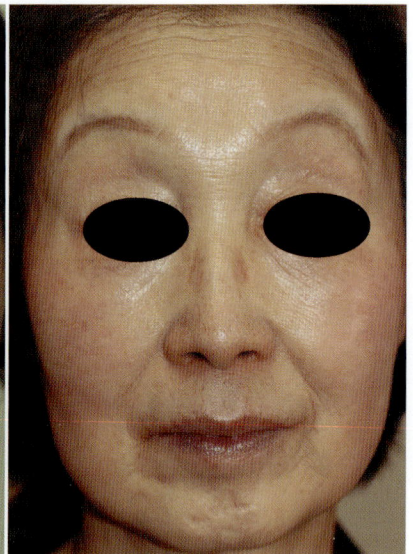

図 6．毛細血管拡張症：タイプⅢ　　　　　　　　　　　　　　　　　　a｜b｜c

a：照射前（2010 年 1 月）
b：波長 595 nm ロングパルス色素レーザー，7 mm 径，10 ms，10 J/cm² にて 5 回照射後 6 か月（2011 年 6 月）
c：波長 532 nmKTP，6 mm 径，20 ms，9 J/cm² ＋波長 1064 nm ロングパルス Nd：YAG レーザー，5 mm 径，0.3 ms，13 J/cm²，にて 10 回照射後（2015 年 10 月）

ンモイスト W：ポリグルコサミン誘導体）の塗布を行っている．鼻の下の毛細血管などは，前者のみの治療を行う（図 5）．

タイプⅢ：タイプⅠの治療を 5〜6 回行った後に，タイプⅡの治療を行う（図 6）．もしくは，交互に行うこともある．

2．星芒状血管腫

A．診　断

クモ状血管腫と言われることもあるが，当院ではクモ状血管腫は慢性肝疾患に伴う皮膚症状で多発するもの，これに対して，星芒状血管腫は全身疾患に関係のない場合に使用している．小児期に孤立性に発生することが多く，虫刺されと誤診さ

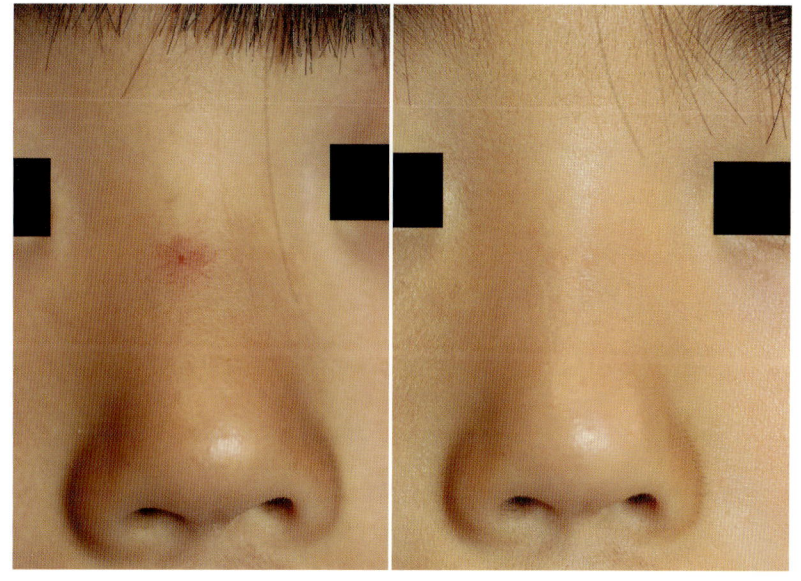

a．照射前　　　　　　　　　　b．1 回照射後 1 年
図 7．星芒状血管腫（6 歳，女児）
波長 595 nm ロングパルス色素レーザー（Vbeam™），7 mm 径，3 ms，12 J/cm²

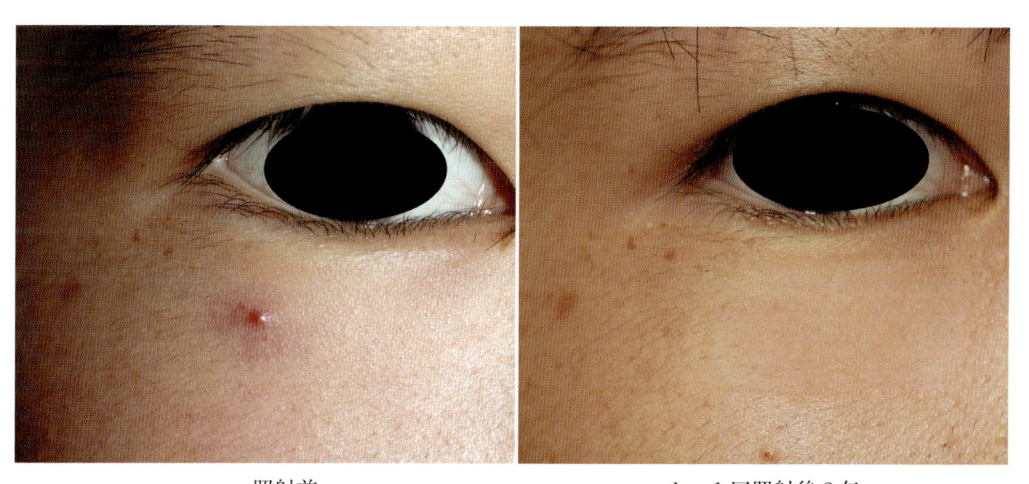

a．照射前　　　　　　　　　　b．1 回照射後 2 年
図 8．星芒状血管腫（11 歳，女児）
波長 595 nm ロングパルス色素レーザー（Vbeam Perfacta™），7 mm 径，3 ms，12 J/cm²

れ放置することにより拡大傾向を認める．4～5 歳時の頬部に存在することから，外傷が契機になっている可能性があるが，詳細は不明である．中央部に隆起性の血管が存在し，周囲に放射状の細い血管が存在する．

B．治療の実際

日焼けをしやすい年代に多いが，している場合には治療を急がない．2～3 か月間遮光テープ（Micropore™，エアウォール UV）を使用し，必ず日焼けがなくなってから治療を行う．小児が多いため，外用局所麻酔剤（EMLA®クリーム）による麻酔下に，保険適応であるロングパルス色素レーザーを使用することが多い．隆起部を中心に 1 発目を照射し，その後周囲を照射する．パルス幅 1.5～3 ms，照射密度 12 J/cm²を使用している（図 7，8）．照射後は紫斑形成の副作用が必ず起こるため，その間はスキントーンの遮光テープの貼付を説明しておく．

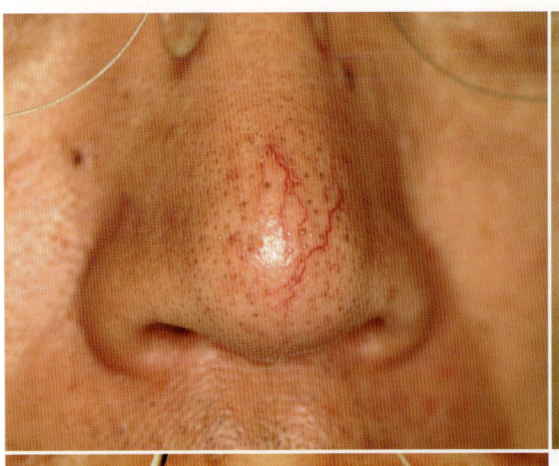

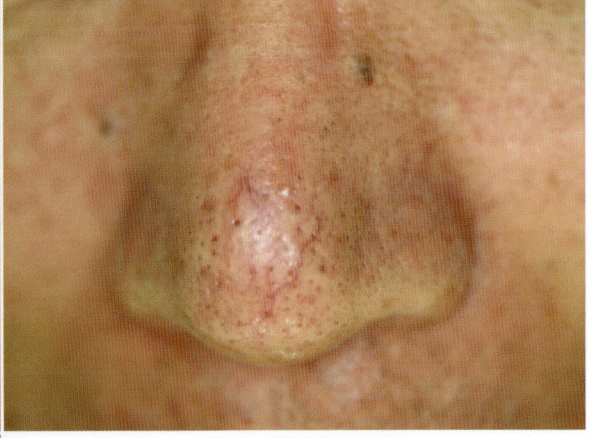

図 9.
第 1 度酒皶
波長 595 nm ロングパルス色素レーザー(Vbeam Perfecta™), 7 mm 径, 3 ms, 12.0 J/cm² + 波長 1064 nm ロングパルス Nd：YAG レーザー, 3 mm 径, 15 ms, 120 J/cm²
　a：照射前
　b：ロングパルス色素レーザー 1 回照射後 2 か月
　c：ロングパルス Nd：YAG レーザー 1 回照射後 6 か月

3．酒皶

A．診　断

　鼻部を中心とした毛細血管拡張が先行し，局所の血液循環障害により脂腺の分泌が亢進する．その結果，丘疹，膿疱，小結節を生ずる状態である．重症度により，**第 1 度酒皶(紅斑性酒皶)**：鼻尖，頬，鼻唇溝に毛細血管拡張を伴う，**第 2 度酒皶(酒皶性痤瘡)**：毛孔一致性の丘疹，膿疱が加わる．病変は前額部，頬骨部，顎へ広がる，**第 3 度酒皶(鼻瘤)**：持続的なリンパ浮腫と脂腺の肥大・増生および結合組織が増生して鼻が腫瘤状となる，に分類される．

B．治療の実際

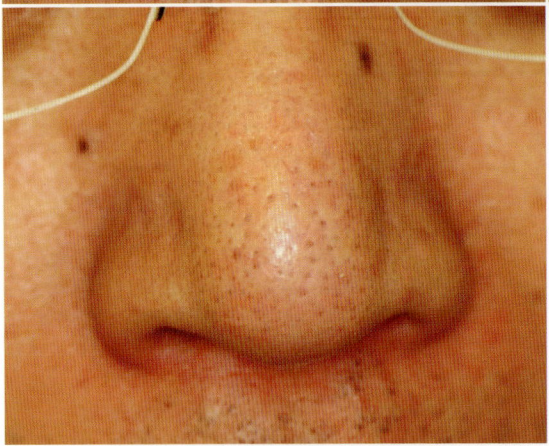

1) 第 1 度酒皶

　鼻部の血管拡張が初発症状となることが多いため，レーザー治療が適応となる．当院では，初回は，外用局所麻酔剤塗布後，波長 595 nm のロングパルス色素レーザーを使用し，鼻部を全体的に照射している．7 mm 径，パルス幅 1.5～6 ms，照射出力 12 J/cm² を使用している．照射後 2 か月間の経過観察を行い，血管が消失しない場合は，ロングパルス Nd：YAG レーザーを使用する(図 9)．3 mm 径，10～20 ms，110～130 J/cm² の設定で行っている．ここで注意することは，消えないからといって過剰な照射を行わないことである．照射後時間をおいてから痂皮形成し，瘢痕形成を引き起こすことがある．照射時に，血管消失するまで重ね打ちはするべきではない．筆者は 2 発までは重ね打ちをすることもあるが，照射後は十分にクーリングを行うことが重要であり，1 日のみステロイド含有軟膏を塗布している．最適照射密度，パルス幅の選択は難しい．また，ビタミン B_2，B_6 の内服およびメトロニダゾールの外用を併用している．

2) 第 2 度酒皶

　鼻から頬部に広がっていることが多い．治療は内服，外用から開始している．ビタミン B_2，B_6，トラネキサム酸および十味敗毒湯の内服，外用は

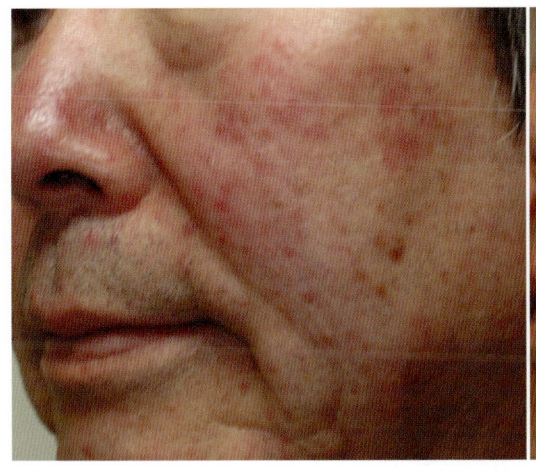

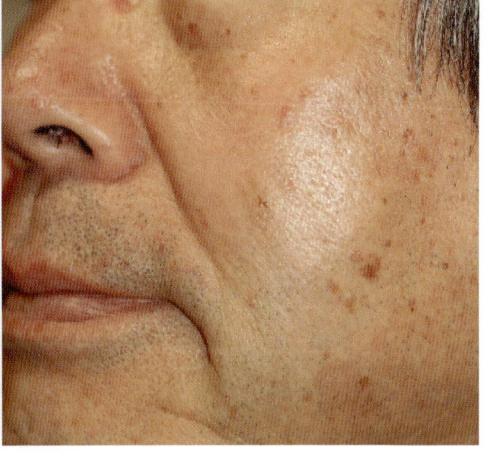

a│b
図 10. 第 2 度酒皶
内服はビタミン B_2, B_6, トラネキサム酸, 十味敗毒湯, 外用はメトロニダゾールを 2 か月行った後, レーザー治療を施行. 波長 532 nm KTP レーザー(excel V™), 8 mm 径, 20 ms, 9 J/cm²
　a：治療前
　b：内服, 外用治療後に, レーザー 2 回治療後 6 か月

a│b

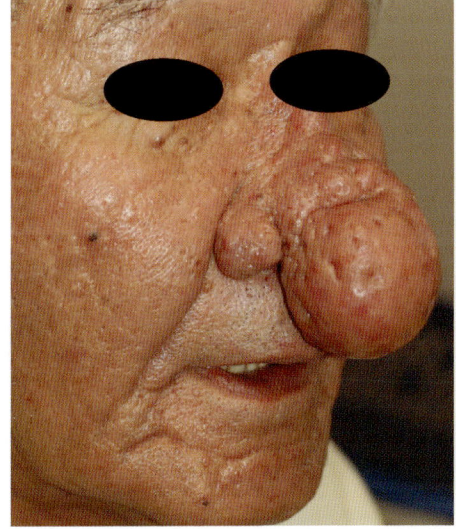

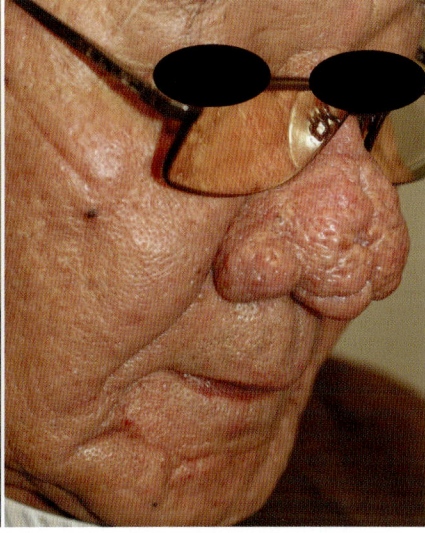

図 11.
第 3 度酒皶
主訴は鼻から息ができない. 全身麻酔下に切除, 減量術を施行. 炭酸ガスレーザーも使用している.
　a：治療前
　b：術後 6 か月

保湿剤(ザーネ+ヒルドイド混合)から開始している. 以前は, にきび同様の治療をしていたが, 抗生剤は無効なことが多く, 外用による乾燥が激しいため, 上記処方で 3 か月間経過観察を行い, その後レーザー治療を導入している. また, 日々のスキンケア(洗顔時に擦らないこと, 石鹸を使いすぎないことなど)を啓発している. 使用するレーザーはロングパルス Nd：YAG レーザー 1064 nm, 0.3 ms, 14 J/cm² で照射, 波長 532 nm のロングパルス KTP レーザー, 8 mm 径, 20 ms, 8～10 J/cm² で照射している(図 10).

3）第 3 度酒皶

鼻瘤に対しては, 炭酸ガスレーザーや手術による減量手術が第一適応になる(図 11).

4．酒皶様皮膚炎

A．診　断

ステロイド長期外用による毛細血管拡張である. ステロイド外用の既往を十分に問診する.

B．実際の治療

ステロイドの中止を試みるが, 原疾患(アトピー性皮膚炎)のコントロールが難しいことが多く, ステロイド離脱が困難なことが多い. ステロイド

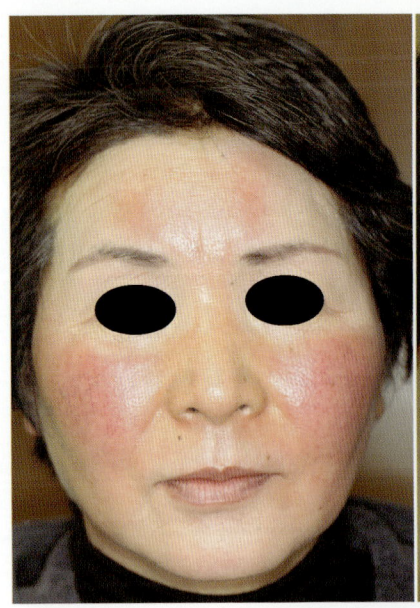

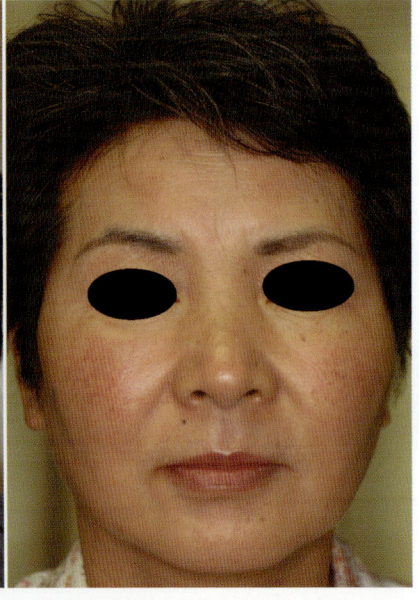

図 12.
酒皶様皮膚炎
内服はビタミン B_2, B_6, トラネキサム酸, 十味敗毒湯, 外用はヘパリン含有軟膏, Chelaskin®
　a：治療前
　b：3 か月後

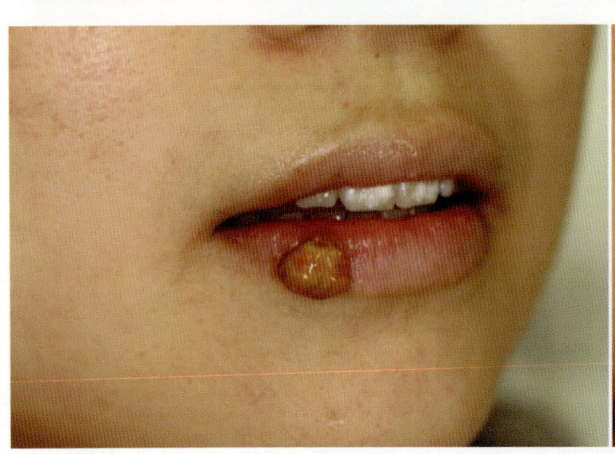

a．照射前　　　　　　　　　　　　　　　　　　　　　　　　b．1 回照射後 3 か月

図 13. 毛細血管拡張性肉芽腫
20 代妊娠 8 か月. 局所麻酔下に炭酸ガスレーザーを使用

外用中のレーザー治療は行わない.
　酒皶同様に，ビタミン B_2, B_6, トラネキサム酸および十味敗毒湯の内服，外用は保湿剤(ザーネ＋ヒルドイド)および Chelaskin®：ケラスキン(内因性キレート剤：母乳中に存在する糖蛋白質，涙や唾液にも存在，鉄に対する強いキレート作用，内出血や血液に由来する色素沈着に有効)から行い(図 12)，ステロイドが離脱でき，かつ赤みが残存するようであればレーザー治療を行うこともあるが，ほとんどの場合内服・外用治療で軽快する.

5．血管拡張性肉芽腫
A．診　断
　多くは，小さな外傷がきっかけになり発症する.
また，妊娠，肝機能障害が誘因となることもある. 毛細血管が反応性に拡張し増殖する. 動静脈吻合の機能不全が原因で，小さな赤い凸状の腫瘤が突然でき，僅かな刺激で容易に出血し，潰瘍を形成することもある. 自然消退することがないため治療の適応になる. 小児や妊婦に多い.

B．実際の治療
　電気メスや液体窒素などによる治療が一般的には行われているが，当院では，レーザー治療を第一選択としている. 炭酸ガスレーザー，ロングパルス色素レーザー，ロングパルス Nd：YAG レーザーなどを用いている. 1 回の治療で完治するのは炭酸ガスレーザーで，潰瘍化しているもの，大

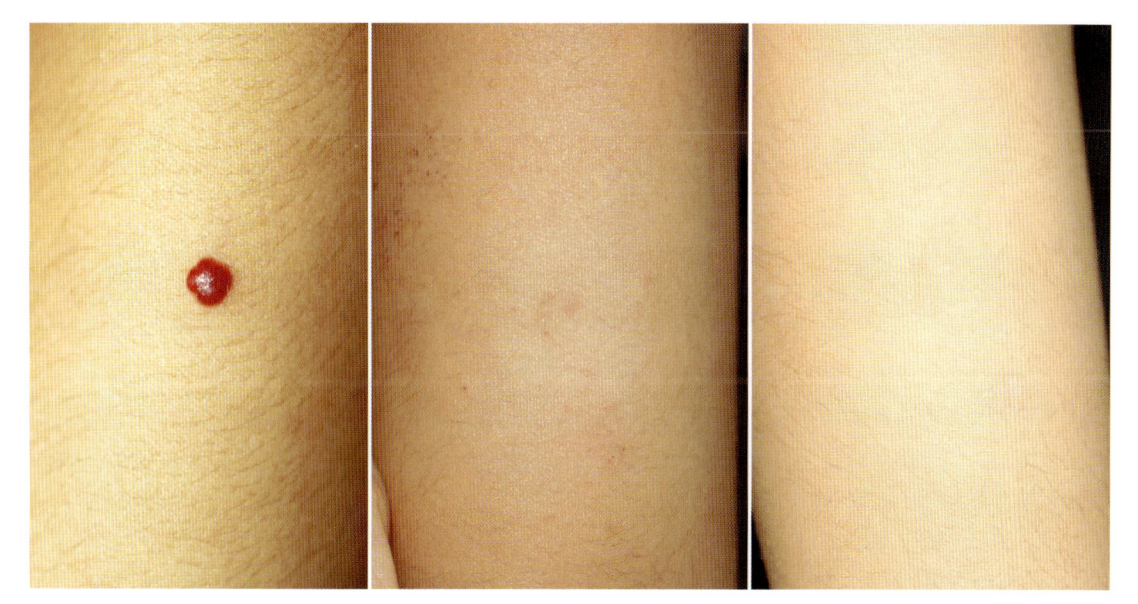

a．照射前　　　　　　　　b．1 回照射後 3 か月　　　　　　c．1 回照射後 6 か月
図 14．毛細血管拡張性肉芽腫
波長 595 nm ロングパルス色素レーザー，7 mm 径，3 ms，12 J/cm² で照射した．照射後 3 日後に出血していると受診，圧迫で経過観察，3 か月後に 2 回目の照射を予定したが，1 週前に脱落した．その後再発はない．

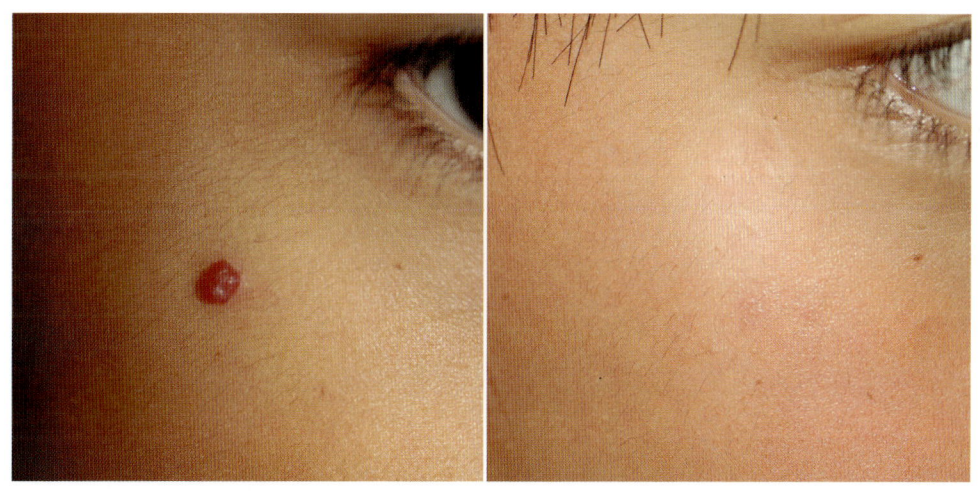

a．照射前　　　　　　　　　　　　b．1 回照射後 6 か月
図 15．毛細血管拡張性肉芽腫
波長 1064 nm ロングパルス Nd：YAG レーザー，3 mm 径，15 ms，140 J/cm² で 2 pass 照射した．

きいもの，妊婦，初診時にアクティブな出血がある場合などに使用している(図 13)．1％ E キシロカインで局所麻酔後レーザー照射を行う．照射時に出血するため，周囲を圧迫しながら出血点を必ず凝固する．初診時に出血をしていない小児の治療は，治療回数および保険適応の希望を聞き治療器の選択を行っている．保険適応であるロングパルス色素レーザーでは，7 mm 径，パルス幅 3 ms，照射密度を 12 J/cm² を使用している．このスペックでは照射による出血は起こらないが，照射時の出血は，肉芽腫の増大や潰瘍化を起こすことがある．また，照射後 2～3 日で出血を起こすこともあるが，その場合は抗生物質軟膏を塗布し圧迫をしておく(図 14)．1 回で取れることもあるが数回か

かることが多い．また，ロングパルス Nd：YAG レーザーは，3 mm 径，20 ms，130 J/cm^2 の設定で，状態をみながら 2～3 pass 重ね打ちをする（図 15）．1～2 回で取れることが多い．

6．尋常性痤瘡

痤瘡の炎症による赤み，遷延する膿疱治癒後の赤みからその後の赤色瘢痕の赤みを主訴に受診する患者は多い．にきびが残存する場合は，まずにきび治療を優先する．病気別の当院でのアルゴリズムに関しては，PEPARS No. 62 の特集「外来で役立つ にきび治療マニュアル」に記載している[2]．10 年の進歩としては，過酸化ベンゾイル（BPO）が保険適応になったことが挙げられるが，この使用による赤み，乾燥による患者も増えているので，にきびの保険治療薬の選択には注意が必要である．

まとめ

当院で行っている毛細血管拡張症のレーザー治療に関して述べた．毛細血管の径，多さ，存在部位，血管内に血液の流れの速さなどにより，パルス幅，照射密度を変え，治療を行うことが重要である．また，瘢痕という合併症を回避するためにも治療前後，治療時のクーリングを怠ってはならない．

参考文献

1) 山下理絵：【血管―その病変と治療―】毛細血管拡張症の治療の適応と実際．PEPARS．**9**：12-17，2006．
2) 山下理絵：【外来で役立つ にきび治療マニュアル】にきび進行期別治療の現状．PEPARS．**62**：1-10，2012．

キセノン光線治療器 アイコン

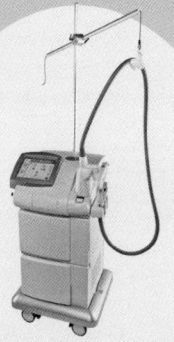

デュアルバンドフィルター技術、アクティブコンタクトクーリング機能を搭載。
安全性と治療効果を両立させた、次世代型光治療器です。

Q-SW ルビーレーザー MODEL IB101

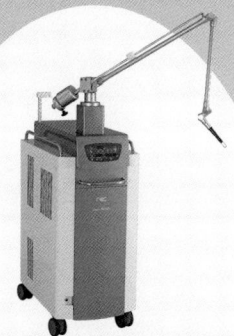

Qスイッチ（太田母斑等の深在性疾患治療）と短パルス（老人性色素疾患等の浅在性疾患治療）がワンタッチで選択できるルビーレーザーです。

炭酸ガスレーザー ニーク レーザリー15Zμ

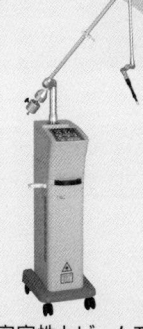

出力の安定性とビームモードに優れ、操作性の良さにも定評を頂いている炭酸ガスレーザーです。

肌美容液 エアレ

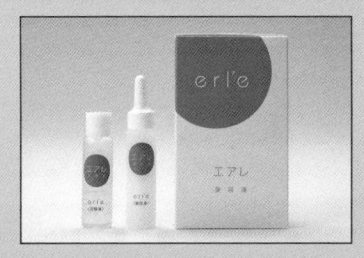

医療グレードのヒアルロン酸Na(*1)とアテロコラーゲン(*2)を主成分とし、これに皮膚のターンオーバーを促す上皮成長因子（ヒトオリゴペプチド-1(*3)）を配合。
レーザー治療やケミカルピーリング後の敏感な肌のケアにご使用いただけます。 (*1、*2保湿成分 *3ターンオーバーを促す成分)

クリーンアンドブルーム プロ

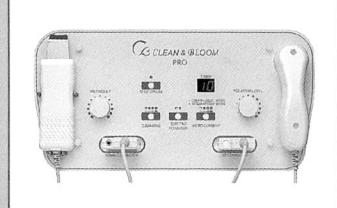

肌にやさしい高性能な複合フェイシャルマシン。
4つの機能（クレンジング・エレクトロポレーション・イオン導入・リフティング）を搭載。
使用方法が簡便で肌質に合わせた施術が可能です。

ロボスキンアナライザー RSA50SⅡ

従来機種よりSSDを搭載したことで、動作スピードアップ。
64bitOSを採用した、最新の全顔撮影・肌解析システムです。

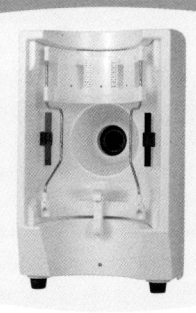

医用レーザー・医療機器・開業支援

株式会社 エムエムアンドニーク
MM&NIIC CO.,LTD.

URL：http://www.mm-japan.co.jp
Mail：info@mm-japan.co.jp

- □本　　社／〒111-0052　東京都台東区柳橋1-16-6
  TEL.03-3865-6575　FAX.03-3865-6585
- □東京支店／〒111-0052　東京都台東区柳橋1-16-6
  TEL.03-3865-6572　FAX.03-3865-6594
- □札幌営業所／〒063-0032　北海道札幌市西区西野2条2-5-18
  TEL.011-668-5176　FAX.011-668-5177
- □名古屋支店／〒465-0014　愛知県名古屋市名東区上菅2-1108
  TEL.052-775-4103　FAX.052-775-1493
- □大阪支店／〒532-0002　大阪府大阪市淀川区東三国1-32-9
  TEL.06-6399-3224　FAX.06-6399-3235
- □広島支店／〒731-0124　広島県広島市安佐南区大町東2-14-30
  TEL.082-831-0787　FAX.082-877-8771
- □福岡支店／〒812-0044　福岡県福岡市博多区千代4-29-27
  TEL.092-632-0393　FAX.092-632-0397

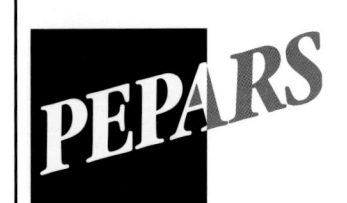

◆特集/形成外科領域におけるレーザー・光・高周波治療

太田母斑の標準的レーザー治療

堀　圭二朗[*1]　後藤浩之[*2]　井砂　司[*3]　櫻井裕之[*4]

Key Words：太田母斑(nevus of Ota)，Q スイッチレーザー(Q-switched laser)，治療回数(number of treatment sessions)，色素沈着(hyperpigmentation)，色素脱失(hypopigmentation)

Abstract　太田母斑に対して Q スイッチレーザー治療が有効であるという認識は広く受け入れられ，現在，治療の第一選択となっている．しかし，全ての太田母斑が完全治癒する訳ではなく，少ないながらも色素沈着や色素脱失といった合併症を生じることがある．本稿は太田母斑に対する標準的レーザー治療を知ることで，より効果的で合併症の少ない治療を行うことを目的とする．まず，レーザー治療時は局所麻酔や全身麻酔による疼痛管理が必要となる．次に，治療回数と治療効果の限界を知ることで適切な照射設定を患者に応じて決定し，合併症の発生を予測して最小限にする．また，治療効果は照射設定だけではなく，太田母斑の色調や治療時期によっても異なってくる．一般的な治療法による治療効果について文献をもとに考察し，更には合併症の発生率や注意を要する鑑別診断について検討した．

はじめに

太田母斑に対するレーザー治療は 1990 年代から発展し，治療効果と合併症の少なさから Q スイッチレーザー治療が第一選択となっている．しかし，レーザー治療は常に確実・安全というわけではなく，照射の設定や方法，治療時期あるいは色調によって治療効果が異なるだけでなく，色素沈着や色素脱失を生じることもある．本稿では，太田母斑の Q スイッチレーザー治療における治療の実際と，その治療効果および合併症について文献的考察をもとに述べる．

太田母斑の疫学・経過

太田母斑は一般的に片側の三叉神経第 1 枝～第 2 枝の支配領域にみられる色素斑である．主に前額部，側頭部，眼瞼，鼻背，鼻翼，頬部であるが，耳介や下顎部にも認めることがある．皮膚以外にも眼，鼓膜，鼻粘膜，咽頭後壁，口蓋などにも認め，約半数の症例で眼球メラノーシスを合併するとも言われている．黄色人種の女性に多く，発生頻度は 0.1～0.5％ と言われ，男女比は 1：3.6～4.8 である[1)~4)]．組織学的には真皮上層～中層にメラノサイトが散在し，基底層ではメラニンの沈着を認める．色調は褐色から濃青であり，組織中に占める色素の割合と深さによって異なる．褐色の場合はメラニンが真皮浅層に存在し，青色の場合はより深層に多く存在するが，その分布と最も多く存在する深さは青色の場合，ばらつきがある[5)]．太田母斑の分類として，発症時期により生後間もなく発症する早発型と思春期やそれ以降に発症する遅発型に分けられるが，早発型も思春期頃に増悪をみるものがある．遅発型の発生機序はいまだ

[*1] Keijiro HORI, 〒116-8567　東京都荒川区西尾久 2-1-10　東京女子医科大学東医療センター形成外科，助教
[*2] Hiroyuki GOTO, 同，助教
[*3] Tsukasa ISAGO, 同，教授
[*4] Hiroyuki SAKURAI, 〒162-8666　東京都新宿区河田町 8-1　東京女子医科大学形成外科，主任教授

明らかではないが，女性に多く，思春期や更年期に変化をきたすことから女性ホルモンが関係すると考えられている．一方で外傷や紫外線曝露が原因になるとも言われている[6]．また，太田母斑の悪性化については，白色人種の太田母斑を発生母地とするメラノーマの報告が散見される．太田母斑内の急激な腫瘍形成などの変化や眼科的，神経学的所見を認めた場合は注意を要する[3]．

1．治療の変遷

太田母斑は顔面で目立つ部位に好発し，増悪することはあっても自然消退しないため多くの治療が試みられてきた．ドライアイスの圧抵療法，皮膚剝削術，皮膚切除および植皮術などの非選択的で侵襲的な治療が行われてきたが十分な効果が得られず，瘢痕などの合併症が問題となった．レーザーも開発当初は皮膚に対して非特異的な組織損傷を及ぼすことから瘢痕形成，色素沈着，色素脱失などの副作用が問題であったが[7]，1980年代に入り Selective photothermolysis（選択的光熱破壊）と Thermal relaxation time（熱緩和時間）の理論から選択的に病変部を破壊しつつ周囲の正常組織の熱損傷を最小限にして合併症を減らすことが考えられた[8]．実際にパルス幅が短く，ピーク出力の高いQスイッチレーザーは小さなメラニンを標的として破壊し，周囲の正常組織への熱損傷を最小限にすることで，1990年代以降は太田母斑を含む真皮メラノサイトーシスに対する治療の第一選択となった．とは言えQスイッチレーザー治療にも治療効果の限界と，少ないながらも合併症の発生があり，レーザーの波長，照射フルエンス，スポットサイズの違いなどが検討されてきた．最近ではパルス幅がさらに短いピコレーザーが開発され，Qスイッチレーザーでは効果が頭打ちになった太田母斑症例に対し，ピコセカンドのアレキサンドライトレーザーを照射することでさらなる改善が得られたという報告もあり，今後も発展が期待される[9]．

2．Qスイッチレーザー治療の実際

太田母斑は病変が顔面，特に眼瞼部に及ぶためQスイッチレーザー治療を行う際には十分な疼痛管理が必要となる．思春期から成人の症例に対しては外用局所麻酔剤（エムラ®クリーム）や貼付用局所麻酔剤（ペンレス®）を治療開始1時間前から使用している．いずれの麻酔剤も皮膚レーザー照射療法時の疼痛緩和に対して保険適応となっている．幼少期の症例に対してはレーザー照射時の疼痛，恐怖心，体動すべてをコントロールするために全身麻酔下にレーザー治療を行っている．後述するが，太田母斑に対するレーザー治療は可及的早期から開始することが好ましい上に，顔面に対して安全かつ確実にレーザー照射を行えるメリットを考えると全身麻酔は必要不可欠である．我々は乳児期から眼瞼周囲以外の治療を開始し，全身麻酔が比較的安全となる1歳以降は全身麻酔下に眼瞼部も含めた全体の治療を行うようにしている．近年，レーザー治療を行う小児に対して全身麻酔は合併症が少なく安全に行えるようになっているが，そのためには照射を行う医師と麻酔科医，看護師の連携が重要であり，家族の理解と協力も必要である[10]．

次に使用する機器であるが，太田母斑の治療に使用されているレーザーはQスイッチルビーレーザー（QSRL），Qスイッチアレキサンドライトレーザー（QSAL），Qスイッチ Nd：YAG レーザー（QSNYL）の3つである．本邦ではQSRLとQSALが太田母斑の治療に対して保険適応となっているが，QSNYLは保険適応となっていないため注意が必要である．我々は主にQSRLを使用している．照射設定はスポットサイズ4 mm，照射フルエンスは $5\sim6\,\mathrm{J/cm^2}$ で開始し，照射直後に紫斑や出血をきたさず皮膚表面が白く反応する程度（immediate whitening）とする．照射後はワセリン基剤の軟膏を塗布し，炎症が落ち着くまで触ったり搔破したりしないように約1週間ガーゼで覆っている．洗顔は許可するが刺激の少ない使い慣れた石鹸を使用してもらう．初回照射後は1〜2週間で診察し，合併症や問題がないかを確認するが，2回目以降は照射時のみ来院する．照射

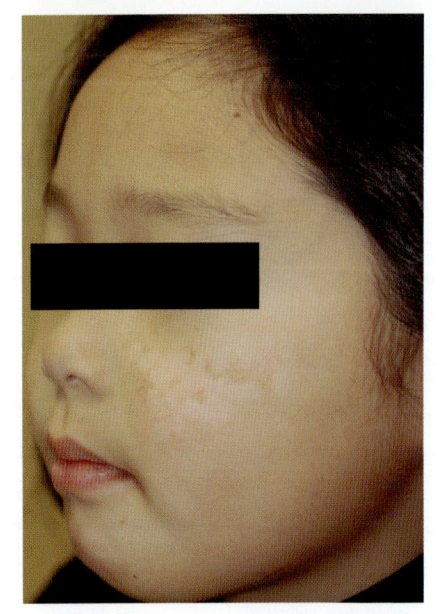

図 1. 太田母斑レーザー治療後の一過性色素脱失
レーザーの照射スポットの形に色素脱失を認め，周囲に軽度色素沈着を認める．

間隔は照射後の一過性色素沈着や色素脱失などの合併症がないことを確認した上で，保険適応の観点からも 3 か月以上あけて行う．合併症を認めた場合はレーザー治療を休止して改善するのを待つが，残存する太田母斑に対する照射は設定の変更を検討する必要がある(図 1)．治療回数は 5 回程度を要することが多いが，治療効果によって 10 回程度まで継続することもある．一般的には小児の方が大人よりも低い照射フルエンスと少ない治療回数で改善することが多い(図 2, 3)．また，レーザー治療前に毎回写真を撮ることで治療効果と合併症が確認できるだけでなく，患者およびその家族も納得して治療を受けることができる．以上が標準的な太田母斑の治療であるが，その治療効果と合併症について以下で述べる．

3．Q スイッチレーザーの治療効果

Q スイッチレーザーによる太田母斑の治療効果については多くの報告があるが，判定や評価の方法が様々であり一様に判断するのは難しい．1994 年に Watanabe らが 114 例の QSRL 治療を行い，3 回の照射で 40〜69％，5 回の照射での 70％以上が改善しており，回数を重ねるごとに治療効果が増すことを報告している[11]．2001 年に Kono らも 101 例の QSRL 治療を報告しており，5〜6 回の照射で 93 例(92％)の症例が 75％以上の改善を認め，そのうち 35.6％が完治している[1]．同じく 2001 年に葛西らは 261 例の治療を報告しており，3 回の照射で 64.1％が，5 回の照射で 96.2％の症例が 75％以上の改善を認めている[12]．ちなみに 5 回の照射による完治率は 26.9％であった．一般的な QSRL の照射設定はスポットサイズ 4 mm，照射フルエンス 4〜8 J/cm^2 であった．QSAL 治療については，2007 年に Wang らが 602 例に対し 1〜9 回照射し，50％以上の改善を認めるのは 3 回照射では 24.6％，5 回照射では 68.7％，7 回照射では 92.7％，9 回照射では 100％であり，照射回数が治療効果に影響すると報告している[2]．2011 年に Liu らは 806 例に対する QSAL 治療を報告しており，平均 5.2 回の治療で 757 例(93.9％)が完治している[3]．他の報告に比べ良好な結果が得られているが，全症例のうち 93％の症例は灰色から褐色であり，治療効果が得られにくい青色は 7.4％と少なかったことが影響していると考えられる．一般的な QSAL の照射設定はスポットサイズ 3 mm，照射フルエンス 5〜8 J/cm^2 であった．Q スイッチレーザー間の比較については QSAL と QSNYL の検討がされている．2000 年に Chan らは 211 部位に対する QSAL と QSNYL 治療を比較検討し，50％以上改善するのに要した治療回数は QSAL が 4〜5 回で，QSNYL は更に必要であったとしている[13]．一方，治療効果に有意差を認めないという報告も散見される．Zong らは 104 例の小児太田母斑に対し QSAL と QSNYL 治療を行い，それぞれの色調改善率と範囲縮小率を報告しているが治療効果に有意差はなく，4 回で約 36％，7 回で約 78％，10 回で約 96％という結果であった[14]．Wen らは両側性の太田母斑 17 例に対し QSAL と QSNYL 治療を片側ずつに行い，2〜6 回の治療で 50％以上の改善が得られるのは QSAL では 70.5％，QSNYL では 64.7％であり有意差は認めないとしてい

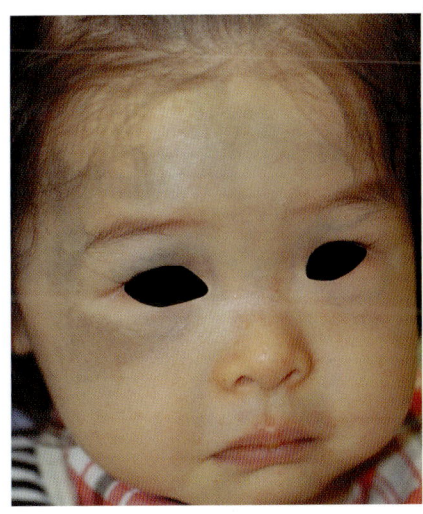

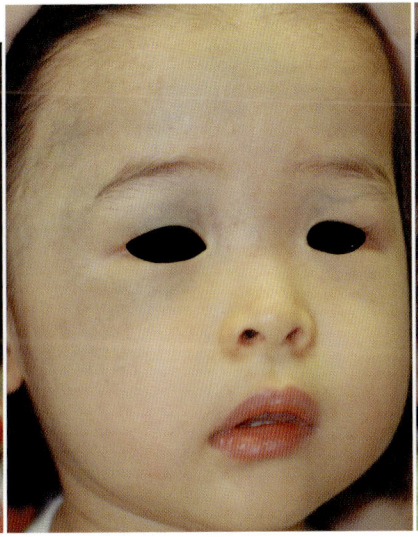

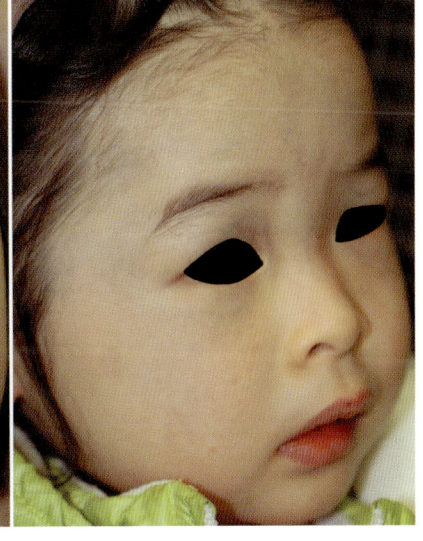

a|b|c　　図 2. 小児太田母斑(1 歳，女児)に対するレーザー治療
　　　　a：治療前
　　　　b：QSRL(スポットサイズ 4 mm，照射フルエンス 5.5 J/cm^2)1 回治療後 3 か月
　　　　c：QSRL(スポットサイズ 4 mm，照射フルエンス 4.5～5.5 J/cm^2)3 回治療後 3 か月

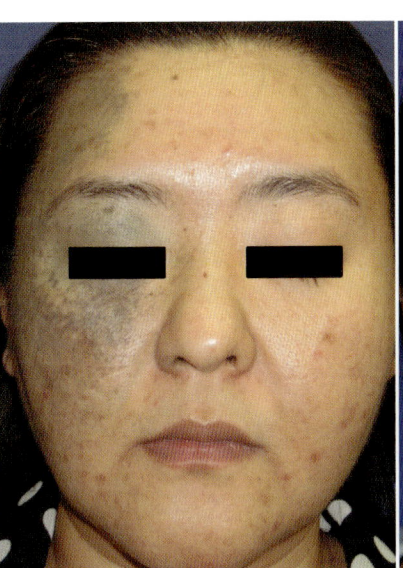

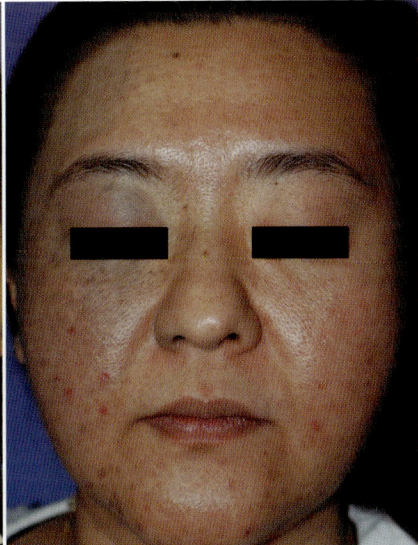

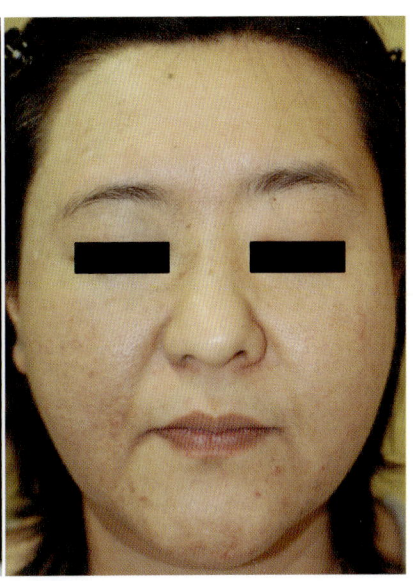

a|b|c　　図 3. 成人太田母斑(40 歳，女性)に対するレーザー治療
　　　　a：治療前
　　　　b：QSRL(スポットサイズ 4 mm，照射フルエンス 4.5～5.5 J/cm^2)4 回治療後 3 か月
　　　　c：QSRL(スポットサイズ 4 mm，照射フルエンス 4.5～6.5 J/cm^2)9 回治療後 3 か月

る[15]．しかし，QSAL の方が照射時の疼痛は強いものの，1 週間後の疼痛，違和感，腫脹，創部の状態は良好のようである[6)15]．

次に，色調と部位による治療効果の違いであるが，レーザーの散乱と吸収による組織への浸潤を考慮すると，組織学的にメラニンが真皮浅層に位置する褐色は治療効果がよく，より深い層にバリエーションをもつ青色は治療効果が悪くなり治療回数が多くなる[12]．眼瞼部は治療効果が悪く，他部位の色調が改善する中で眼瞼部の色調が残存することからパンダサインとも呼ばれている[2]．原因として，眼瞼部は比較的青色の症例が多いこと

が考えられるが，眼瞼の皮膚は疎で腫れやすいことも影響すると考えられる．

4．Qスイッチレーザーの合併症

太田母斑のレーザー治療による合併症でよくみられるものに一過性の色素沈着があり，約10%の症例にみられる[11][12]．長期的にみられる合併症としての色素脱失(15~16%)，色素沈着(2.9~5.9%)，瘢痕(1.9%)に注意が必要である[1][13]．合併症のリスクファクターとしては照射回数や強すぎる照射設定が挙げられ，スポットサイズを大きくして照射フルエンスを抑えた治療を行うことで合併症を減らすことが可能とも考えられる．Uedaらは QSRLを用いてスポットサイズ6.5 mm，照射フルエンス5 J/cm^{2}で治療することで色素脱失を3.3%に抑えているが，2か月ごとの治療を行ったせいかほとんどの症例で一過性の色素沈着を認めている[16]．SeoらはQSNYLを用いてスポットサイズを7~8 mm，平均照射フルエンス2.5 J/cm^{2}で治療し，色素脱失はなく，色素沈着は3.2%に抑えている．しかし，照射のエンドポイントが immediate whitening を起こさない低出力照射療法(いわゆるトーニング)であり，太田母斑に対する一般的なレーザー治療とは異なる．治療効果が少ないうえに，2~3週ごとに平均17.5回と治療回数が多いのが問題である[17]．合併症ではないがレーザー治療後の再発についても患者あるいは家族に説明しておく必要がある．Chanらは246例に対しQスイッチレーザー治療後12か月以上経過した症例の再発率が5.2%としているが，完全治癒した症例だけをみると再発率は1.2%であった．Konoらの101例に対するQSRL治療後12か月以上経過した症例の再発率が1%であり，LiuらのQSAL治療後36か月以上経過した590例の再発率は0.8%であった[1][3]．太田母斑の再発はおよそ1%程度と考えられるが，その原因としては遅発型のように不顕性であった色調が前述の刺激によって顕在化したり，早発型の色調が早期あるいは思春期頃に濃くなったりすることと関係があると思われる．

5．治療時期の違い

Konoらは小児46例と大人107例に対するQSRL治療の比較を行うことで，子供と大人に対する治療経過の違いについても検討している[18]．75%以上の改善を得るためには，小児では平均3.5回，大人では平均5.9回の治療を要したことから早期に治療を開始することで治療回数を減らすことができるとしている．一方，SeoらはQSNYLを使用し，10歳未満と10歳以上の症例を比較したところ，治療回数に有意差はないものの平均照射フルエンスは若年層の方が有意に低く，早期に治療を開始することの有用性を報告している[17]．これらの違いは太田母斑の色調が年を経るごとに濃くなっていくことが影響すると考えられている．また，成長により皮膚が厚くなり体表からメラニンの距離が遠くなるほどレーザーが到達しにくくなり，効果が減衰することも影響すると考えられる．治療回数が多くなれば合併症の発生も多くなる．実際に，Konoらの報告では色素脱失や色素沈着といった合併症の発生率は小児で4.8%であるのに対し大人では22.4%と有意に高かった[18]．太田母斑に対するレーザー治療は早期に開始することで，治療回数，合併症を減らすことができるだけでなく，整容的な問題から受ける精神的ストレスも減らすことができる．

6．鑑別疾患

太田母斑の鑑別疾患として後天性両側性太田母斑様色素斑や肝斑が挙げられる．後天性両側性太田母斑様色素斑は両側の頬部，眼瞼，鼻部，前額部に好発する褐色から灰色の小色素斑であるが，眼球メラノーシスは極めて稀である．黄色人種の思春期から中年以降の女性に多く，組織学的には真皮上層のメラノサイト増加と表皮基底層のメラニン沈着を認める．一方，肝斑は前額部，頬部，口囲に対称性に認める境界明瞭な淡褐色斑で眼瞼周囲が抜けるのが特徴である．30歳以上の女性に多く，40%に家族歴があるとも言われる．組織学的には表皮のメラニン増加と真皮の光線性線維変性であり，紫外線曝露と女性ホルモンによるメラ

ノサイトの活性化が原因と考えられている．いずれも，遅発型の太田母斑との鑑別が重要であり，その治療法として，両側性太田母斑様色素斑はQスイッチレーザー治療の報告が散見されるが，合併症として色素沈着が多く注意を要する[19)20)]．最近では肝斑に対するレーザートーニング治療も報告されているが一般的ではなく，太田母斑と同様のQスイッチレーザー治療を行うと強い色素沈着を生じる．一般的にはサンスクリーン剤の使用やトラネキサム酸，ビタミンC，ビタミンEの内服，ハイドロキノンの外用などが行われている．

まとめ

太田母斑に対するQスイッチレーザー治療の実際を示すとともに，その効果と合併症を文献的に考察した．太田母斑に対する治療は，現在，Qスイッチレーザーが第一選択となっているが，さらに治療効果を上げつつ合併症を減らすような工夫が必要である．そのためには早期治療が有効であり，幼小児期からの治療のためには全身麻酔治療を安全に行う体制も不可欠である．スポットサイズや照射フルエンスなどの条件の検討も有用であるが，今後，ピコレーザーなどの新しいレーザー機器の発展も期待される．

参考文献

1) Kono, T., et al.：A retrospective study looking at the long-term complications of Q-switched ruby laser in the treatment of nevus of Ota. Lasers Surg Med. **29**：156-159, 2001.
2) Wang, H. W., et al.：Analysis of 602 Chinese cases of nevus of Ota and the treatment results treated by Q-switched alexandrite laser. Dermatol Surg. **33**：455-460, 2007.
3) Liu, J., et al.：A retrospective study of q-switched alexandrite laser in treating nevus of ota. Dermatol Surg. **37**：1480-1485, 2011.
4) Kar, H. K., et al.：1064 nm Q switched Nd：YAG laser treatment of nevus of Ota：an Indian open label prospective study of 50 patients. Indian J Dermatol Venereol Leprol. **77**：565-570, 2011.
5) Rho, N. K., et al.：Histopathological parameters determining lesion colours in the naevus of Ota：a morphometric study using computer-assisted image analysis. Br J Dermatol. **150**：1148-1153, 2004.
6) Chan, H. H., et al.：In vivo trial comparing patients' tolerance of Q-switched Alexandrite (QS Alex) and Q-switched neodymium：yttrium-aluminum-garnet (QS Nd：YAG) lasers in the treatment of nevus of Ota. Lasers Surg Med. **24**：24-28, 1999.
7) Solomon, H., et al.：Histopathology of laser treatment of port-wine lesions. Biopsy studies of treated areas observed up to three years after laser impacts. J Invest Dermatol. **50**：141-146, 1968.
8) Anderson, R. R., et al.：Microvasculature can be selectively damaged using dye laser：a basic theory and experimental evidence in human skin. Lasers Surg Med. **1**：263-276, 1981.
9) Chesnut, C., et al.：Treatment of nevus of Ota with a picosecond 755-nm alexandrite laser. Dermatol Surg. **41**：508-510, 2015.
10) Isago, T., et al.：Ambulatory anesthesia for children undergoing laser treatment. Surg Today. **36**：765-768, 2006.
11) Watanabe, S., et al.：Treatment of nevus of Ota with the Q-switched ruby laser. N Engl J Med. **331**：1745-1750, 1994.
12) 葛西健一郎ほか：【皮膚レーザー治療の現況】太田母斑のレーザー治療．形成外科．**44**：1175-1183, 2001.
13) Chan, H. H., et al.：A retrospective analysis of complications in the treatment of nevus of Ota with the Q-switched alexandrite and Q-switched Nd：YAG lasers. Dermatol Surg. **26**：1000-1006, 2000.
14) Zong, W., et al.：A retrospective study on laser treatment of nevus of Ota in Chinese children—a seven-year follow-up. J Cosmet Laser Ther. **16**：156-160, 2014.
15) Wen, X., et al.：A randomized, split-face clinical trial of Q-switched alexandrite laser versus Q-switched Nd：YAG laser in the treatment of bilateral nevus of Ota. J Cosmet Laser Ther. 1-4, 2015.[Epub ahead of print]
16) Ueda, S., et al.：Response of naevus of Ota to Q-

switched ruby laser treatment according to lesion colour. Br J Dermatol. **142**：77-83, 2000.
17) Seo, H. M., et al.：Beneficial effects of early treatment of nevus of Ota with low-fluence 1,064-nm Q-switched Nd：YAG laser. Dermatol Surg. **41**：142-148, 2015.
18) Kono, T., et al.：Use of Q-switched ruby laser in the treatment of nevus of ota in different age groups. Lasers Surg Med. **32**：391-395, 2003.
19) Park, J. M., et al.：Combined use of intense pulsed light and Q-switched ruby laser for complex dyspigmentation among Asian patients. Lasers Surg Med. **40**：128-133, 2008.
20) Lee, W. J., et al.：Q-Switched Nd：YAG Laser Therapy of Acquired Bilateral Nevus of Ota-like Macules. Ann Dermatol. **21**：255-260, 2009.

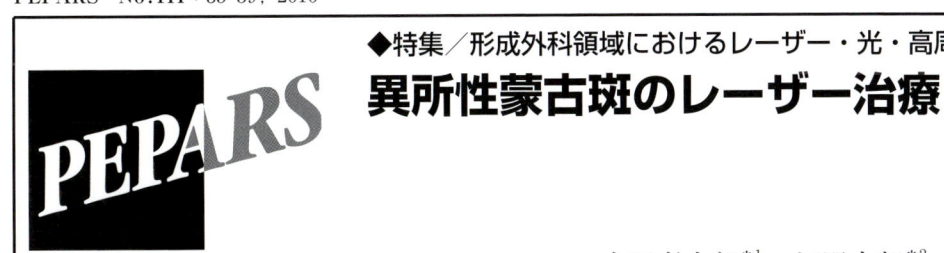

◆特集/形成外科領域におけるレーザー・光・高周波治療

異所性蒙古斑のレーザー治療

今川孝太郎[*1]　河野太郎[*2]　宮坂宗男[*3]

Key Words : Qスイッチレーザー(Q-switched laser), 異所性蒙古斑(aberrant mongolian spot), 炎症後色素沈着(postinflammatory hyperpigmentation), 炎症後色素脱失(postinflammatory hypopigmentation)

Abstract　異所性蒙古斑はQスイッチレーザー(ルビー，アレキサンドライト，Nd：YAG)で瘢痕形成なく治療することができる．しかしながら炎症後色素沈着や色素脱失の合併症が比較的多く，特に非露出部位ではその傾向が強い．また治療回数が多くなると色素脱失の発生が高くなる傾向がある．異所性蒙古斑では高度の合併症を生じさせないために照射出力をやや低めに設定した方がよい．色素沈着と蒙古斑の残存を見極め，追加照射はレーザー後色素沈着が十分に落ち着いてから行うことが重要である．色素を完全に取ろうとして，治療回数を増やすことにより，色素脱失を起こす可能性が高くなるので注意が必要である．

はじめに

　蒙古斑は真皮にメラノサイトが増殖した真皮メラノサイトーシスの一つで，生下時より殿部に存在する青色〜灰青色の色素斑である．蒙古斑は日本人のほぼ100%に存在し，馴染み深いものであることから異常と認識されることは少ないが，殿部以外の部位に発生する異所性蒙古斑の患者は医療機関を受診することがある．蒙古斑は2歳頃まで青色調を増すが，4〜10歳くらいまでに自然消失する[1]．異所性蒙古斑も自然消退が見込めるが，蒙古斑に比べ消退傾向が乏しいとされる．特に色調が濃いもの，広範囲なもの，境界がはっきりした分節的なものが残存しやすい[2]とされる．治療はQスイッチ付きレーザー照射が有効である．今日，真皮メラノサイトーシスに対するQスイッチ付きレーザー治療の効果と安全性は確立されたと考えられるが，照射後の色素沈着，色素脱失などの合併症の報告も散見されている．また，異所

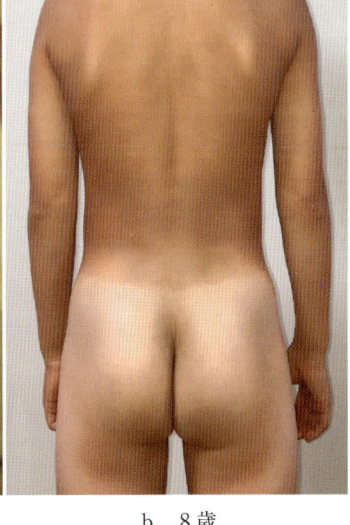

a．10か月　　　　　b．8歳

図 1.
レーザー未治療，自然消退例．腰部，左肩に色素の残存を認めるが目立たない．辺縁が不明瞭で，まだらな薄めの色素斑は自然消退しやすいようである．

性蒙古斑は自然消退する可能性もある(図1)ことから，治療適応や治療開始時期に苦慮することも少なくない．ここでは特に異所性蒙古斑に対するQスイッチ付きレーザー治療の合併症について

[*1] Kotaro IMAGAWA, 〒259-1193　伊勢原市下糟屋134　東海大学医学部外科学系形成外科，講師
[*2] Taro KONO, 同, 准教授
[*3] Muneo MIYASAKA, 同, 教授

表 1. 当院での 48 例の治療結果

	Q-Ruby	Q-Ruby + Q-YAG	Q-YAG	total
効 果				
著効	26(63.4%)	2(66.7%)	3(75.0%)	31(64.6%)
有効	13(31.7%)	1(33.3%)	1(25.0%)	15(31.3%)
やや有効	1(2.4%)	0	0	1(2.1%)
無効	0	0	0	0
中断(評価不能)	1(2.4%)	0	0	1(2.1%)
合併症(重複あり)				
色素沈着	12(29.3%)	1(33.3%)	1(25%)	14(29.2%)
色素脱失	28(68.3%)	2(66.7%)	2(50%)	32(66.7%)

表 2. 合併症と部位, 回数, 開始年齢の因果関係

a. 部位:重複あり

	合併症あり	なし	
露出部	4	6	10
非露出部	35	7	42
	39	13	52

χ^2検定:p=0.004(p<0.05)

b. 治療回数

	合併症あり	なし	
≦5回	16	10	26
>5回	20	2	22
	36	12	48

χ^2検定:p=0.019(p<0.05)

c. 治療開始年齢

	合併症あり	なし	
1歳未満	6	2	8
1歳以上	30	10	40
	36	12	48

χ^2検定:p=1.00(p<0.05)

検討し, 当科での治療方針について述べる.

異所性蒙古斑に対する Q スイッチ付きレーザー治療

真皮メラノサイトーシスに対するレーザー治療は, 周辺の正常組織に熱損傷を与えないで, 選択的に病変の色素を破壊する選択的光熱融解(selective photothermolysis)の理論[3]に基づき Q スイッチレーザーを使用する. 異所性蒙古斑には Q スイッチルビーレーザー(694 nm, 以下, QSRL), Q スイッチアレキサンドライトレーザー(755 nm, 以下, QSAL), Q スイッチ Nd:YAG レーザー(1064 nm, 以下, QSYL)が利用できる. ロングパルスレーザーは熱損傷による瘢痕形成の可能性があるので使用してはいけない. なお 2015 年現在, QSRL, QSAL は異所性蒙古斑に対し保険適応が認められているが, QSYL に関しては保険適応外である.

異所性蒙古斑に対する Q スイッチ付きレーザー治療の合併症

異所性蒙古斑に対する Q スイッチ付きレーザー治療の合併症として, 色素沈着, 色素脱失を認めることが少なくない. 永田らは QSRL, QSAL で治療を行った 42 例 53 部位に対し, 治療後の色素脱失について検討し, 24 部位(45.3%)に色素脱失を認め, 特に四肢に比べ体幹に有意に発生しやすいと報告[4]している. 開始年齢, レーザーの種類, 照射エネルギー, 照射回数は有意な関連はなかったと報告している. Shirakawa らは 57 例の QSRL での検討で, 露出部は非露出部に比べ治療効果が高く, 照射後の色素沈着も非露出部で多く認めたと報告している[5]. 非露出部で色素沈着の合併症が多い理由として, amelanotic melanocytes がレーザー照射により刺激されたことが原因ではないかと述べている.

当院での QSRL, QSYL で治療を行った 48 例の検討[6]でも, 色素沈着を 14 例(29.2%), 色素脱失を 32 例(66.7%)に認め, 永田ら, Shirakawa らと同様に露出部よりも非露出部で合併症を発生しやすい結果であった. また, 照射回数も 5 回以上になると合併症の発生が高くなった. 治療開始年齢での差は認められなかった(表 1, 2).

レーザー照射後の色素脱失のメカニズムとして, 炎症後のメラニン合成抑制と表皮基底層の正常メラノサイトの破壊, 消失が原因と考えられている[7]. 非露出部に色素脱失が多い理由として, 表皮メラノサイトが非露出部では相対的に少ない

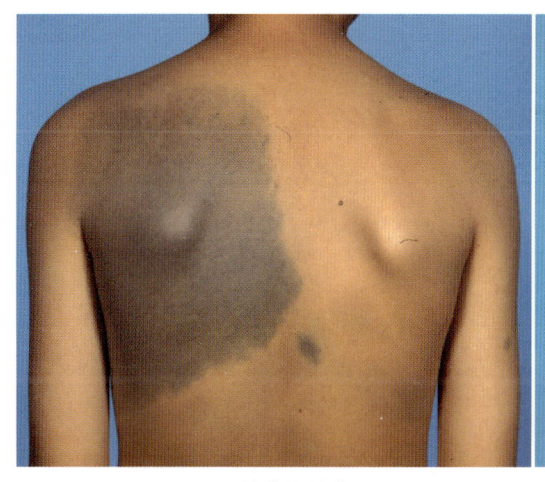

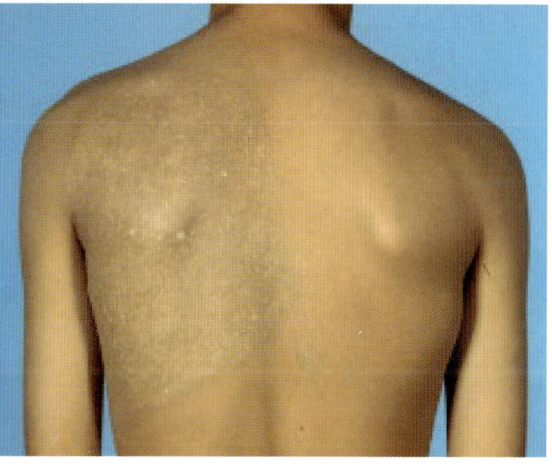

a．治療開始前　　　　　　　　　　　b．最終治療後 1 年 5 か月

図 2．症例 1

ことや，レーザー後の色素沈着の残存に対しレーザー照射を行うことで活性化された表皮メラノサイトを破壊，消失してしまう可能性などが考えられるが定かではない．

当科の Q スイッチレーザー治療の方針

自然消退することから治療適応，治療時期をどうするか迷うことが多い．6～7 歳くらいまで待機し，自然消退しないものに照射をするという考え，一方で皮膚が薄く，照射面積も小さくて済む幼少期に治療を開始した方が効果も高くよいとする考え[8]がある．当科では家族に自然消退の可能性を説明した上で，露出部の症例や，色調が濃く，境界がはっきりとした自然消退しない可能性が高い症例に対し早期からレーザー照射を開始している．

治療の実際

以前は局所麻酔として自家調剤での 7％リドカイン軟膏を使用していたが，現在は保険適応のあるエムラ®クリームを使用している．エムラ®クリームは 10 cm² あたり 1 g 塗布を目安とする．1 回の使用量は 10 g までとなっており，小児では体重により極量が決まっているので過量塗布しないように注意する．広範囲の場合は分割して照射時期をずらして行う．一度に広範囲に照射する場合は，全身麻酔下にレーザー治療を行う．特に治療に協力が得られない幼児では照射にムラを起こさないためにも全身麻酔が必要になることが多い．

レーザーの機種としては QSRL，QSAL，QSYL で治療[9)10)]できるが，当院で使用している各治療器の照射条件を示す．

QSRL：TheRuby Z1® (JMEC)　694 nm, 20 nsec, Φ5 mm, 4.0～5.5 J/cm²

QSAL：Alex Trivantage® (CANDELA)　755 nm, 50 nsec, Φ4 mm, 3.5～4.5 J/cm²

QSYL：Medlite C3® (HOYA ConBio)　1064 nm, 5～7 nsec, Φ3～5 mm, 2.0～4.0 J/cm²

炎症後色素沈着の発生を抑制するため，照射出力は低めに設定する方がよい．QSRL，QSAL では IWP (immediate whitening phenomenon) が出現する最低出力を目安にする．特に非露出部位では色素沈着が生じやすいので注意が必要である．追加照射は色素沈着が完全に収束してから行うが 4～6 か月待機することが多い．日焼けしている肌には照射してはいけない．炎症後色素沈着や日焼けした肌への照射は表皮メラノサイトの破壊から色素脱失のリスクが高くなると考えられる．広範囲の症例では色素脱失が生じると，まだらな皮膚となりかえって目立つこともあるので注意が必要である．

治療症例

症例 1：男児，左背部の症例

10 歳から治療を開始した．QSRL (RD1200® Spectrum 694.3 nm, 28 nsec) 4～5.5 J/cm² を 3 か月おきに 8 回照射した．最終照射から 1 年 5 か

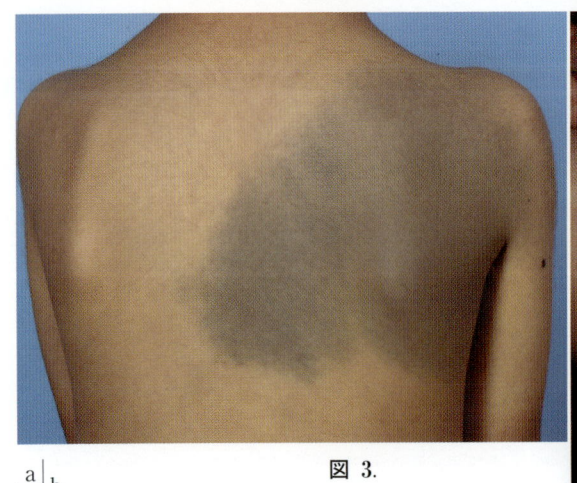

図 3.
症例 2
a：治療開始前
b：最終治療後 2 年

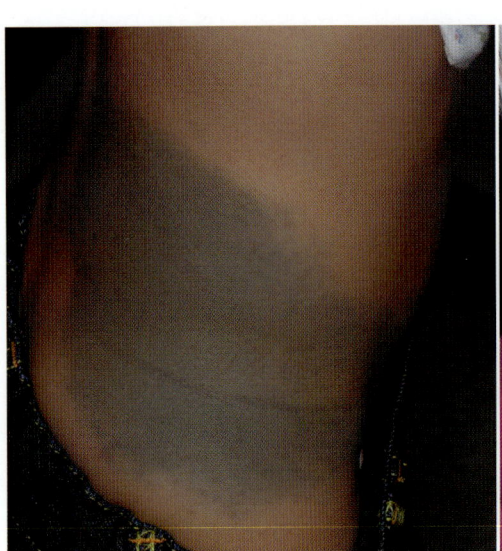

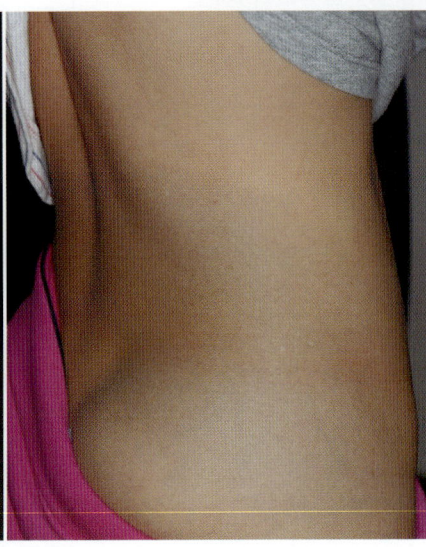

図 4.
症例 3
a：治療開始前
b：最終治療後 2 年

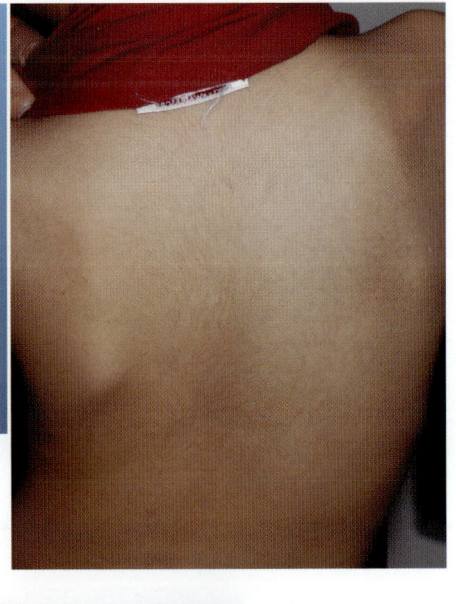

月でまだらな色素沈着と色素脱失の混在を認める．色素沈着が落ち着くまで十分な照射間隔をとらなかったこと，照射回数の多さが色素脱失の原因と推測される(図 2)．

症例 2：男児，右背部の症例

5 歳から治療を開始した．QSRL 5〜5.5 J/cm^2 を 4〜6 か月おきに 5 回照射した．最終照射から 2 年で軽度の色素脱失を認めるが目立たない(図 3)．

症例 3：女児，右腰部の症例

4 歳から治療を開始した．QSYL 3.5〜4.0 J/cm^2 を 4〜6 か月おきに 7 回照射した．最終照射から 2 年で軽度の色素脱失を認めるが目立たない．また，蒙古斑の軽度残存を認めるが自然経過観察中である(図 4)．

まとめ

これまで述べてきたように異所性蒙古斑のレーザー治療は色素沈着や色素脱失の合併症が比較的多い．やや低めのエネルギーで照射し，追加照射は，色素沈着が生じた場合では特に十分な期間を空けて照射することが望まれる．異所性蒙古斑は再発することはなく，レーザー治療中にも自然消退や体表の成長によりメラニンが拡散し薄くなることが期待できるので，ある程度の改善にとどめて経過観察することも考慮する．異所性蒙古斑では，色素を完全に取ろうとして，治療回数を増や

すことにより，色素脱失を起こす可能性が高くなるので注意が必要である．

参考文献

1) 清水　宏：あたらしい皮膚科学皮膚科学　第2版．中山書店，2011．
2) 大原國章：すべての蒙古斑が消えるわけではない．J Visual Dermatol. 5：88-90, 2006.
3) Anderson, R. R., et al.：Selective photothermolysis；precise microsurgery by selective absorption of pulsed radiation. Science. 200：524-527, 1983.
4) 永田育子ほか：異所性蒙古斑のレーザー治療後色素脱失に関する統計学的検討．日レ医誌．29(1)：26-29, 2008.
   Summary　異所性蒙古斑のレーザー照射後色素脱失について統計的に検討し，非露出部で高く発生すること示した．
5) Shirakawa, M., et al.：Comparison of regional efficacy and complications in the treatment of aberrant Mongolian spots with the Q-switched ruby laser. J Cosmet Laser Ther. 12(3)：138-142, 2010.
   Summary　異所性蒙古斑に対するQスイッチルビーレーザー治療は露出部で治療効果が高く，非露出部では色素沈着の発生が高いことを示した．
6) 今川孝太郎ほか：真皮メラノサイトーシスのレーザー治療．日レ医誌．36(1)：77-81, 2015.
   Summary　異所性蒙古斑を含む真皮メラノサイトーシスのレーザー治療の総説．
7) Vachiramon, V., et al.：Postinflammatory hypopigmentation. Clin Exp Dermatol. 36：708-714, 2011.
   Summary　レーザー照射後を含めた炎症後色素脱失の病因，臨床経過，マネージメントについてまとめた review article．
8) 小林美貴子ほか：【皮膚レーザー治療の現況】異所性蒙古斑．形成外科．44(12)：1193-1196, 2001.
   Summary　QSRL, QSYL 治療について説明している．幼児期から治療の推奨，治療間隔は6か月を提唱している．
9) 大村愉己ほか：【皮膚のレーザー治療のコツ】真皮メラノサイトーシス．PEPARS. 7：17-22, 2006.
   Summary　QSRL での治療について説明している．
10) 鈴木晴恵：深在性色素性病変に対するレーザー治療．日レ医誌．31(1)：30-35, 2010.
    Summary　QSYL での治療について説明している．

PEPARS No.99 2015年3月増大号

オールカラー192頁　定価5,000円+税

美容外科・抗加齢医療
―基本から最先端まで―

編集／日本医科大学教授　百束比古

目次

<部位別>
- 上眼瞼における加齢の手術―機能的改善を含めた術式の選択―／与座　聡
- 下眼瞼形成術―基本から最先端まで―／緒方寿夫
- ワークフローに基づいた整鼻術のプランニング／菅原康志
- フェイスリフト（上顔面，中顔面，下顔面）／白壁征夫ほか
- 乳房増大術／高田章好ほか
- 陥没乳頭，乳輪下膿瘍，Seton 法と酒井法による修正／酒井成身ほか
- 腋窩（腋臭症）／武田　啓
- 抗加齢を目的とした上肢・手背の血管アンチエイジング治療：パルスレーザーによる血管内焼灼術／久保一人ほか
- 下顎輪郭形成術／菅原康志

<行為別>
- 脂肪吸引／亀井　眞ほか
- 毛髪移植／今川賢一郎
- 顔面における脂肪注入／高柳　進
- 刺青の除去／清水祐紀ほか

<材料別>
- フィラー（注入剤）／征矢野進一
- ボツリヌストキシン／新橋　武ほか

<機器別>
- レーザー／青木　律
- 光治療器，ラジオ波（高周波），超音波治療器／河野太郎ほか

<再生治療>
- PRP 療法／久保田潤一郎

<後遺症>
- 顔面美容の合併症・後遺症と処置―特に非吸収性 filler 注入の後遺症について―／野本俊一ほか
- 乳房異物・脂肪注入の後遺症と処置／百束比古
- 脂肪吸引の合併症・後遺症と処置／クレ カツヒロ・ロバート

<形成美容外科>
- 傷跡，瘢痕・ケロイドの美容外科／小川　令
- 乳房再建と美容外科―乳房再建における逆T字法での乳房縮小術―／大慈弥裕之ほか
- 美容再建外科―Aesthetic Reconstructive Surgery―／光嶋　勲ほか

美容・抗加齢医療の決定版！基礎からupdateまでぎっしり詰め込みました！

㈱**全日本病院出版会**

〒113-0033　東京都文京区本郷 3-16-4
TEL：03-5689-5989　FAX：03-5689-8030

お求めはお近くの書店または弊社ホームページ（http://www.zenniti.com）まで！

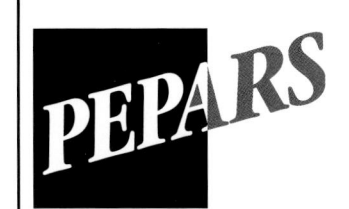

◆特集/形成外科領域におけるレーザー・光・高周波治療

扁平母斑のレーザー治療

王丸陽光[*1] 王丸光一[*2] 清川兼輔[*3]

Key Words：扁平母斑(spilus nevus)，Qスイッチルビーレーザー(Q-switched ruby laser)，インフォームドコンセント (informed consent)，レーザー複合療法(combined laser therapy)，維持療法(maintenance therapy)

Abstract 現在の扁平母斑の治療法としては，Qスイッチルビーレーザー(Q-Switched Ruby Laser；QSRL)治療が主流である．しかし，そのQSRL治療は有効率が低く，治療に難渋しているのが現状である．我々の施設におけるQSRL単独の治療成績より，眼窩周囲や頬部に存在しかつ形状が地図状の扁平母斑ではある程度の有効率(約60％)が得られることがわかった．しかし，四肢に存在し形状が円形の扁平母斑に対しては，有効率が約20％と低い結果であった．

実際のレーザー治療にあたっては，整容的な治療であり特に乳幼児に対する治療が多いことから，治療前には十分なインフォームドコンセントとプランニングが必要である．今後さらに治療効果を向上させるためには，複数のレーザーを用いてメラノサイトをより選択的に破壊するレーザー複合療法やハイドロキノン外用療法などで再発機転を抑制する維持療法をレーザー治療と併用するといった複合的な治療が必要と考えられる．

はじめに

扁平母斑に対して，以前では皮膚剥削術や凍結療法など様々な治療が行われてきた．しかし，それらの治療法は，メラニン色素やメラノサイトだけでなく周囲の正常組織にも影響を与えるといった侵襲的な治療であるため，瘢痕形成や色素沈着などを生じる危険性が高かった[1]．一方レーザーを含めた光治療では，メラニン色素やメラノサイトのみが選択的に破壊されるため，周囲の正常組織への影響が少ない．そのため，近年では，1996年4月に保険適応として認められたQスイッチルビーレーザー(Q-Switched Ruby Laser；以下，QSRL)が一般的に用いられ治療が行われている[2)～6)]．しかし，老人性色素斑や太田母斑など他のメラニン色素系皮膚疾患に比べ，扁平母斑に対するQSRL治療の有効率は満足のいくものではない．

本稿では，扁平母斑について，Ⅰ．定義と組織学的所見，Ⅱ．診断，Ⅲ．レーザー治療の実際，Ⅳ．QSRLの有効性と限界，Ⅴ．今後の新たな治療戦略を述べる．

Ⅰ．定義と組織学的所見

扁平母斑の定義においては，本邦と欧米で異なっているのが現状である．本邦では，扁平母斑とは先天性または後天性に生じる終生不変の母斑であり，境界明瞭で剛毛を伴わず色調が均一な褐色斑であると定義されている[1)2)]．また，Neurofibromatosisや Albright-McCune 症候群の随伴症状でないことが条件である[2)]．一方欧米では，先天性または後天性に生じる褐色斑をカフェオレ斑

[*1] Youkou OHMARU，〒830-0011 久留米市旭町67 久留米大学形成外科・顎顔面外科学講座，講師/王丸クリニック
[*2] Koichi OHMARU，〒810-0044 福岡市中央区六本松2丁目11-5 王丸クリニック，院長
[*3] Kensuke KIYOKAWA，久留米大学形成外科・顎顔面外科学講座，教授

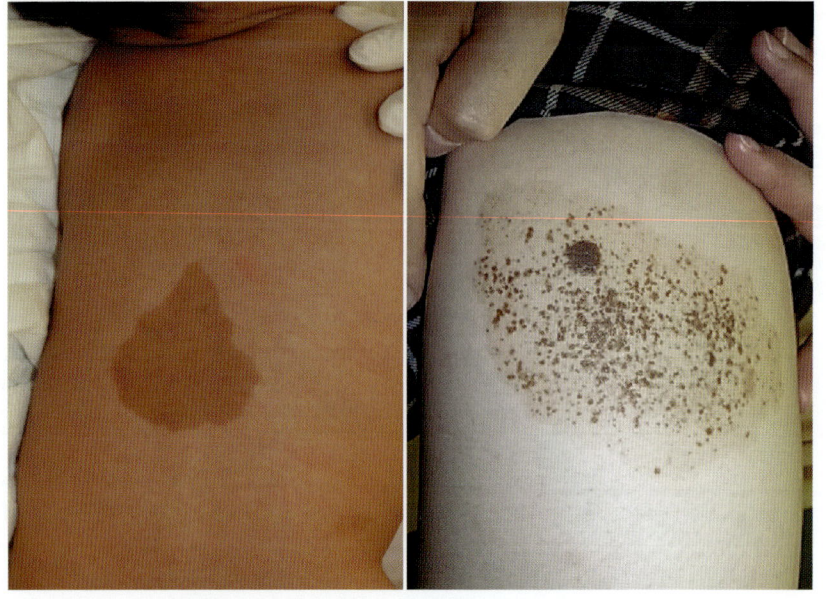

図 1. 本邦と欧米での扁平母斑の定義の違い
a：本邦では「扁平母斑」だが，欧米では「カフェオレ斑」と呼ばれる．
b：本邦では「点状集簇性母斑」だが，欧米では「扁平母斑」と呼ばれる．

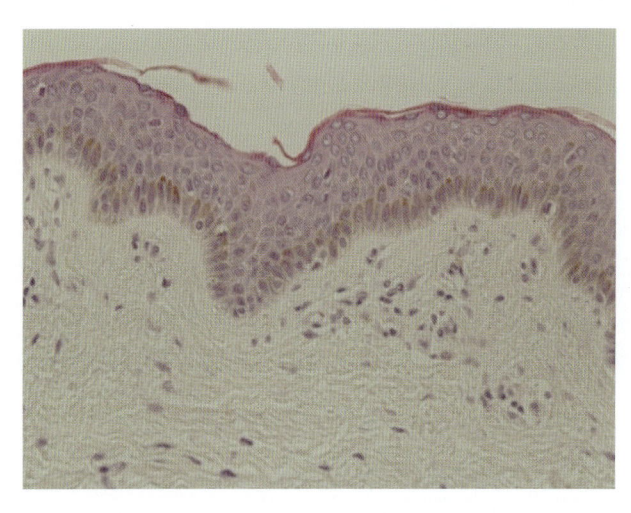

図 2.
扁平母斑の病理組織学的所見
表皮におけるメラニン色素の増加以外には
皮膚の構造に異常がない．（H.E×100）

と称し，境界明瞭な褐色斑内に濃い黒色斑が点状に生じるものが扁平母斑と定義されている（図1）．本稿においては，本邦の定義に従って述べていく．

扁平母斑の病理組織学的所見は，表皮におけるメラニン色素の増加以外には皮膚の構造に異常がないことと，メラノサイトの数についても正常もしくはわずかに増加している程度である（図2）[1]．

Ⅱ．診 断

扁平母斑は，視診によって比較的容易に診断することができる．しかし，乳幼児では先天性色素性母斑との鑑別がしばしば困難な場合がある．そのため，しばらく色調の変化などを経過観察したり，皮膚生検やダーモスコピーを用いて検査を行うことで診断することができる（図3）[7]．また，体全体に多発している場合や広範囲に認める場合などでは，Neurofibromatosis（NF1）やAlbright-McCune症候群などの基礎疾患の存在が疑われる．したがって，レーザー治療を行う前にそれらの診断を行い，他の随伴症状があればそれらの治療についても同時に検討することが重要である．

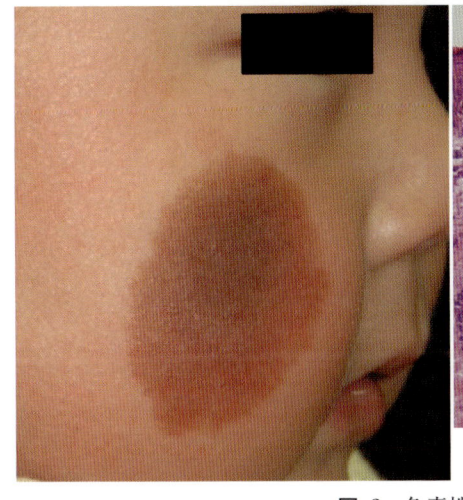

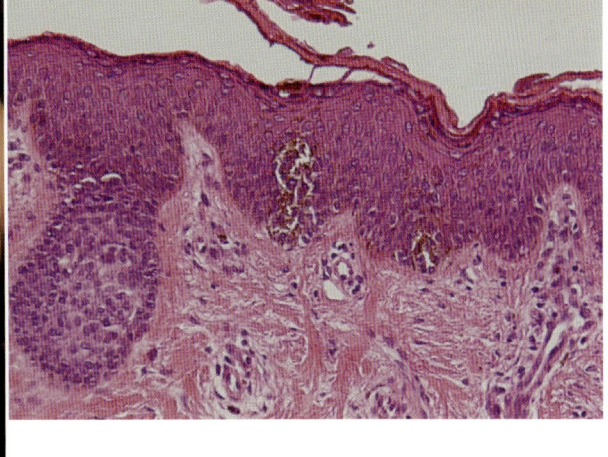

図 3. 色素性母斑との鑑別(0 歳, 男児)
a:右頬部に褐色斑を認める.
b:病理組織所見. 表皮と真皮の境界部に母斑細胞を認め, 色素性母斑(junctional type)の診断であった. (H.E×100)

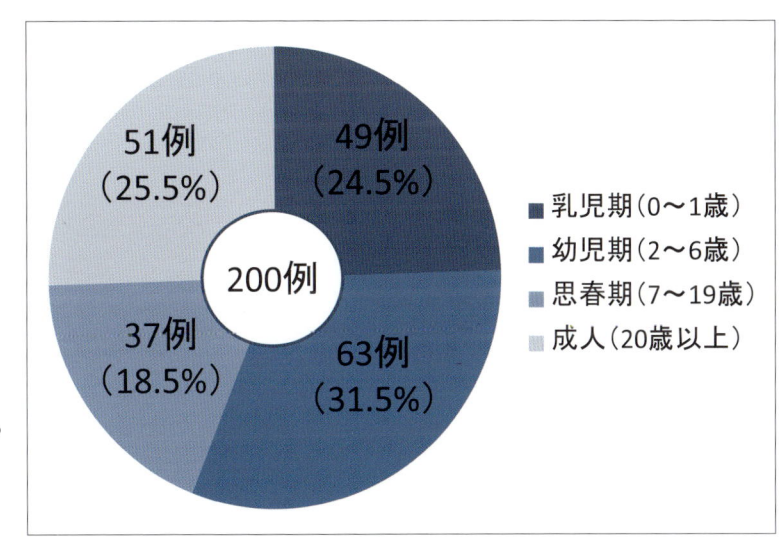

図 4.
我々の施設でレーザー治療を行った世代別の割合
(1998 年 1 月〜2008 年 12 月)

- 乳児期(0〜1歳) 49例 (24.5%)
- 幼児期(2〜6歳) 63例 (31.5%)
- 思春期(7〜19歳) 37例 (18.5%)
- 成人(20歳以上) 51例 (25.5%)
- 200例

III. レーザー治療の実際

1. インフォームドコンセント

扁平母斑においては, 社会的また心理的な面から乳幼児期からの治療を希望する患者が多い. 我々の施設でも, 乳幼児期に治療を行った患者が 56% と半数を超えていた(図 4)[8].

小児領域においては, 患者の家族に対する説明の方が患者本人に対する説明より難しい[9]. その中で, 患者の家族が理解できなかった割合は 61.5% であり, 医師がそのように感じた割合も 80.1% であったと報告されている[10]. 特に, 扁平母斑のレーザー治療は整容的な治療であるため, 患者側とのトラブルを防ぐためにも治療前に詳細なインフォームドコンセントを行っておくことが重要である. その工夫として我々は, 患者説明用の冊子などを活用して患者側にわかりやすいインフォームドコンセントを行っている[11].

2. 治療時期

レーザー治療では, どの部位に対しても生後 1 か月から行うことができる. 広範囲のものや小児で顔面に存在するものに対しては, 全身麻酔下に治療を行うことも考慮する. また, 治療時に安静や協力を得られにくい 3〜10 歳の患児に対して

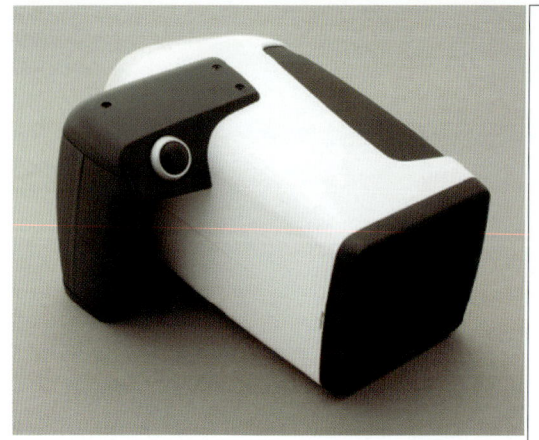

図 5.
ANTERA 3D™(ガデリウス・メディカル社)
　a：カメラ本体
　　どの部位でも撮影が可能である．
　b：解析結果
　　メラニン濃度を相対的に定量解析することができる．

は，治療を行わず経過をみる場合もある．これは治療の安全性を確保するためだけでなく，患者の治療に対する精神的なトラウマ形成を予防するためでもある．レーザー治療の主な目的は整容的改善であるため，小児期では経過観察し思春期以降に治療を開始するというのも選択肢の1つである[12]．

3．レーザー治療後の注意点

照射後1週間はステロイド含有の軟膏処置を行い，機械的刺激や乾燥を避ける．照射1週間後に形成していた痂皮が脱落し上皮化が完了すると，2週間程度は薄い紅斑の局面を呈する．その後の約3か月間は炎症性色素沈着(Inflammatory Hyperpigmentation；以下，PIH)を生じやすいため，保湿などといったスキンケアや確実な遮光を行うことが重要である．レーザー治療後3か月を経過すると，PIHは改善することが多い．しかし，スキンタイプや部位(特に四肢)によっては，5～6か月過ぎてもPIHが改善せず，再発が重なり色調が治療前よりも増強する症例もあるので注意を要する．

4．治療評価

レーザー治療後の臨床的評価については，治療前後の写真を用いて行うことが一般的である．最近我々は，メラニン濃度を定量的に測定することで客観的評価を行うことができる皮膚3次元多角解析装置(ANTERA 3D™：ガデリウス・メディカル社)を用いて評価を行っている(図5)．この機器は，どの部位でも簡便に一定条件下での撮影が可能であり，色調の経時的変化を即座に計測することができる．またそのデータから改善率を算出することができるため，医師だけでなく患者・家族もその治療効果をより正確に把握することができる(図6)[13]．

再発については，2～3週間で早期に起こるものや，1～2年といった長期経過後に起こるものもあるため，長期的な経過観察が必要である．

Ⅳ．QSRLにおける有効性と限界

我々は，扁平母斑200例に対するQSRLの治療成績について検討し報告した[8]．その治療成績は，色調の消失17.5％，改善18.5％，無効64.0％で

a①	b①
a②	b②

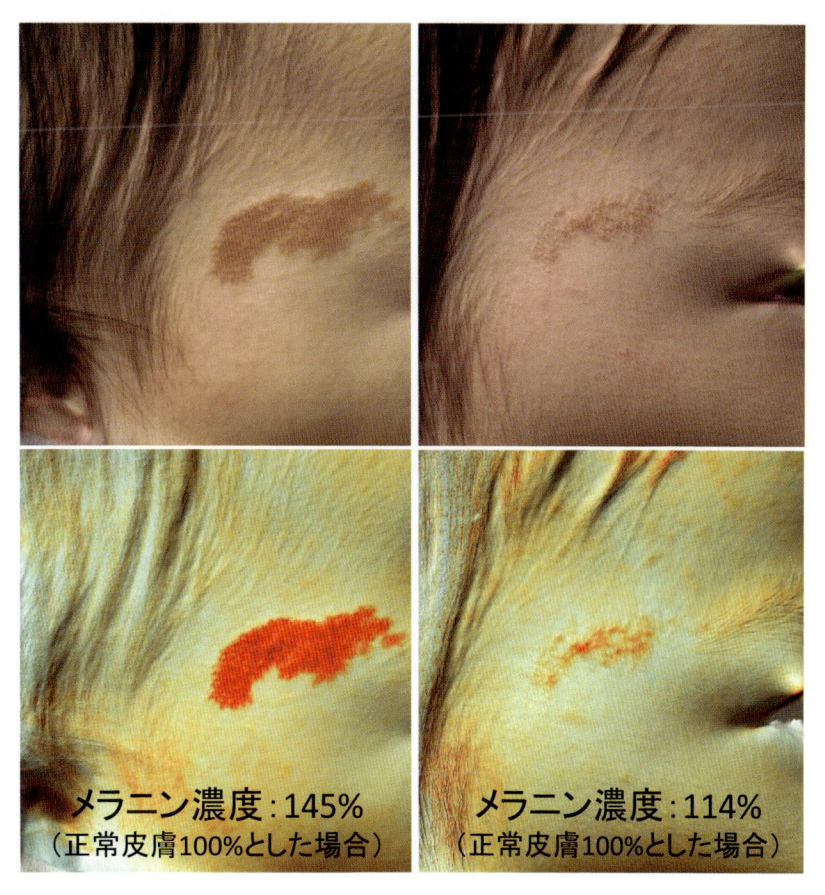

メラニン濃度：145%
（正常皮膚100％とした場合）

メラニン濃度：114%
（正常皮膚100％とした場合）

図 6.
0 歳，男児．右眉毛外側部扁平母斑
　a：治療前．① 一般条件撮影，② メラニン条件撮影
　b：QSRL 1 回照射後 4 か月．① 一般条件撮影，② メラニン条件撮影

あった．また，性別と年齢別（乳児期，幼児期，思春期，成人）については，いずれも治療効果との間に関連性を認めなかった．一方，部位別では ① 顔面・頸部，② 体幹，③ 四肢の順に，形状別では ① 地図状，② 円形の順に有効率が有意に高いという結果であった．

また，我々は顔面のみの扁平母斑 113 例に対する QSRL の治療成績についても検討した[8]．その結果は，色調の消失 24.8%，改善 30.1%，無効 45.1％であった．顔面の中での部位別では，① 眼窩周囲，② 頬部，③ 前頭部の順に有効率が有意に高いという結果であった．

しかし，他のメラニン色素系皮膚疾患に比べ扁平母斑に対する QSRL 治療の有効率は低く，無効率が高いのが現状である．我々は，その無効率が高い要因について組織学的に検討し報告した[14]．QSRL 照射を行った際に，表皮が完全に脱落しても毛包周囲には破壊を免れたメラノサイトが残存する．これらのメラノサイトが上皮化の際に表皮細胞とともに遊走され，再度メラニン色素を過剰に産生することが再発の主たる要因と考えられた．このことは，中岡ら[15]が報告した扁平母斑に対するルビーレーザー照射後の再発の要因とほぼ同様と考えられる．

これらのことから，特に四肢で無効率が高い要因としては，① 露出部である太陽光の曝露を受けやすいこと，② 毛包が大きく深い所に存在するため，毛包全体にレーザー光が十分に到達できず，毛包周囲にメラノサイトが残存することの 2 つが考えられる．また，顔面の中で前頭部の無効率が高い要因としては，顔面の他の部位に比べ毛包の深さが深く数も多いことが考えられる．

また，地図状のものより円形のものにおいて有効率が低いという結果については，大城ら[2]も同様の報告をしているが，その要因については現在のところ明らかではない．

以上のことより，無効例の患者に対してレーザー治療を繰り返し行うことは，患者に肉体的に

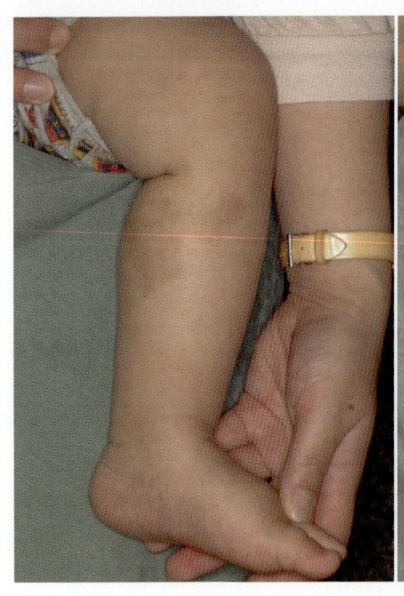

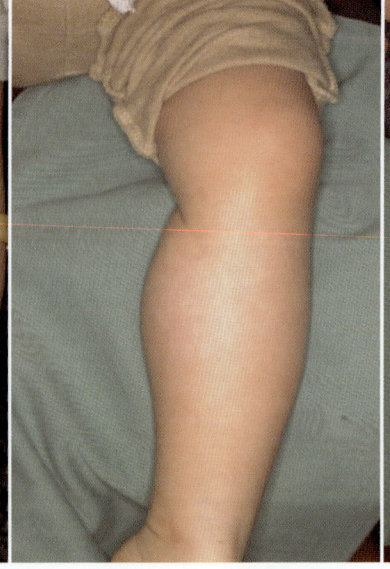

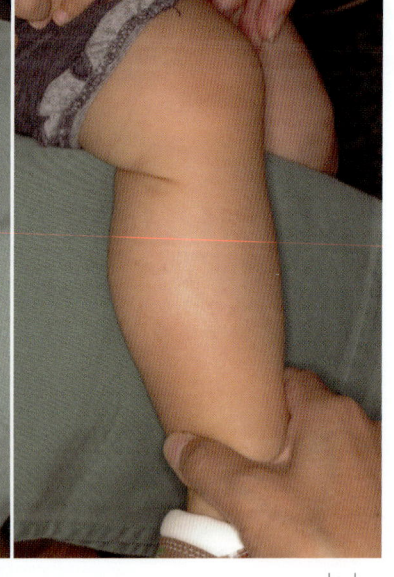

図 7. 1 歳，男児．左下腿扁平母斑　　a|b|c
a：治療前の所見
b：QSRL 1 回照射後 3 か月．色調はかなり改善している．維持療法目的にて LLLT 開始
c：LLLT 10 か月後．再発を認めず，経過良好である．

も精神的にも，また経済的にも大きな負担をかけるのみである．したがって，2～3 回の治療で効果が認められない場合は，治療を中断することも考慮する．我々はこれらの患者の負担を減らすために，初回の治療では小範囲ずつ照射条件や照射方法を変えてテスト照射を行っている．テスト照射後に最も効果が認められた条件や方法で本照射を行うことにより，患者の負担を最小限に留めることができる．いずれの条件や方法でも治療効果が認められない症例では，QSRL 治療は適応とならないと考えられる．患者が更なる継続治療を希望する場合は，次項に述べるような維持療法などを検討する．

V．今後の新たな治療戦略

1．レーザー複合療法

諸家や我々の報告より，QSRL 単独の治療でも眼窩周囲や頬部に存在しかつ形状が地図状のものではある程度の有効率を期待できる．しかし，その他の部位に存在し形状が円形のものでは有効率が低く，QSRL 単独での治療には限界があると考えられる．

舘下ら[16]は，顔面・頚部の扁平母斑に対してノーマルルビーレーザーと QSRL を併用し，その有効率は 63.9% であったと報告している．また大城ら[2)17)]は，基底層のメラノサイトと毛包周囲のメラノサイトを効果的に破壊することができる治療法として，脱毛用に開発されたロングパルスアレキサンドライトレーザーと QSRL の併用が効果的であったと報告している．これらの報告より，QSRL の単独治療に比べ他のレーザーを組み合わせて用いるレーザー複合療法の方が，今後はより効果的な治療法になると考えられる．

2．維持療法

本稿で述べてきたように，扁平母斑に対して，QSRL の単独では更なる治療効果を期待できないのが現状である．そのため，メラノサイトをより選択的に破壊するレーザー治療だけでなく，さらに再発機転を抑制するための維持療法を行うことも必要である．維持療法としては，ハイドロキノンやトレチノインおよび活性化ビタミン D_3 などの外用療法などが報告[18)19)]されており，形成外科診療ガイドラインにおいても有効であり，推奨度グレード C1（根拠はないが，行うよう勧められる）としている[7]．また我々は，色素異常症に対して有効性のあるダイオードレーザーなどを用いた低反

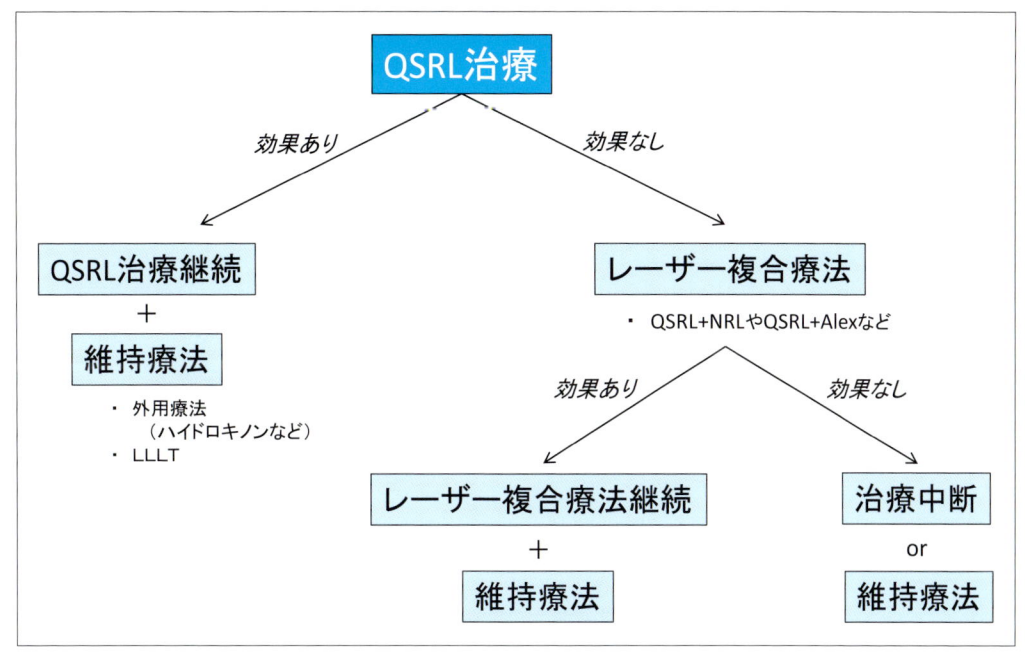

図 8. 扁平母斑に対する治療方針

応レベルレーザー治療(Low reactive Level Laser Therapy；LLLT)も維持療法の 1 つとなり得ると考えている(図 7)[13]．維持療法については，更なる検討が必要と考えられるが，今後レーザー治療に維持療法を含めた複合的な治療が治療成績向上につながると考えられる(図 8)．

参考文献

1) 玉置邦彦：神経堤起源細胞系　扁平母斑. 最新皮膚科学大系 11. pp56-61, 中山書店, 2002.
2) 大城貴史, 大城俊夫, 佐々木克己ほか：【皮膚のレーザー治療のコツ】扁平母斑. PEPARS. 7：23-28, 2006.
3) Grevelink, J. M., Gonzalez, S., Bonoan, R., et al.：Treatment of nevus spilus with the Q-switched ruby laser. Dermatol Surg. 23：365-369, 1997.
4) Gold, M. H., Foster, T. D., Bell, M. W.：Nevus spilus successfully treated with an intense pulsed light source. Dermatol Surg. 25：254-255, 1999.
5) Moreno-Arias, G. A., Bulla, F., Vilata-Corell, J. J., et al.：Treatment of widespread segmental nevus spilus by Q-switched alexandrite laser (755 nm, 100 nsec). Dermatol Surg. 27：841-843, 2001.
6) Ono, I.：Long-pulsed alexandrite laser (Gentle-Lase) treatment on so called nevus spilus. Laser Therapy. 18：276, 2009.
7) 谷口由紀, 間藤尚美, 風戸孝夫：皮膚疾患　第Ⅱ編母斑・色素性疾患(レーザー治療) 1 章扁平母斑. 形成外科診療ガイドライン 1. pp82-96, 金原出版, 2015.
8) 王丸陽光, 力丸英明, 古賀憲幸ほか：扁平母斑 200 例に対する Q スイッチルビーレーザー単独治療後の無効症例の検討. 日形会誌. 33：875-880, 2013.
9) 安藤幸典：カウンセリングの基本と注意点—小児科外来一般診療における考え方—. 小児内科. 31：670-673, 1999.
10) 田中哲郎, 石井博子, 向井田紀子ほか：子どもの疾病に関する保護者の理解度. 小児科臨床. 54：96-102, 2001.
11) 王丸陽光, 王丸光一, 古賀憲幸ほか：小児レーザー治療における保護者の意識調査と患者用説明冊子の有用性の検討. 形成外科. 56(7)：743-749, 2013.
12) 王丸陽光, 王丸光一, 清川兼輔：【小児の頭頸部メラニン系あざ治療のストラテジー】小児における顔面扁平母斑のレーザー治療. PEPARS. 102：63-68, 2015.
13) 王丸陽光, 王丸光一, 五反田希和子ほか：扁平母斑とベッカー母斑に対するレーザー治療. 日レ医誌. 36：68-72, 2015.
14) 王丸陽光, 大山美奈, 王丸光一：顔面扁平母斑 113 例に対する Q スイッチ付きルビーレーザー治療後の無効例の検討. 日レ医誌. 34：247, 2013.
15) 中岡啓喜, 大塚　壽, 橋本公二：短パルスルビーレーザー治療後の扁平母斑再発機序に関する研

究．日形会誌．**21**：528-535，2001．
16) 舘下　亨，三部徳恵，郡司裕則ほか：顔面および頚部の扁平母斑に対するルビーレーザーによる治療の有効性．日形会誌．**17**：750-762，1997．
17) 大城貴史，大城俊夫，佐々木克己：【小児の頭頚部メラニン系あざ治療のストラテジー】複合レーザー治療による小児顔面頚部母斑の治療．PEPARS．**102**：52-62，2015．

18) 山下裕嗣，田村隆弘，遠藤英樹ほか：扁平母斑に対するレーザー照射と5％ハイドロキノン・モノベンジル・エーテル・クリーム外用の併用療法の効果．皮膚．**40**：301-305，1998．
19) 佐藤典子，中園亜矢子，古村南夫ほか：レックリングハウゼン病の色素斑に対するフォトRF照射および活性型ビタミンD3誘導体軟膏外用治療の効果．日皮会誌．**115**：579-584，2005．

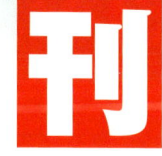

スキルアップ！ニキビ治療実践マニュアル

新刊

編集
赤松　浩彦
藤田保健衛生大学医学部教授

2015年5月発行
本体 5,200円＋税
B5判　154ページ
オールカラー

アダパレン外用による保険診療から，レーザー治療による自由診療，さらに患者に対する洗顔やメイクアップ指導の実際などについて項目別に詳説．2015年春に保険診療で使用可能となった過酸化ベンゾイルの最新トピックも含め，実臨床で役立つニキビ治療のエッセンスを余すことなく解説した実践書となっております．

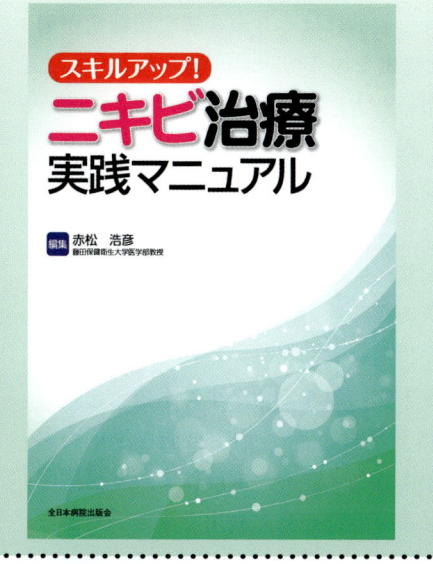

目次

《ニキビと診断するにあたって》
1. ニキビ（尋常性痤瘡）の臨床と診断 …………………………… 赤松　浩彦
2. ニキビ（尋常性痤瘡）と鑑別すべき代表的な疾患
   1) 集簇性痤瘡の臨床，診断と治療法 ………………………… 黒川　一郎
   2) 酒皶の臨床，診断と治療法 ………………………………… 山﨑　研志
   3) 新生児痤瘡の臨床，診断と治療法 ………………………… 五十嵐敦之
   4) マラセチア毛包炎の臨床，診断と治療法 ………………… 清　　佳浩
   5) ニキビダニ痤瘡（毛包虫性痤瘡）の臨床，診断と治療法 … 常深祐一郎

《ニキビと診断できれば》
3. 発症機序を理解する ……………………………………………… 黒川　一郎
4. 本邦で可能なニキビ治療を知る ……………………… 吉田　朋之，林　伸和
5. 保険診療と自由診療
   【保険診療で何ができる？】
   1) アダパレン単独による外用療法をどう使う？ …………… 谷岡　末樹
   2) 抗菌薬単独による外用，内服療法をどう使う？ ………… 渡辺　晋一
   3) 漢方薬の内服療法をどう使う？ …………………………… 小林　裕美
   4) 併用療法をどう使う？ ……………………………………… 小林　美和
   【自由診療で何ができる？】
   1) 自由診療を行うときの注意点とコツ ……………………… 長濱　通子
   2) ケミカルピーリングをどう使う？ ………………………… 山本　有紀
   3) 光線治療・PDTをどう使う？ ……………………………… 坪内利江子
   4) レーザー治療をどう使う？ ………………………………… 川田　　暁
   5) 経口避妊薬をどう使う？ …………………………………… 相澤　　浩
   6) ビタミン薬外用療法をどう使う？ ………………………… 池野　　宏
6. 治療抵抗性のニキビへのアプローチ(1)痤瘡瘢痕/ケロイド ……… 須賀　　康
7. 治療抵抗性のニキビへのアプローチ(2)大人のニキビ …………… 相澤　　浩
8. 患者への説明
   1) 化粧品をどう使う？（スキンケアからメイクアップまで）…… 白髭　由恵
   2) ニキビの悪化因子は？（食事，睡眠，メンタル面，搔破行動，自己治療など）…… 小林　美咲
9. 過酸化ベンゾイルに秘められた可能性 ………………………… 野本真由美
10. 医師-患者関係の上手な築き方 ………………………………… 丸口　幸也
11. ニキビ治療における医師とコメディカルの役割分担 ………… 関　　太輔
    コラム　日本痤瘡研究会の立ち上げと今後 ………………… 林　　伸和
    コラム　"アクネ/acne"という語の語源について ……… 赤松　浩彦，朝田　康夫

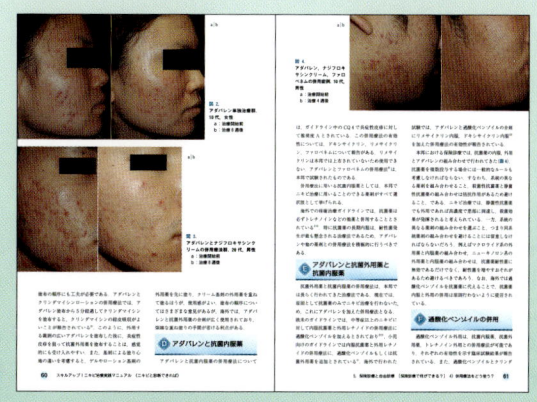

全日本病院出版会
〒113-0033　東京都文京区本郷3-16-4　　Tel：03-5689-5989
http://www.zenniti.com　　　　　　　　Fax：03-5689-8030
おもとめはお近くの書店または弊社ホームページまで！

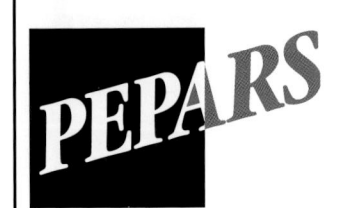

◆特集／形成外科領域におけるレーザー・光・高周波治療

黒子の標準的炭酸ガスレーザー治療

尾崎　峰[*1]　百澤　明[*2]

Key Words：黒子(melanocytic nevi)，炭酸ガスレーザー(carbon dioxide laser)，美容医療(cosmetic medicine)，合併症(complication)，陥凹瘢痕(depressed scar)

Abstract　皮膚科・形成外科領域で黒子の除去を希望する患者は多い．特に美容領域では1cm未満の小さな黒子が治療対象になることが多く，治療方法として炭酸ガスレーザーを用いた方法が主に選択される．炭酸ガスレーザーを用いた方法は手術での切除術とは異なり，簡便で一度に多数の黒子を短時間で除去することが可能であり，美容医療におけるニーズを満たし得る．しかし，黒子のレーザー治療は潰瘍からの創治癒を前提としたものであるため，創傷治癒の経過について十分に理解している必要がある．一方，簡便で利用価値の高い炭酸ガスレーザーであるが，陥凹瘢痕や再発などの合併症の発生率は手術での切除術と比較すると多い．これら合併症について熟知し，可能な限り回避できるよう施術者は心掛ける必要がある．黒子のレーザー治療は適切な使用方法と施術後の丁寧なアフターケアを行っている限り，非常に有用な治療方法である．

はじめに

体表に存在する黒色色素斑は，視覚的に目立ち，また病的な要素を含んでいる可能性があるため，皮膚科・形成外科の外来診療で日常的に遭遇する病変である．その多くは小さな母斑細胞性母斑と呼ばれる，いわゆる"黒子"であり，特に美容皮膚科・美容外科領域では黒色色素斑の大半を占めている．しかし，いわゆる"黒子"といっても，中には悪性皮膚腫瘍が含まれていることがあるため，慎重で丁寧な診察を心掛ける必要がある．

これら黒子の治療の原則は，異常な細胞である母斑細胞の除去である．除去する方法としては，主にメスやデルモパンチなどを用いて鋭的に切除する方法とレーザーなどを用いて組織を蒸散させる方法がある．その他にも，メラニンをターゲットとしたレーザーを用いて細胞自体を損傷させる方法[1)2)]や液体窒素などを用いる方法[3)]なども報告されているが，これらの方法は安定した結果を導き出せるものではなく，標準的な治療と呼べるものではないため，ここでは詳細は割愛する．

メスを用いた切除術に関しては，黒子の大きさにもよるが，一般的にはくりぬき法や切縫術が選択され，ほぼ確実な病変切除が可能である．一方，レーザーを用いた方法は，主に炭酸ガスレーザーが用いられ，凝固・蒸散させながら病変を除去させていく．結果的に除去される形態は真皮層内であるが鋭的なくりぬき法に類似したものとなる．そのためレーザー照射直後は潰瘍が生じている状態であり，その後，創傷治癒の機序により肉芽形成・上皮化が得られる．なお，レーザーを用いた黒子治療は皮下脂肪層まで切除する手術と比較して再発率が高くなること[4)]，治療可能な黒子の大きさに限界があること，また部位によっては肥厚性瘢痕を生じる可能性が高く利用できないことな

[*1] Mine OZAKI，〒181-8611　三鷹市新川6-20-2　杏林大学医学部形成外科，准教授
[*2] Akira MOMOSAWA，〒409-3898　中央市下河東1110　山梨大学医学部附属病院形成外科，准教授

どの制限がある．しかし，顔面病変の場合などのように，最小限の瘢痕で治療することが可能であり，また治療手順が簡便であるため，短時間で多数の黒子の治療も可能であることから，レーザーを用いた黒子除去術は特に美容領域で多用されている[5]．

適　応

黒子に対するレーザー治療において，最も重要な条件は病変が悪性腫瘍ではないということである．レーザー治療の場合は，病理検査を出すことが基本的には困難であり，またレーザー治療では再発率が高いことから[4]，根治的切除を前提とした治療方法としては不適当である．そのため，潰瘍や出血などの悪性が疑われる所見を認めた場合には手術での切除術を施行するべきである．また悪性が疑われる所見を認めなくとも，典型的な黒子と考え難い場合には，生検や dermascope などを用いて精査するべきである[6]．

1．部　位

基本的には顔面の黒子がレーザー治療の適応となる．四肢・体幹部は肥厚性瘢痕・白色瘢痕となる可能性が高いためレーザー治療の適応はなく，手術での切除が推奨される．しかし，四肢・体幹部に存在する黒子であっても，大きさが 2～3 mm 程度であれば，白色瘢痕とはなるが黒色よりは目立たないという理由で施行される場合もある．

2．形　状

顔面の黒子といっても，様々なタイプのものが存在する．まずは大きさであるが，1 回のレーザー治療で除去可能な大きさは 5 mm 大程度までが適当だと我々は考えている．それ以上大きいと，照射後に生じる潰瘍が大きすぎるため，治癒までに長期間を要し，また治癒後の陥凹瘢痕が大きくなる可能性がある．その場合，美容医療として施術されたにも関わらず，瘢痕により整容性が損なわれる可能性がある．そのため，5 mm 以上の黒子の場合は 2 回以上に分割して治療する方がよいと考えている[7]．その他，眼瞼部，鼻部などに存在する 5 mm 以上の大きい黒子は，切縫術によって同部の変形を生じてしまう可能性が高い．その場合にもレーザーを用いた治療法であれば変形も最小限に抑えることが可能であり，整容的に有用である．

隆起した黒子もしばしば存在する．隆起した黒子であっても，平坦な黒子と同様に，異常な母斑細胞を全切除すればよい．一般的に隆起した黒子は深部まで病変が及んでいることが多く，生じる潰瘍も深くなる傾向がある．その他，メラニン色素が消失した皮膚色の母斑細胞性母斑[4][8]も存在し，その場合は病変と正常組織との境界が判然としないことも多い．隆起している部分が病変部と考え，平坦になるように切除すればよいとする報告もあるが[8]，我々の経験では皮膚色の母斑細胞性母斑であっても黒色母斑として再発した例があるため，黒色の黒子に準じた深さまで組織を除去した方がよいと考えている．

基本的な治療手順

黒子の除去を目的に使用される炭酸ガスレーザーは，波長 10600 nm の水を標的としたレーザーであり，組織を凝固・蒸散させることができる．この炭酸ガスレーザーを用いることで，出血を最小限に抑えることが可能で，短時間で容易に黒子を除去することができる．そのため黒子のレーザー治療においては最適なレーザー機器である[5]．炭酸ガスレーザーにも様々なタイプのレーザーが存在し，defocus させて蒸散の深度と範囲を調整するタイプなど機種によって使用方法は異なる．しかし，原則は同じであるので，機種によって除去方法を適宜調整していただきたい．ここでは筆者が頻用しているルミナス社の Lumenis 30 C を用いた方法を提示する．

1．麻　酔

治療対象とする黒子に対して，除痛目的に麻酔を施行する．方法としてペンレス®テープやエムラ®クリームなどの貼付・塗布剤を用いる方法とボスミン加キシロカインを用いた局所注射方法がある．貼付・塗布剤の場合は，長時間(15 分～1 時

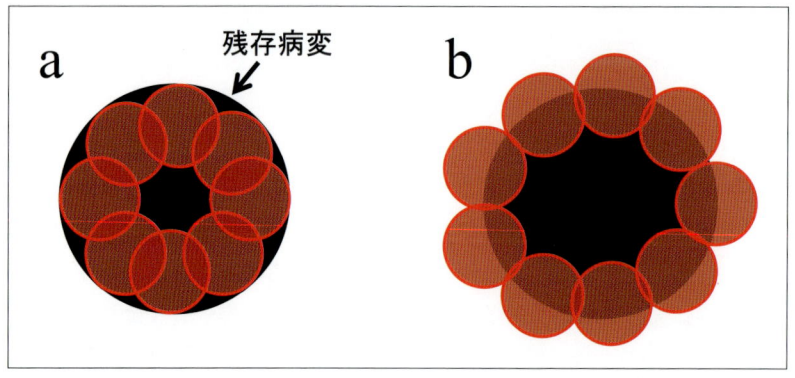

図 1. 黒子の辺縁におけるレーザー照射方法のシェーマ
●：黒子，●：炭酸ガスレーザーの 1 ショット照射（スポット）
a：黒子の辺縁内側での照射では辺縁に病変が残存しやすく，また残存病変が内側に倒れ込むため不十分な除去になる可能性がある．
b：黒子の辺縁がスポットの中心になるように照射することで，病変は確実に除去される．

間）の留置時間を要し，また完全に除痛できるとは限らないので，基本的には 2～3 mm までの小さな黒子の治療において用いられることが多い．一方，キシロカインを用いた方法は，薬剤注入時の疼痛を有するが，注射後はほぼ無痛が得られるため，病変の局在部位が深くなる 4 mm 以上の大きめの黒子の場合には用いた方がよい．一方，隆起した黒子の場合は隆起により貼付・塗布剤の薬剤が深部まで十分に浸透しないため，キシロカインを用いた注射による局所麻酔を使用する．

2．レーザー照射

炭酸ガスレーザーは照射することで，組織が凝固・蒸散し消失する．その際に使用されるスポット径には様々なものがあるが，我々は 0.6 mm 径か 0.9 mm 径の大きさを用いている．また用いる強さ（フルエンス）は 8～20 W の範囲である．

レーザー照射部周囲は凝固作用により潰瘍側壁が収縮し，内側方向に倒れこむ傾向がある．この性質から，黒子の辺縁内側でレーザー照射を行うと周囲の残存病変が内側方向に倒れこみ視野から消失してしまう．そのため残存病変が処理できず，黒子が再発しやすくなる．レーザー治療後の潰瘍は小さい方がよいが，潰瘍が大きくはなっても，黒子の辺縁がスポットの中心となるようにレーザー照射を施行する（図 1）．また蒸散させる深度の目安は原則として真皮深層である．黒子の辺縁

を処理した後は残存した病変を凝固・蒸散していくが，適宜，濡れたガーゼなどを用いて蒸散された組織を清拭する（図 2）．基本的には lake 理論[9]に準じ，黒子の中心部の方が病変は深いと考えてよく，中心部に病変の取り残しがないようにする．可能であれば，照射終了時に拡大鏡などを用いて，黒い病変が残存していないか確認した方がよい．ただし黒色組織が毛根である可能性もあるため，過剰に深く組織を除去しないように注意する．なおレーザーを用いた黒子除去は原則として真皮層までであるが，深部病変はメラニン色素を有しない母斑細胞である可能性もあるため[4,8]，再発の可能性は常にあると考えていた方がよい．

また大きく隆起した黒子の場合は，周囲から病変を切り出す方法もあるが（図 3），近年，我々は大きい黒子の場合は分割して治療を行っているため基本的にはこの方法は施行していない．しかし，一度の治療で黒子除去を希望される患者に対してはこの方法を用いることができる．

3．後療法

炭酸ガスレーザー照射後に生じた潰瘍に対して，抗生剤含有軟膏を潰瘍部に塗布する．照射直後はボスミンが効いており出血を認めることは少ないが，数時間の後に出血してくることがあるため注意を要する．そのため病変除去後の状態によっては（特に大きい黒子の場合），創部をガーゼ

図 2.
顔面の黒子に対する炭酸ガスレーザー照射直後の状態
潰瘍面の凝固・蒸散した組織を清拭することで，メラニンを有した母斑細胞が残存していないことが確認できる．

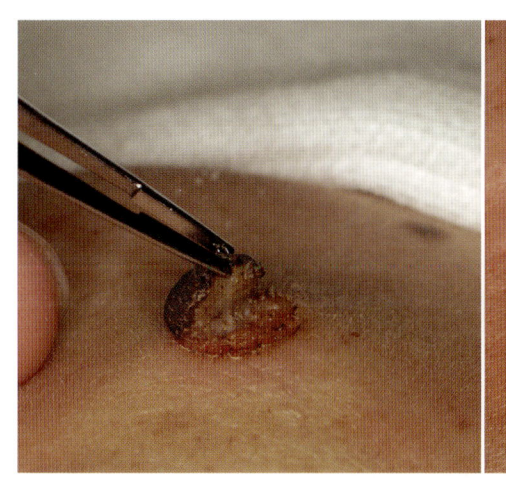

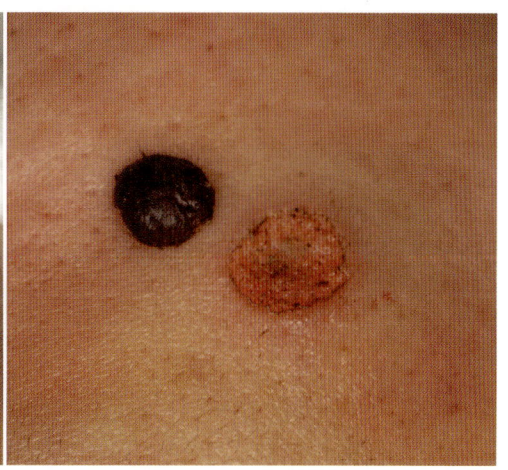

図 3. 7 mm 大の黒子に対する一期的除去法
a｜b
a：黒子周囲を蒸散した後に，残った病変を鑷子で把持する．
b：病変の底面を蒸散切離する．

保護し圧迫しておいた方がよい．
　原則として治療当日の夜から洗顔は可能であり，創部の軟膏を十分洗い流し清潔にしてもらう．その後は，潰瘍に軟膏を塗布し，肉芽形成・上皮化が得られるまで継続する．軟膏を塗布する期間は，2 mm 程度の小さい黒子であれば 1 週間，3 mm 以上であれば 2 週間が望ましい．

合併症などの注意点

　炭酸ガスレーザーを用いた黒子治療にあたって，一般的な治癒経過を知っておく必要がある．まずレーザー照射直後は黒子よりやや大きい陥凹した潰瘍となる(図 2)．この時点で出血を認めることもあるが，施行当日の夜間や翌日になって出血することがあるので，その旨を前もって説明しておく．その後，潰瘍面として濃い紅斑となる．創治癒に従って紅斑は薄くなってくるが，紅斑が完全に消失するのには約 6 か月程度要すると説明しておく．ただし，薄い紅斑は化粧などで容易に隠すことができるため，女性の場合は数週間経過すれば日常生活上困ることはないようである．
　生じた潰瘍は 1～2 週間で肉芽が増生し平坦になってくる．しかし，症例によっては，肉芽増生量が足りない場合がある．つまり平均的には少し陥凹した瘢痕になると説明しておいた方がよい．以下，炭酸ガスレーザーを用いた黒子治療における代表的な合併症について概説する．

1．陥凹瘢痕

　レーザー治療前に少し陥凹する可能性があると説明しているにも関わらず，患者や施術者の想定

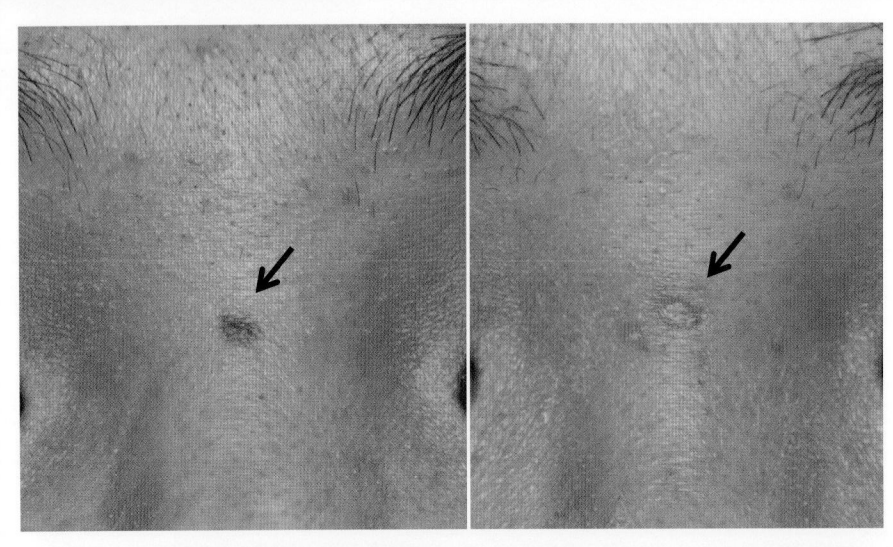

図 4.
鼻根部の黒子に対して炭酸ガスレーザーを用いて治療した症例(CW，スポットサイズ 0.9 mm，15 W)
 a：照射前
 b：照射後 2 か月の状態．陥凹瘢痕を認めた．

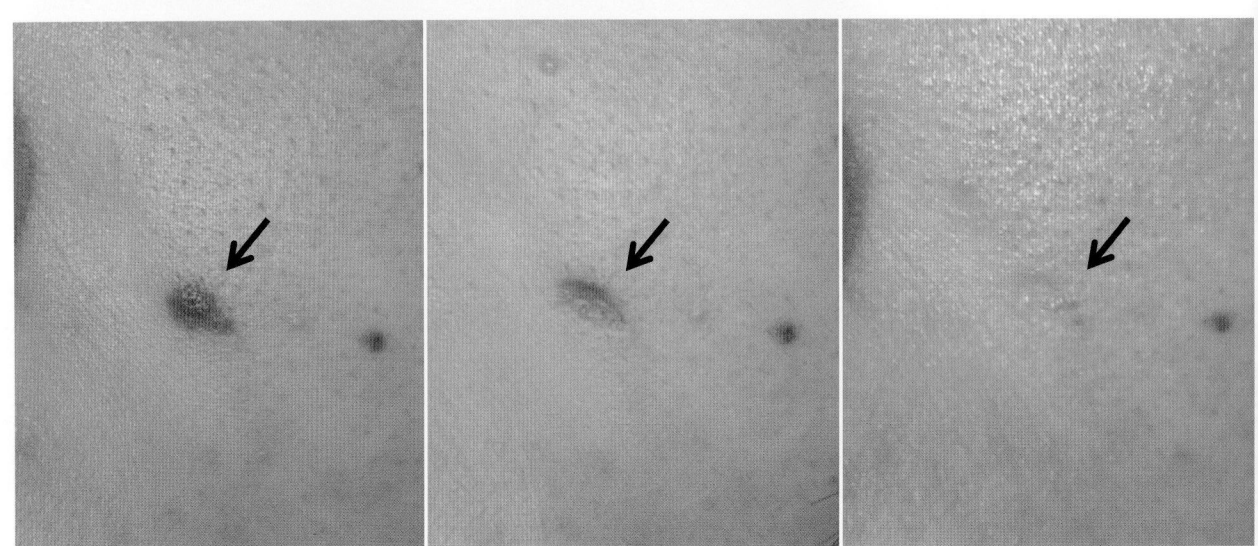

図 5．左頰の黒子に対して炭酸ガスレーザーで治療した症例(CW，スポットサイズ 0.9 mm，15 W)
 a：照射前
 b：照射後 2 週間の状態．上皮化は終了したが陥凹が少し目立っていた．
 c：照射後 4 か月の状態．瘢痕は軽度陥凹したが目立たなくなった．

よりも深い陥凹瘢痕になってしまう場合がある(図 4)．部位によって(頰・下眼瞼など)十分な肉芽増生が得られ難い部位もあるが，やはり個人差が大きい．また照射後 2 週間程度では陥凹が目立つこともあるが，その場合であっても，経過により最終的に陥凹が改善される症例もある(図 5)．施術者としては，このような陥凹瘢痕が生じないようにできる限り対策を講じるべきである．少なくとも 5 mm 以上の大きい黒子を治療する場合は，手間はかかるが分割で除去した方がよいと考えている[7]．

一方，陥凹瘢痕に対しての治療を希望する患者がいた場合は，再度炭酸ガスレーザーで浅く削皮を行うなどの処置を行うのがよい[10]．または自験例であるが，レーザー照射後にプロスタンディン®軟膏などの肉芽形成促進剤を用いることで，陥凹瘢痕を軽減できる症例もある．

2．再　発

どのような腫瘍でも生じ得ることであるが，黒子の場合も再発する可能性がある．手術による切除術の場合は真皮層を越えて皮下脂肪内で病変を切除するが，レーザー治療の場合は真皮内で除去

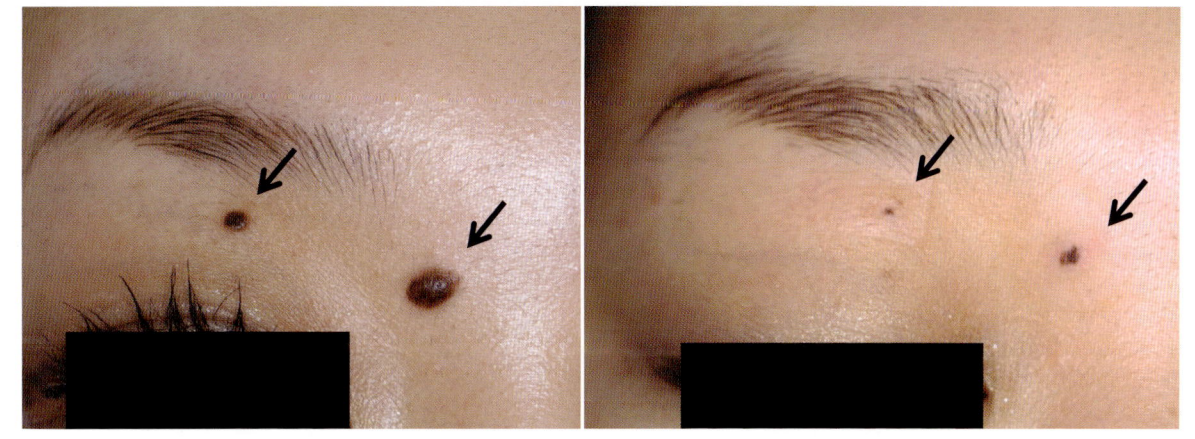

a|b

図 6. 鼻根部・上眼瞼部の黒子に対して炭酸ガスレーザーを照射した症例(CW, スポットサイズ 0.6 mm, 15 W, および CW, スポットサイズ 0.9 mm, 10 W)
 a：照射前
 b：照射後5か月の状態．照射後1か月目に黒子が再発したとのことであった．再度，再発病変に対してレーザー照射を施行した．

a|b

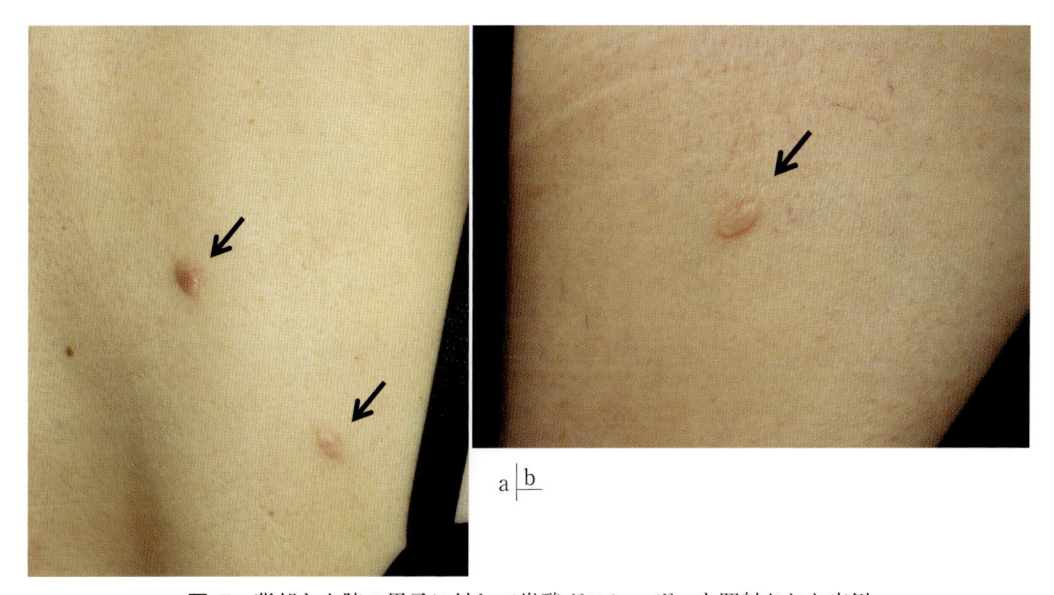

図 7. 背部と上腕の黒子に対して炭酸ガスレーザーを照射された症例
 a：照射後6か月が経過していた．背部に肥厚性瘢痕を認めた．
 b：aと同時に施行されていた．左上腕に白色肥厚性瘢痕を認めた．元の黒子よりも目立っているとのことであった．

されるため再発率が高い[4]．基本的にはレーザー照射後，数週間〜数か月以内に再発が確認できることが多い(図6)．対処法は炭酸ガスレーザーを再発病変に対してのみ照射すればよいが，再発した黒子は再度再発する可能性が高いので，拡大鏡を用いて十分に病変が除去されたことを確認した方がよい．さらにメラニン色素を有しない母斑細胞があると想定して，もう1層蒸散させてもよい．

3．白色(肥厚性)瘢痕

主に顔面以外の部位の黒子に対して炭酸ガスレーザー治療を施行した場合に生じる瘢痕である．顔面の黒子と同様の経過になると想定されることにより施術されるが，実際の瘢痕は想像以上に目立ってしまうことが多い．黒子の黒色が白色になるだけでなく，少し隆起することが多いのが特徴で，黒色の黒子の時よりも目立ってしまうこ

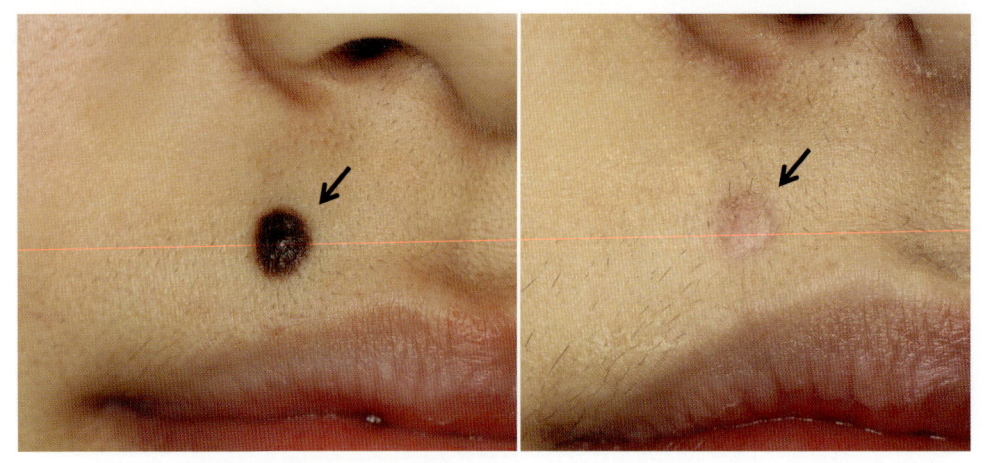

図 8. 上口唇の黒子に対する炭酸ガスレーザー治療例（CW，スポットサイズ 0.9 mm，12 W） a|b
a：治療前
b：レーザー照射後 4 か月の状態．軽度の肥厚性瘢痕を認めた．

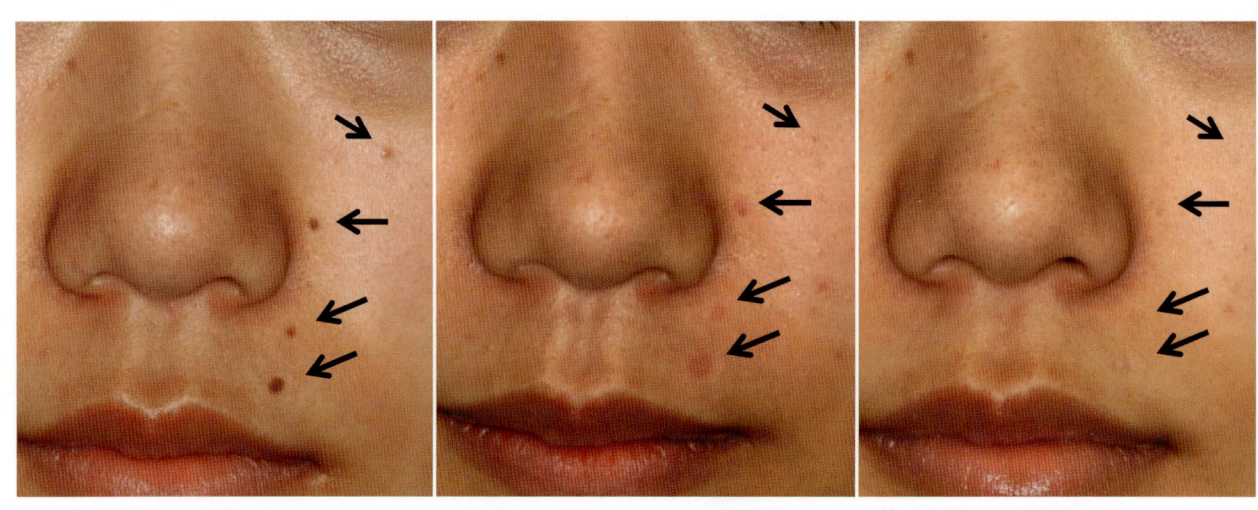

図 9. 23 歳，女性．顔面に多発する黒子に対して炭酸ガスレーザー治療を施行した症例 a|b|c
（CW，スポットサイズ 0.6 mm，20 W，および CW，スポットサイズ 0.9 mm，15 W）
a：上口唇から左頬部にかけて 3 mm 大の黒子を 4 部位に認めた．
b：黒子除去後 1 か月の状態．軽度の陥凹と紅斑を認めた．
c：黒子除去後 5 か月の状態．紅斑は完全に消失したが，陥凹は僅かに残存した．

とも多い（図 7）．しかも，同時に 1 か所のみでなく数か所施行されることも多く，多数の白色・肥厚性瘢痕により整容的に問題となりやすい．保存的治療（トリアムシノロンの注射，トラニラストの内服，ドレニゾン®テープの貼付）を施行することによりある程度改善は望めるが，最終的に手術で切除することもある．

4．色素沈着

炭酸ガスレーザー照射後，潰瘍が上皮化した数週間後に色素沈着を生じることがある．レーザー照射部の赤茶色は単に紅色の時よりも目立ち，また紅色が消退した後も色素沈着が引き続き目立つことがある．予防的に日焼けをしないように施術前に十分説明する．場合によっては，ハイドロキノン軟膏を使用するなど色素沈着に対してより確実な対策を講じてもよい．

5．肥厚性瘢痕

原則として炭酸ガスレーザーを用いた顔面の黒子治療では陥凹瘢痕が問題となることが圧倒的に多いが，ごく稀に治療部が肥厚性瘢痕になること

がある．四肢・体幹部ではしばしば生じることではあるが，顔面では口唇部に多い傾向にある（図8）．その場合は，保存的治療（トリアムシノロンの注射や色素レーザー）で改善を期待することができる．

症 例

炭酸ガスレーザーを用いて多数の黒子を治療した症例を提示する．このように，一度に多数の黒子を短時間に除去することが可能であり，美容診療において非常に有用な方法である（図9）．

まとめ

顔面の黒子に対する炭酸ガスレーザーを用いた標準的な治療方法について述べた．手術による切除術に比べ，簡便で一度に多数の病変を治療できるため，適正な使用方法と万全なアフターケアを行っている限り，美容診療において非常に有用な治療方法である．

参考文献

1) 渡辺晋一：色素細胞母斑の特殊な治療法 色素細胞母斑に対するレーザー治療（Q スイッチレーザー）．J Visual Dermatol. **2**：1186-1188, 2003.
2) Nelson, J. S., Kelly, K. M.：Q-switched ruby laser treatment of a congenital mekanocytic nevus. Dermatol Surg. **25**：274-276, 1999.
3) Stern, R. S., Dover, J. S., Levin, J. A., et al.：Laser therapy versus cryotherapy of lentigines：a comparative trial. J Am Acad Dermatol. **30**：985-987, 1994.
4) 曽和順子，木村鉄宣：【美容皮膚科 治療戦略】美容皮膚科における病理上の注意点，皮膚病理からみたほくろの考え方．MB Derma. **158**：27-34, 2009.
   Summary 皮膚病理学の観点から，黒子の治療について考察されている優れた論文である．レーザーによる黒子治療では再発率が高いということを病理学的に明示している．
5) 葛西健一郎：【ほくろ診療 ABC】ほくろのレーザー治療．MB Derma. **181**：61-68, 2011.
6) 横尾和久，佐藤俊昭：【顔面腫瘍（瘤）の診断と治療】高齢者に見られる腫瘤．形成外科．**56**：393-401, 2013.
7) Ozaki, M., Suga, H., Eto, H., et al.：Efficacy of serial excisions of melanocytic nevi on the face using a carbon dioxide laser：a cosmetic point of view. Aesthetic Plast Surg. **38**：316-321, 2014.
   Summary 5 mm 以上の黒子に対して分割して除去する方法について紹介している．
8) 葛西健一郎：【美容皮膚科 治療戦略】黒子の治療主として CO_2 レーザーを用いて．MB Derma. **158**：35-40, 2009.
9) Al-Hadithy, N., Al-Nakib, K., Quaba, A.：Outcome of 52 patients with congenital melanocytic naevi treated with UltraPulse Carbon Dioxide and Frequency Doubled Q-Switched Nd-Yag laser. J Plast Reconstr Aesthet Surg. **65**：1019-1028, 2012.
   Summary 黒子の中心が最も病変が深度まで達するという Lake 理論を謳っている論文．
10) 中山玲玲，尾崎 峰，小林ようほか：顔面の陥凹瘢痕に対するトレチノインを併用した炭酸ガスレーザー治療．形成外科．**56**：205-211, 2013.
    Summary これまで確実でよい方法が存在しなかった陥凹瘢痕に対する治療であるが，レーザーによる削皮術とトレチノインを併用することで改善が得られたとする論文．

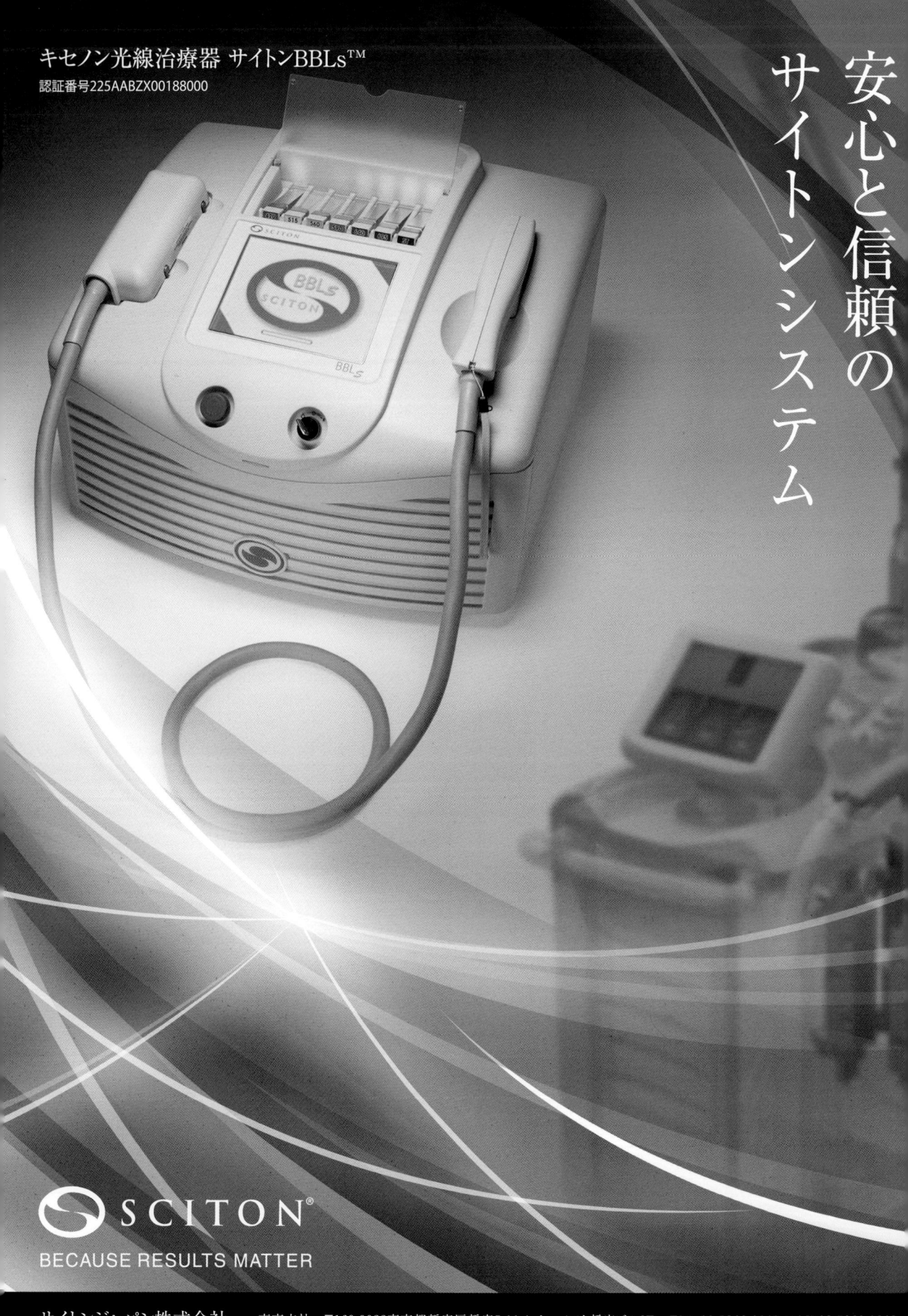

キセノン光線治療器 サイトンBBLs™
認証番号225AABZX00188000

安心と信頼のサイトンシステム

SCITON®
BECAUSE RESULTS MATTER

サイトンジャパン株式会社　　東京本社　〒160-0022東京都新宿区新宿5-11-1 ホーメスト新宿ビル6F　TEL:03-5362-0262 FAX:03-5362-0263
問い合わせ E-mail: info@scitonjapan.jp　大阪支社　〒532-0003大阪府大阪市淀川区宮原1-1-1 新大阪阪急ビル3F　TEL:06-7668-8352 FAX:06-7668-83

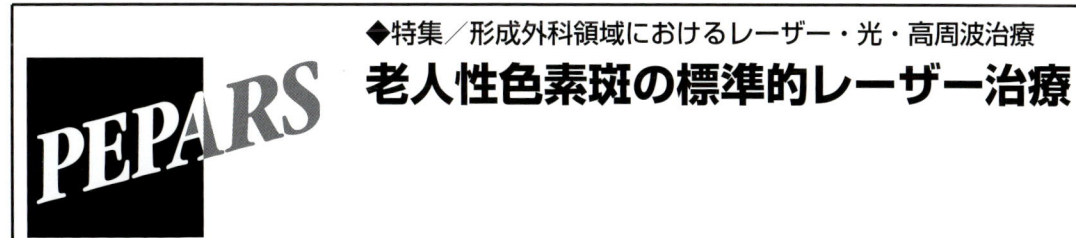

◆特集／形成外科領域におけるレーザー・光・高周波治療

老人性色素斑の標準的レーザー治療

木村広美[*1]　矢加部　文[*2]　大慈弥裕之[*3]

Key Words : 老人性色素斑(senile lentigo)，レーザー(Laser)，IPL ; Intense Pulsed Light

Abstract　美容意識の高まりや，見た目のアンチエイジングの概念が普及したことから，いわゆる"シミ"治療を希望する患者が増加している．その"シミ"の代表的な疾患である老人性色素斑は外来にて多くみかけるが，その治療の選択肢は多岐にわたっている．当院では色素の評価を行う際にロボスキンアナライザー，ANTERA 3D™などの機器を用いている．色素斑の鑑別と同時に，患者の背景を考慮しながら治療方針を決定している．老人性色素斑に対して，内服・外用治療，レーザー治療，光治療を行っているが，これらについて述べる．

はじめに

アンチエイジングの概念が一般に広まり，見た目のアンチエイジングに対する意識も高まっている．見た目のアンチエイジングを目的に患者が受診する際，治療の目的となるものは"シミ"や"シワ"，"たるみ"などが多い．シミ治療を目的に形成外科外来を受診する場合，まとめて"シミ"と呼ばれる色素斑は，老人性色素斑，肝斑，後天性真皮メラノサイトーシス，雀卵斑などに分けられる．特に老人性色素斑は日光色素斑とも呼ばれ，外来でも頻繁に目にする疾患である．

老人性色素斑とは

老人色素斑(senile lentigo)は，顔面や手背などの露出部に多発する褐色斑で，中年以降に多くみられる[1]．40歳代で60％，50歳代で80％，80歳以上ではほぼ全員に出現すると言われるが，20歳代でみられることもある．発生原因としては，長

図 1. 老人性色素斑

期の反復性の日光への曝露が考えられている．臨床症状としては雀卵斑様の小色素斑が多発する小斑型か大型の小色素斑を少数生じる大斑型が主体である．境界明瞭であることが多い(図1)．

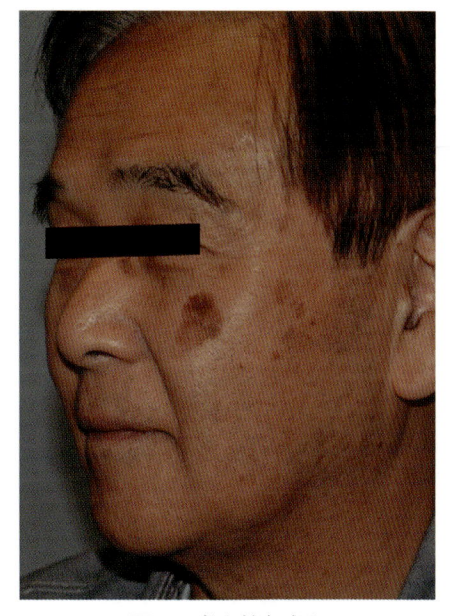

[*1] Hiromi KIMURA, 〒814-0180　福岡市城南区七隈7丁目45-1　福岡大学形成外科，助教
[*2] Aya YAKABE, 同
[*3] Hiroyuki OHJIMI, 同，主任教授

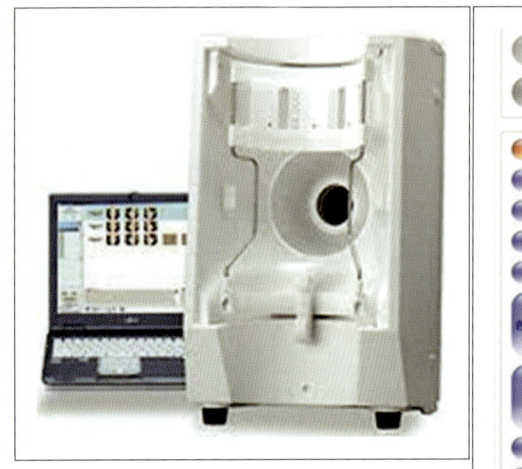

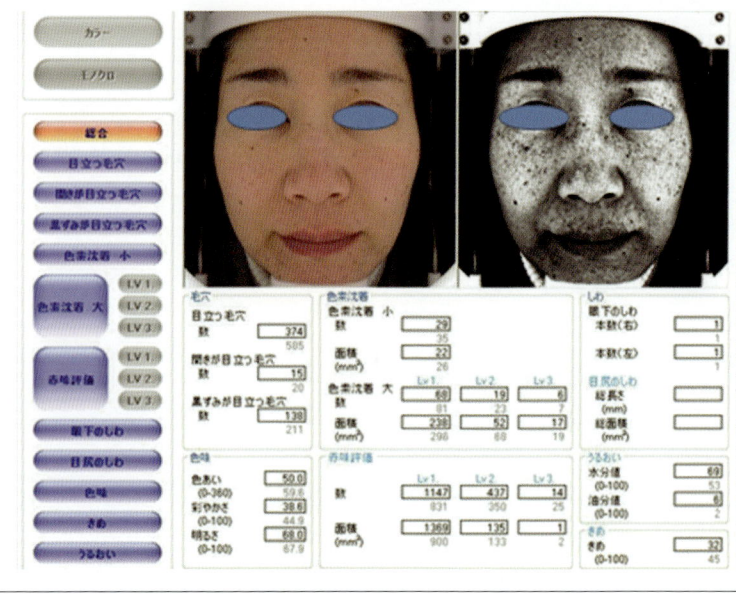

図 2. ロボスキンアナライザー
a：本体，b：ビジュアルカルテ

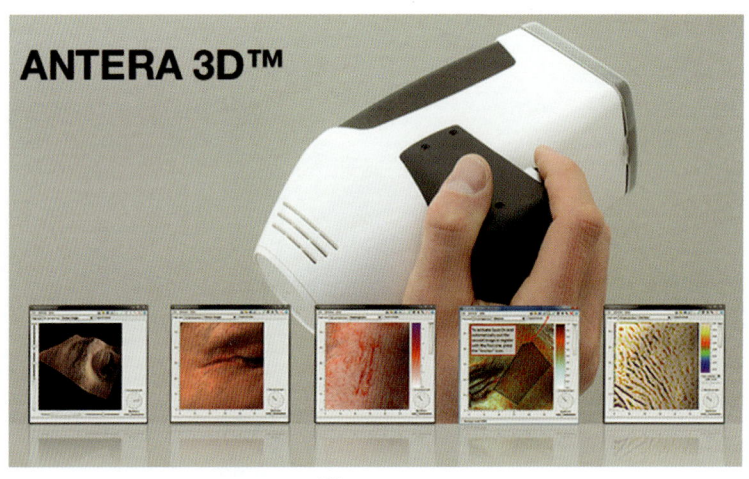

図 3. ANTERA 3D™（ガデリウス・メディカル社）

鑑　別

1．肝　斑

　特に誘引なく発生する頬部，前額など顔面に生じる色素斑で，ホルモンや紫外線，反復する摩擦刺激などが原因と考えられている．発症年齢は30〜40歳代以降に多い．ハイドロキノン外用やビタミンC，トラネキサム酸の内服治療が中心となる．

2．雀卵斑

　2〜3 mm 大の小褐色斑で，頬，鼻梁，眼瞼など対側性，散在性に生じる．発症は3歳以降で，遺伝的傾向が指摘されている．

評　価

　ノーメイクの状態で患者の色素斑を診断する．同時にデジタルカメラによる写真撮影も行う．治療前後の比較をするために，評価機器として，顔全体の評価を行う場合はロボスキンアナライ

ザー，局所のシミの状態を評価する場合は AN-TERA 3D™ を用いている．

1．ロボスキンアナライザー

ロボスキンアナライザー(図 2-a)は色素，毛穴，きめなど総合的に肌の状態を評価する機器で，肌を一定条件で撮影する「全顔撮影ボックス」，きめの撮影に用いる「マイクロスコープ」，油分・水分を測定する「油分水分センサー」の 3 つの測定ができる．撮影した高精度画像から，毛穴・しわ・色素沈着・赤味・色味・きめ・油分水分を一度に解析し各項目を数値化し，治療前後の変化を比較することができる．これらのデータはビジュアルカルテとして保存し，患者への説明に用いることができる(図 2-b)．

2．ANTERA 3D™

ANTERA 3D™(図 3)はガデリウス・メディカル社製の皮膚分析器でメラニン，ヘモグロビン解析のほか，3D 解析や質感も解析することができる．複数波長と 3D マッピングにより，密度や均一度といった数値による正確なシミの分析を行うことができる．角度や回転が違っても，施術前と施術後の画像上の同じエリアを自動的にマッチングすることも可能となっている．

治　療

1．レーザー

レーザー(LASER)とは Light Amplification by Stimulated Emission of Radiation の頭文字をとった言葉で，光を増幅させて照射する方法である[2]．レーザー治療において，波長，照射時間，照射エネルギーの 3 つが重要なポイントとなり，selective photothermolysis と言われている．光は波長により吸収される色素が異なるため，治療目的となる色素に吸収される波長を選択することが必要である．吸収された光は，その光エネルギーが熱に変換され，周囲に熱が拡散され最終的に平衡状態となる．また，熱傷瘢痕の発生を防ぐために，熱が標的外の周囲組織に伝わらない，短い照射時間で治療する必要がある．この時間を熱緩和時間(thermal relaxation time)と言う．

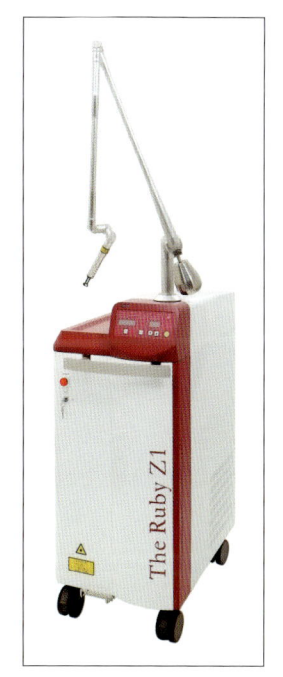

老人性色素斑のような色素性病変のターゲットはメラニンである．可視光であれば，全ての波長はメラニンに吸収されるが，皮膚合併症を最低限にするためには，極力メラニンに特異的な波長を用い，熱緩和時間内に照射することが重要となる．

Q スイッチルビーレーザー：

メラノゾームの熱緩和時間は 50 ナノ(10^{-9})秒であるため，これよりも短いレーザーである必要がある．Q スイッチレーザーの照射時間は 10～100 n 秒でこの条件を満たしており，老人性色素斑に対しては Q スイッチルビーレーザー，Q スイッチアレキサンドライトレーザー，半波長 Q スイッチ Nd：YAG レーザーなどが用いられる[3]．当院では Q スイッチルビーレーザー(図 4：The Ruby Z-1，JMEC 社)を使用している．

A．照射前

メイクを落とした状態で診察を行い，色素斑の性状を確認する．疼痛緩和目的で照射前にアイスパックなどでクーリングを行う．キューブ状の氷をラップに包み代用する場合もある．

図 4．The Ruby Z-1(JMEC 社)

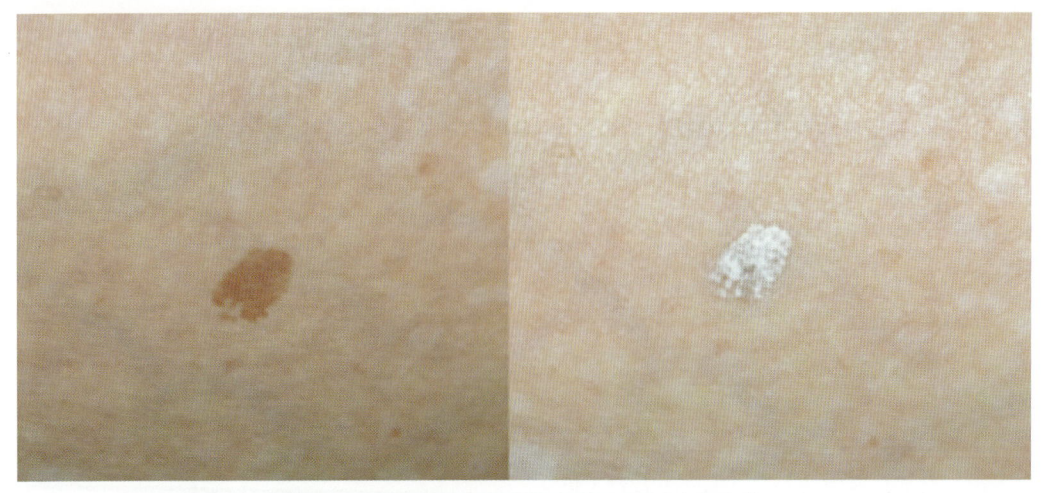

図 5. Immediate whitening phenomenon（IWP）

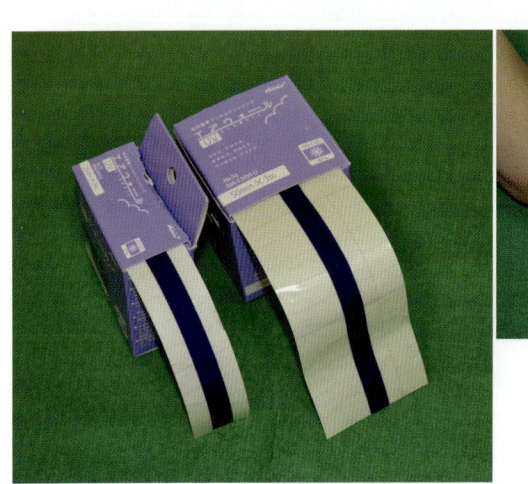

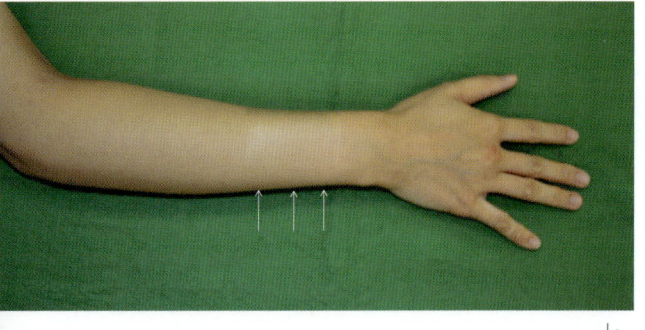

図 6.
a：エアウォール UV，b：エアウォール UV を腕に貼付したところ

B．照 射

遮蔽されたレーザー室にて，患者，術者は目の保護のためにゴーグルを装着する．眼周囲の場合は眼保護用のシリコン製コンタクトレンズを用いる．反応した色素斑はレーザーを照射直後から，immediate whitening phenomenon（IWP）（図 5）を生じる．

C．照射後

照射後はリンデロン®VG 軟膏を外用した後にガーゼとマイクロポア®スキントーンにて被覆し，自宅処置をさせる．デュオアクティブ® ET でドレッシングをした場合は，特に問題がなければ，1 週間後の再診時に創部を確認する．痂皮はこの時に除去できることが多い．

上皮化完了後は炎症後色素沈着増悪予防に，摩擦などの物理的刺激を避けるよう指導し，紫外線対策を行う．紫外線対策にはサンスクリーン剤のほかに，最近ではエアウォール UV（図 6）を用いることも多い．炎症後色素沈着は半年までは目立つこともあるが徐々に薄くなっていく．

C．合併症

レーザーの合併症は熱傷，水疱，瘢痕，色素脱失，色素沈着などが挙げられる．これら合併症は適切な対応をすることにより，ある程度は避けることができる．熱傷や水疱を生じた場合は早期に熱傷治療を開始する．感染がなければ，照射後数日は，リンデロン®VG 軟膏を外用し，その後はプロペト®軟膏（白色ワセリン）やプロスタンディン®

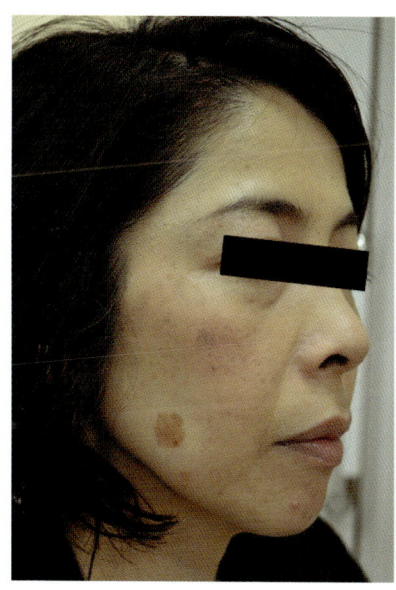

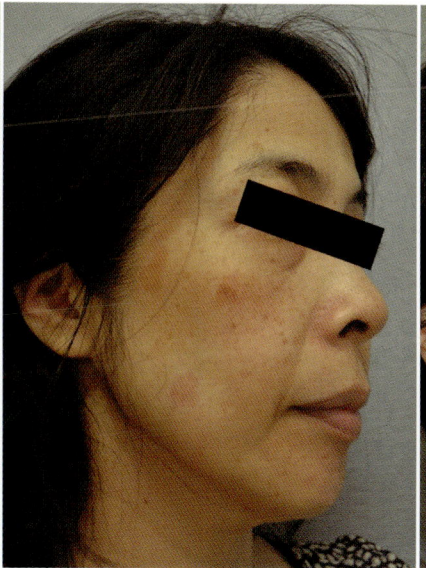

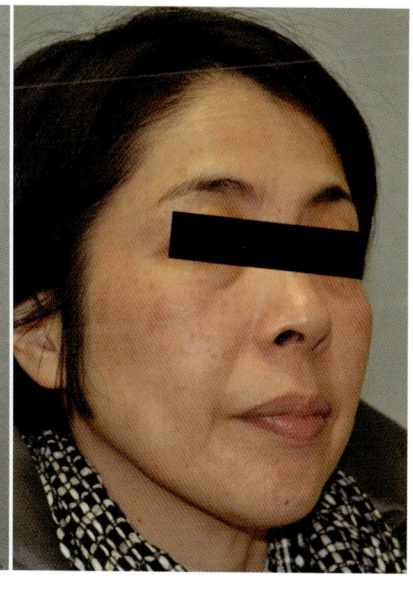

a|b|c

図 7. 症例：50 代, 女性
a：右下顎部に老人性色素斑を認める. Q スイッチルビーレーザー, 5.5 J で照射した.
b：照射後 2 週間の状態. 痂皮はすべて取れており, 照射部位は薄いピンク色になっている.
c：照射後 9 か月の状態. 色素沈着も認めず, 老人性色素斑は目立たない.

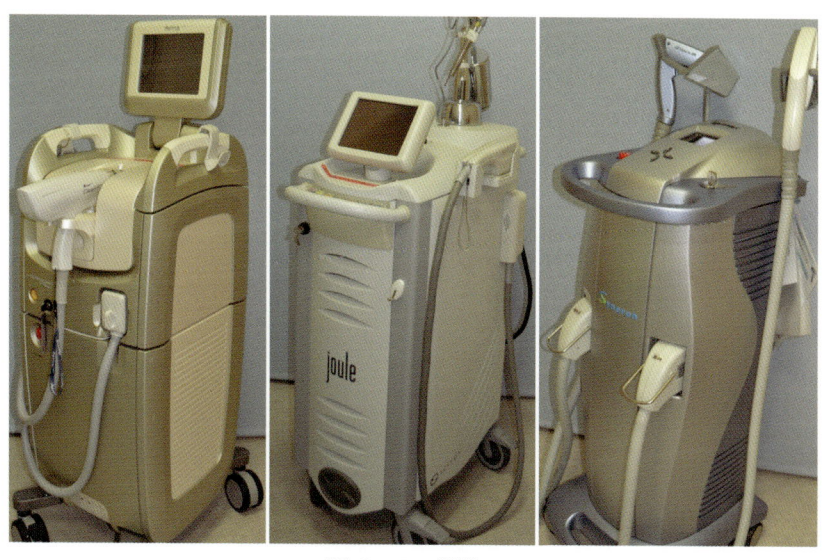

a|b|c

図 8. IPL 機器
a：HARMONY®(Alma laser 社), b：JOULE™(SCITON 社), c：e-MAX(SYNERON 社)

軟膏に切り替える. 創治癒後もサンスクリーン剤やエアウォール UV による紫外線対策と物理的刺激からの保護を徹底する. 色素沈着は改善までに長期間を要する場合もあるため, ビタミン C の内服などを併用をすることもある. 肥厚性瘢痕を生じた場合は, リザベン®(トラニラスト)の内服やシリコンジェルシートの貼用などを行う.

D. 症 例

50 代, 女性

右下顎部に老人性色素斑を認める(図 7-a). 5.5 J で照射し, IWP を認めた. 照射後 2 週間の時点で痂皮はすべて取れており, 照射部位は薄いピンク色の状態となっている(図 7-b). 照射後 9 か月では色素沈着も認めず, 色素斑はほぼわからなくなっている(図 7-c).

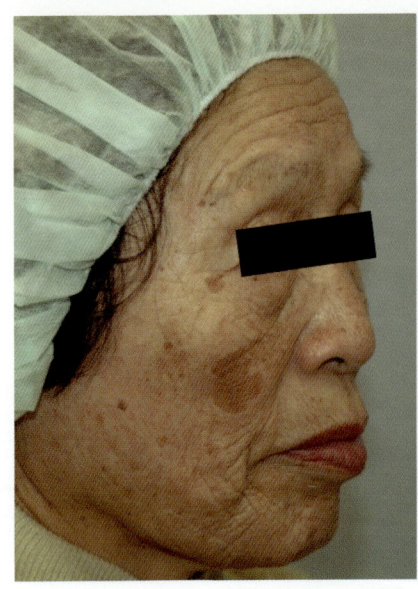

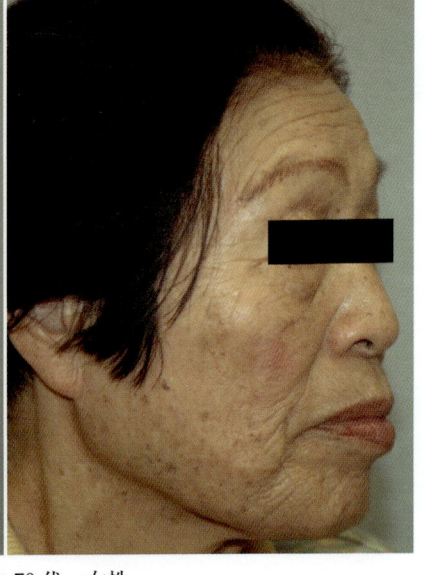

図 9. 症例：70 代，女性
a：顔全体に老人性色素斑を認める．e-MAX SR 19 J/cm², 2 pass を照射
b：照射後 1 週間の状態．全体的に色素斑は薄くなり，最も目立っていた右頬部の色素斑は改善している．

2．光治療（IPL）

光治療はレーザーのように特定の波長ではなく，広帯域（ブロードバンド）の波長を発振するフラッシュランプ光源である．光治療はターゲットとする病変の波長を選択することで，様々な疾患に対応できる[4]．

ダウンタイムはほぼなく，照射直後にメイクをして帰宅することが可能だが，1 回の治療効果はレーザーと比較すると低い．そのため，複数回の照射が必要となる．しかし，広範囲に散在する老人性色素斑の場合や，ダウンタイムのある治療を希望しない場合は光治療のよい適応となる．エンドポイントは，治療部位の周囲に軽度の赤みが出る程度を目安としている．当院では HARMONY®（Alma lasers 社），JOULE™（SCITON 社），e-MAX（SYNERON 社）を使用している（図 8）．

A．治療の実際

レーザーと同様，照射前にメイクを落としデジタルカメラによる撮影と評価機器による撮影を行う．ゴーグルで眼球保護をした後に，光治療の場合は照射部位にジェルを塗布する．照射部位に異常がないことを確認しながら照射を進める．照射後は洗顔し，メイクをして帰宅することが可能で，3～4 週のペースで照射を行うが，月 1 回ペースの"お手入れ"感覚の照射となることが多い．

B．合併症

レーザーと同様，熱傷，水疱，瘢痕，色素沈着などが起こり得る．ジェルが薄い，皮膚面との接触が不適切であった場合に熱傷を起こし，それに伴い水疱や色素沈着を発生しやすい．照射前に皮膚に異常がないことを確認することでも合併症は予防できる．それでも異常な発赤や疼痛を訴えた場合は，ジェルの塗り方が不十分でないか確認したり，出力を下げるなどする必要がある．

C．症例

70 代，女性

顔全体の老人性色素斑の加療を希望し当科を受診した（図 9-a）．ダウンタイムの少ない治療を希望されたため，e-MAX SR 19 J/cm², 2 pass 照射した．1 回の照射で全体的に色素斑は薄くなり，最も目立っていた右頬部の色素斑は改善している（図 9-b）．1 回の照射で効果が得られた症例だが，通常は複数回の照射が必要となることが多い．

まとめ

老人性色素斑に対する治療について述べた．"シミ"の鑑別疾患の中から「老人性色素斑」ときちんと診断できることが重要である．レーザー，光治療は色素斑に対する有効な機器であり，患者の満足度も高い．患者が治療効果をどの程度望むか，ダウンタイムを受け入れられるかによって機種を選択し治療を行う．ハイドロキノン外用やビタミンC，トラネキサム酸内服，イオン導入などとの併用も有効である．また，年々新しい機器の登場により，さらなる選択肢が広がっている．しかし，熱傷などの合併症を起こす可能性もあり，その適応やアフターケアには注意が必要である．

参考文献

1) 松永　純：最新皮膚科学大系　第8巻　色素異常症．玉置邦彦編．中山書店，2002．
2) 渡辺晋一：皮膚科におけるレーザー治療の基本原理．日レ医誌．**27**：315-326, 2007．
3) 谷田泰男：色素性病変に対するレーザー治療．スキルアップ皮膚レーザー治療．川田　暁編．47-57, 中外医学社，2011．
4) 山下理絵：【実践 非手術的美容医療】IPLによるしみ治療．PEPARS．**27**：23-27, 2009．

好評書籍

超アトラス 眼瞼手術
―眼科・形成外科の考えるポイント―

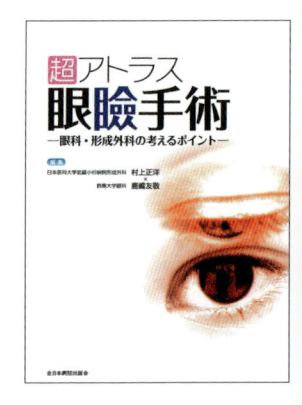

編集
日本医科大学武蔵小杉病院形成外科　村上正洋
群馬大学眼科　鹿嶋友敬

B5判／オールカラー／258頁／定価　本体9,800円+税
2014年10月発行

形成外科と眼科のコラボレーションを目指す,意欲的なアトラスが登場!眼瞼手術の基本・準備から,部位別・疾患別の術式までを盛り込んだ充実の内容.計786枚の図を用いたビジュアルな解説で,実際の手技がイメージしやすく,眼形成の初学者にも熟練者にも,必ず役立つ1冊です.

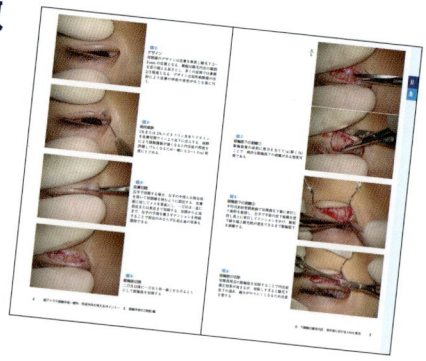

目次

I 手術前の[基本][準備]編―すべては患者満足のために―
- A まずは知っておくべき「眼」の基本
  ―眼科医の視点から―
- B おさえておきたい眼瞼手術の基本・準備のポイント
  ―形成外科医の視点から―
- C 高齢者の眼瞼手術における整容的ポイント
  ―患者満足度を上げるために―
- D 眼瞼手術に必要な解剖
- E 眼瞼形成外科手術に必要な神経生理

II 眼瞼手術の[実践]編
- A 上眼瞼の睫毛内反
  - 上眼瞼の睫毛内反とは
  - 埋没縫合法
  - 切開法(Hotz変法)
- B 下眼瞼の睫毛内反
  - 下眼瞼の睫毛内反とは
  - 若年者における埋没法
  - 若年者におけるHotz変法
  - 退行性睫毛内反に対するHotz変法(anterior lamellar repositioning)
  - Lid margin split法
  - 牽引筋腱膜の切離を加えたHotz変法
  - 内眥形成
- C 下眼瞼内反
  - 下眼瞼内反とは
  - 牽引筋腱膜縫着術(Jones変法)
  - 眼輪筋短縮術(Wheeler-Hisatomi法)
  - Lower eyelid retractors' advancement(LER advancement)
  - 牽引筋腱膜縫着術と眼輪筋短縮術を併用した下眼瞼内反手術
- D 睫毛乱生・睫毛重生
  - 睫毛乱生・睫毛重生とは
  - 電気分解法
  - 毛根除去法
  - Anterior lamellar resection(眼瞼前葉切除)
- E 上眼瞼下垂
  - 上眼瞼下垂とは
  - Aponeurosisを利用した眼瞼下垂手術
  - Muller tuck法(原法)
  - CO_2レーザーを使用した眼瞼下垂手術(extended Muller tuck 宮田法)
  - Aponeurosisとミュラー筋(挙筋腱膜群)を利用した眼瞼下垂手術
  - 眼窩隔膜を利用した眼瞼下垂手術(松尾法)
  - 若年者に対する人工素材による吊り上げ術
  - 退行性変化に対する筋膜による吊り上げ術
  - Aponeurosisの前転とミュラー筋タッキングを併用した眼瞼下垂手術
- F 皮膚弛緩
  - 上眼瞼皮膚弛緩とは
  - 重瞼部切除(眼科的立場から)
  - 重瞼部切除(形成外科的立場から)
  - 眉毛下皮膚切除術
- G 眼瞼外反
  - 下眼瞼外反とは
  - Lateral tarsal strip
  - Kuhnt-Szymanowski Smith変法
  - Lazy T & Transcanthal Canthopexy

コラム
眼科医と形成外科医のキャッチボール

全日本病院出版会
〒113-0033 東京都文京区本郷3-16-4
http://www.zenniti.com
Tel:03-5689-5989
Fax:03-5689-8030

お求めはお近くの書店または弊社ホームページまで!

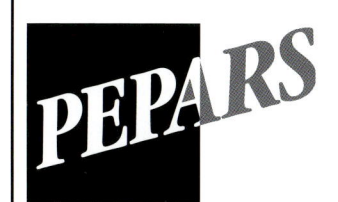

◆特集/形成外科領域におけるレーザー・光・高周波治療

脂漏性角化症の標準的レーザー治療

南　史歩[*1]　百澤　明[*2]

Key Words：脂漏性角化症(seborrheic keratosis)，炭酸ガスレーザー(carbon dioxide laser)，シミ(pigmented spot)

Abstract　加齢性色素沈着症は「シミ」と呼ばれ，皮膚の加齢現象の1つである．患者の訴える「シミ」には様々なものが含まれるため，鑑別診断が重要である．特に，悪性黒色腫や後天性真皮メラノサイトーシス，肝斑などは治療方法が異なるため鑑別が重要となる．本稿ではレーザーを用いた脂漏性角化症の治療方法について述べる．用いるレーザー機器は，炭酸ガスレーザーが第一選択である．炭酸ガスレーザーは波長10600 nmの高出力レーザーであり，ターゲットは水で，組織の蒸散や切開を目的とした場合に用いられる．肉眼的に病変部分が消失するまで削るが，瘢痕を残さないように削りすぎに注意が必要である．炭酸ガスレーザーは，defocusしすぎると，炭化層が不要に生じてしまい瘢痕が残りやすくなるため，熱の拡散をコントロールすることが重要である．

はじめに

　加齢性色素沈着症は「シミ」と呼ばれ，皮膚の老化現象の1つと認識されている．患者の訴える「シミ」には脂漏性角化症をはじめ日光性色素斑(老人性色素斑)，肝斑，色素性母斑(ホクロ)，雀卵斑などが挙げられるが，厳密な定義はない．本稿では脂漏性角化症について，我々が行っている炭酸ガスレーザーを用いた治療法について述べる．

診　断

　老人性疣贅という別名が示す通り，高齢者ではほぼ全員に認めるが，早ければ20歳代から出現することがある．顔面，頭部，体幹に好発し，色調は褐色から黒色まで様々で，形態は扁平隆起あるいはドーム状隆起性で表面は角化性[1]であることが多いが，実に多様な外観を呈する(図1)．以下に鑑別疾患として脂漏性角化症に似るが異なる

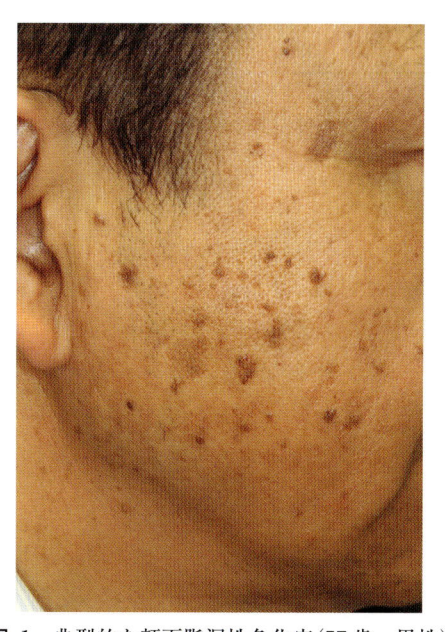

図1．典型的な顔面脂漏性角化症(57歳，男性)

[*1] Shiho MINAMI，〒409-3898　山梨県中央市下河東1110　山梨大学医学部附属病院形成外科
[*2] Akira MOMOSAWA，同，准教授

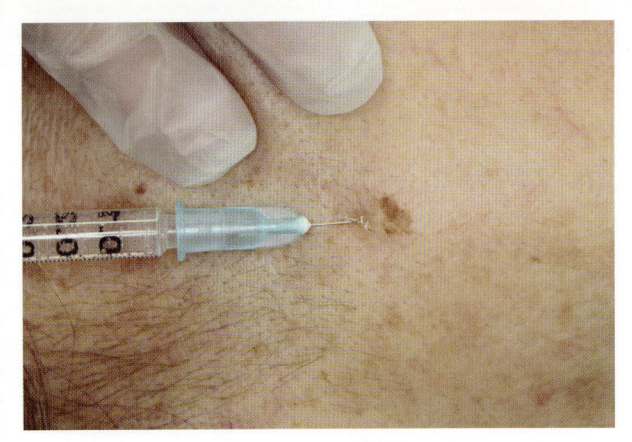

図 2. 局所麻酔施行

疾患であり，炭酸ガスレーザーでの治療は好ましくないものを挙げる．

1．悪性黒色腫(malignant melanoma；MM)

悪性黒色腫のうち，特に悪性黒子(lentigo maligna；LM)は脂漏性角化症に酷似している．悪性黒子は悪性黒色腫の一型である悪性黒子黒色腫の上皮内癌状態と考えられている．鑑別ポイントとして以下のABCDEを常に念頭に置いておく[2]．

　A：Asymmetry(不規則形)
　B：Borderline irregularity(境界不鮮明)
　C：Color variegation(色調多彩)
　D：Diameter enlargement(拡大傾向)
　E：Elevation of surface(表面隆起)

悪性黒色腫および悪性黒子を疑う場合は炭酸ガスレーザーでの治療を行わずに専門家へコンサルトすることが肝要である．特に中高年の比較的経過の速い黒子様の皮疹は注意が必要である．

2．後天性真皮メラノサイトーシス(acquired dermal melanocytosis；ADM)

ADMは真皮メラノサイトーシスであり，炭酸ガスレーザーで表層を削るだけでは治療は困難である．Qスイッチルビーレーザー照射[3]単独でも治療可能であるが，レチノイン酸とハイドロキノン外用剤をレーザーの前後療法として併用することで，レーザーの効率を向上するとともに炎症後色素沈着を予防し，良好な結果を得ることができる[4,5]．

3．肝斑(melasma)

肝斑は30歳以降の女性に好発する境界明瞭な淡褐色斑であり，頬部を中心に対称性にみられる．表皮基底層を中心したメラニン増加症であり，真皮にメラノファージを伴うこともある．炭酸ガスレーザー治療を行うと高度の色素沈着を惹起し増悪することが多い．しかし，肝斑と脂漏性角化症が合併しているケースは少なくなく，その場合はまず先にビタミンCやビタミンE，トラネキサム酸の内服やレチノイン酸，ハイドロキノン外用剤による漂白治療を行い，肝斑の症状が軽快してから炭酸ガスレーザーを用いた治療を行う方が望ましい．

治療の実際

以下に脂漏性角化症の主な治療手段である炭酸ガスレーザーの概要と，治療の実際について述べる．

1．炭酸ガスレーザーの概要

炭酸ガスレーザーは1964年に発明された波長10600 nmの高出力なレーザーである．このレーザー光のターゲットは水分であるが，Er：YAGレーザーに比べると，その吸収率が劣るがゆえに，蒸散作用に加えて熱発生が大きく，熱変性を強く起こすことが特徴である[6]．水分は生体の大部分を占める構成成分であるため，炭酸ガスレーザーは生体においては，非選択的に組織の切開，蒸散，止血，凝固を目的に使用される．身体のあらゆる部位の治療に用いられるが現在では主に体表面の治療に用いられることが多い．我々は主にルミナス社製炭酸ガスレーザー ULTRA Pulse EN-COREを用いている．

2．治療方法

A．事前準備

本治療には痛みを伴うためまず治療部位に麻酔を行う．治療範囲が小さい場合には，治療の30〜120分位前にリドカイン含有テープ剤を貼付するとよいが，顔面に無数に存在し治療範囲が大きい場合や隆起性でテープ剤が貼付しにくい場合など

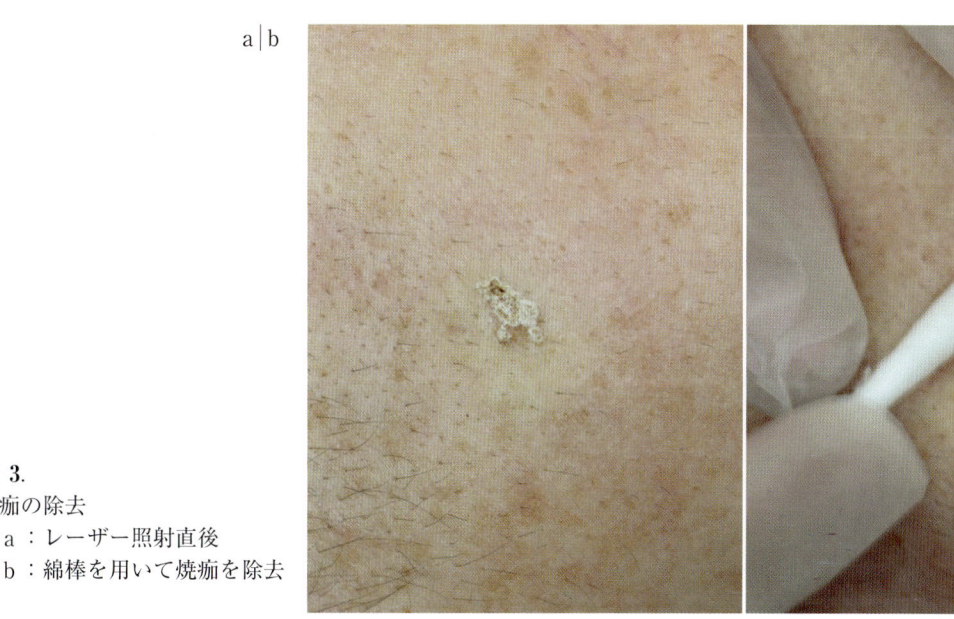

図 3.
焼痂の除去
 a：レーザー照射直後
 b：綿棒を用いて焼痂を除去

では，7～10％リドカイン含有クリームを塗布し，ラップなどを用いて ODT を行う．あるいは，1％エピネフリン入りリドカインを用いて局所麻酔を施すのでもよい（図 2）．

　レーザーの出力設定は，用いるレーザー機器により出力およびスポットサイズなどが異なるため，機種ごとに最適な設定を探し出すことが重要である．また病変の性状にもよるが，我々は前述したルミナス社製炭酸ガスレーザー ULTRA Pulse ENCORE を Ultra Pulse モードで使用している．スポットサイズ 1 mm のハンドピースを用いて，扁平な薄めの病変部を浅く削る場合にはパルスエネルギー 50 mJ，平均出力 1.0 W を 20 Hz，照射時間 10 msec 程度の設定で使用している．一方，ドーム状隆起しているなど角質の肥厚が高度で，深く削りたい場合はパルスエネルギー 100～150 mJ，平均出力 7.5 W を 75 Hz，照射時間 30 msec 程度で使用している．

　治療の際には，煙や臭いのためのみならず，感染予防の面から，吸煙装置が必須である．

　患者の眼を保護するアイプロテクターを使用する．眼瞼周囲の施術では必ず眼球保護用のコンタクトシェルを挿入する．

　患部の消毒は消毒用アルコール綿あるいは，グルコン酸クロルヘキシジン綿などで行う．また，治療中患部の焼痂を除去する際に生食をしみ込ませた綿棒が便利であるのでこれを準備しておく（図 3）．

B．照　射

　照射の際は，治療対象の病変部を適度に過不足なく蒸散させることが重要となる．脂漏性角化症は表皮肥厚であり病変は深くとも真皮浅層までに存在するので，深い陥凹ができるほど深く削る必要はない．目安としては病変が取りきれており，かつ白い正常真皮が露出する程度でよい．深く削りすぎると高度の色素沈着をきたしたり，肥厚性瘢痕を生じる可能性があるため削りすぎには十分注意する[7]．特に，四肢体幹の場合には，肥厚性瘢痕を生じやすいため，深く削りすぎないように注意する．頸部に生じるアクロコルドンは脂漏性角化症の一種であり，メスや剪刀での切除も可能であるが出血するためその止血に炭酸ガスレーザーを用いるか，もしくは最初からアクロコルドンの基部に炭酸ガスレーザーを照射する．この際，照射目標のアクロコルドンの基部に照射された炭酸ガスレーザーが後方の正常皮膚に誤照射されないよう十分注意する．木製の舌圧子や生理食塩水をしみ込ませたガーゼなどを背後に置き，照射するとよい．

　また，照射のコツとしては，炭酸ガスレーザー

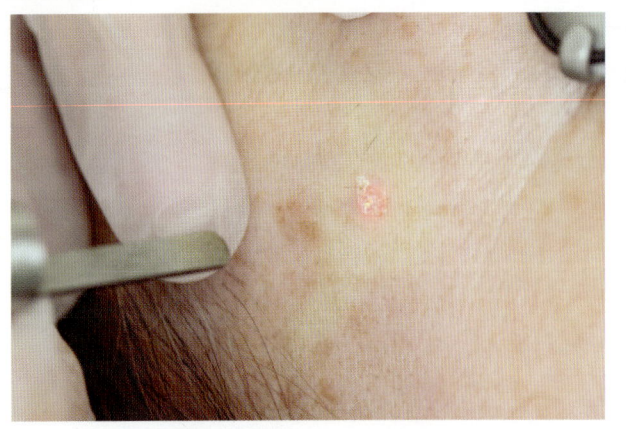

図 4. Defocus しての照射
スポットサイズが小さく固定されているレーザーを用いる場合は，defocus させて照射する．

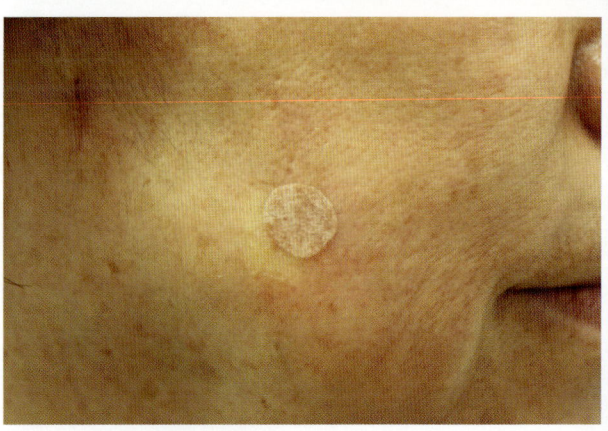

図 5. 照射後のドレッシング
抗生剤加軟膏を塗布後，有孔性紙テープを貼付

は組織を非選択的に蒸散する目的で使用するが，常に照射部断端には炭化層が生じる．この炭化層を少しでも減らし断端をファインにすることが，炎症を最小限に抑え良好な創傷治癒を得るために重要である．コンピュータースキャナーの付属する炭酸ガスレーザーの場合には，defocus させずに浅く比較的大きなスポットサイズでの照射が可能であるが，コンピュータースキャナーの付属しない炭酸ガスレーザーの場合には，defocus させすぎないように注意して照射するとともに，連続波（CW）モードではなく，パルスモードに設定し，周囲組織への熱拡散をコントロールして，不要な熱損傷を避けることが重要である（図 4）．

C．術後ケア

炭酸ガスレーザー治療後の創部に円滑な創治癒を促進するためには，創部を乾燥させず痂皮を作らないように閉鎖療法を行うことが望ましい．我々の治療後の患者指導を以下に示す．

1）創部を水または石けん水で洗浄し清潔にする．
2）抗生剤含有軟膏（ゲンタシン®軟膏など）を塗布する．
3）有孔性紙テープ（マイクロポア®など）を貼付する（図 5）．
4）上記の処置を治療後 1 週間，顔面の場合は 1 日 2 回朝と夕に，四肢体幹の場合は 1 日 1 回行う．

なお，患部の化粧は有孔性紙テープの上からであれば処置当日から可能としている．また，炎症後色素沈着を防ぐため，厳密な遮光を励行する．1〜2 週間ほど経過し上皮化が確認できたら，ハイドロキノン軟膏を塗布してもよい．炎症後色素沈着を生じても 2〜6 か月で軽快し十分満足いく状態となることが多い．

3．治療の実際

症例 1：65 歳，女性．顔面脂漏性角化症

約 10 年前より顔面に隆起性の皮疹が出現し，治療を希望して来院した．脂漏性角化症の診断で炭酸ガスレーザーによる蒸散治療を計画した．まず，1％エピネフリン入りリドカインを用いて局所麻酔を施したのち，ルミナス社製炭酸ガスレーザー ULTRA Pulse ENCORE を用いて，1 つずつ丁寧に病変が消失するまで蒸散した．レーザーの設定は，Ultra Pulse モードでスポットサイズ 1.0 mm，出力を 7.5 W とした．レーザー治療後は，朝洗顔後と夜入浴後の抗生剤含有軟膏の塗布と有孔性紙テープによる遮光のみとした．治療後 2 か月，まだ赤みは残存しているが満足のいく結果を得た（図 6）．

症例 2：66 歳，女性，術前診断：右上眼瞼脂漏性角化症疑い，術後診断：母斑細胞母斑

2，3 年ほど前から，右上眼瞼縁に隆起性の皮疹が出現した．徐々に増大し視界を妨げるようになったため切除を希望して来院した．臨床的には脂漏性角化症が最も疑われたため，炭酸ガスレー

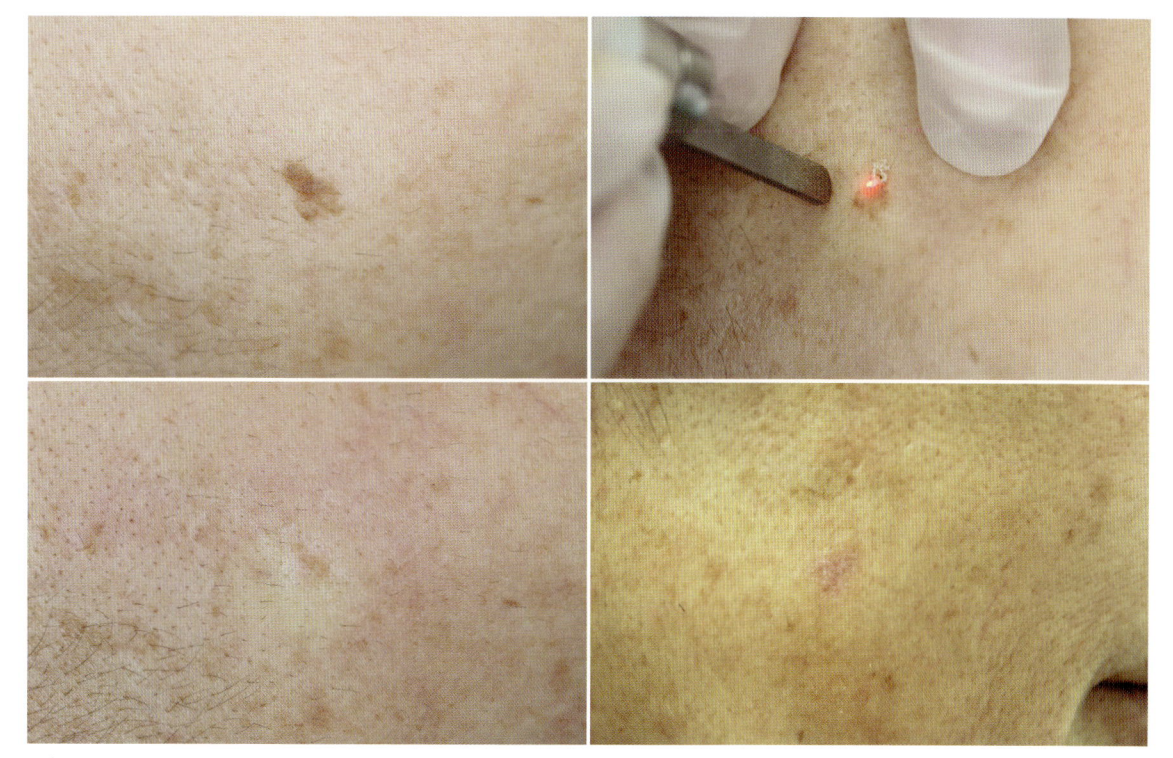

a	b
c	d

図 6. 症例 1：65 歳，女性．顔面脂漏性角化症
 a：治療前
 b：炭酸ガスレーザー照射．直径 1 mm のスポットを用いて defocus させずに照射している．
 c：炭酸ガスレーザー照射後
 d：治療後 2 か月．まだ，少し赤いが満足のいく結果を得た．

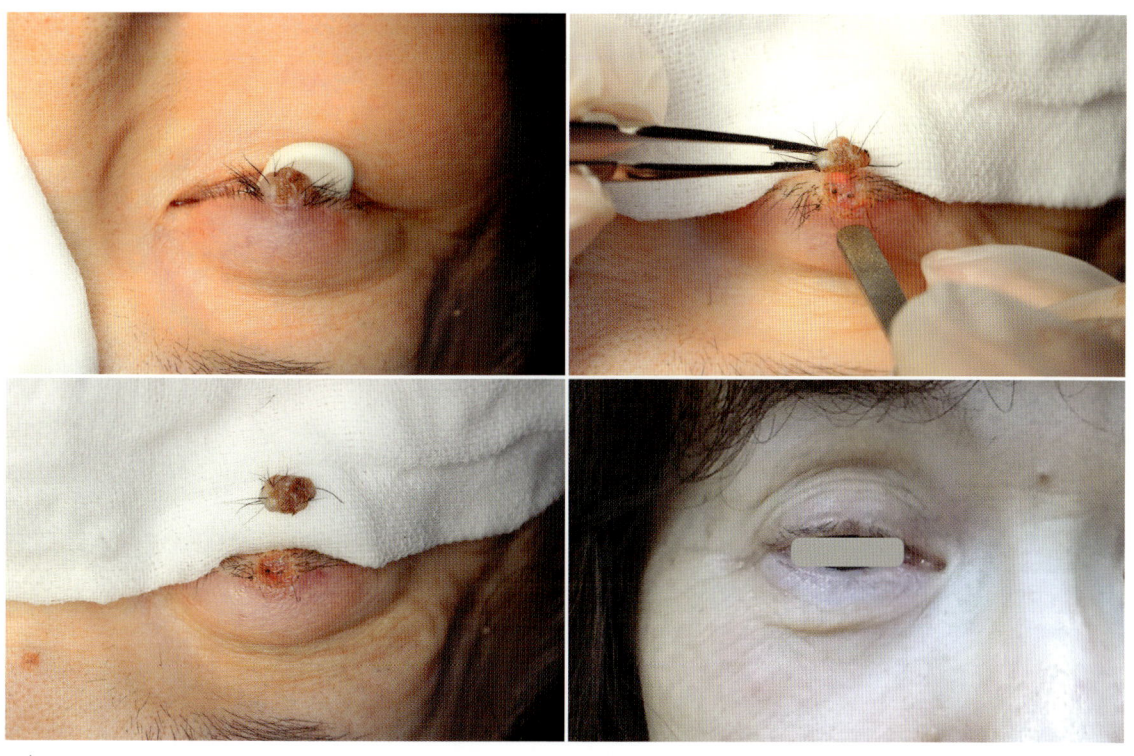

a	b
c	d

図 7. 症例 2：66 歳，女性．術前診断：右上眼瞼脂漏性角化症疑い，術後診断：母斑細胞母斑
 a：治療前，コンタクトシールド挿入後
 b：炭酸ガスレーザー照射．隆起性の場合には，レーザーメス様に使用して切り取る．
 c：照射後
 d：治療後 1 か月．睫毛も生え始めており，良好な結果を得た．

ザーによる治療を選択した．まず，点眼麻酔を施行しコンタクトシェルを挿入して，1%エピネフリン入りリドカインを用いて局所麻酔を行った．ルミナス社製炭酸ガスレーザー ULTRA Pulse ENCORE を用いて，腫瘤辺縁で切除した．設定は，スポットサイズ 1.0 mm で出力を 7.5 W とした．照射の際は照射目標の後方にある皮膚を保護する目的で生食ガーゼを置いた．レーザー治療後は，朝洗顔後と夜入浴後の抗生剤軟膏の塗布のみとした．レーザー治療後 1 か月の時点で満足のいく結果を得た．睫毛欠損は生じなかった．なお，確定診断のために病理組織検査を行ったが，母斑細胞母斑の診断であった(図 7)．

参考文献

1) 清水　宏：あたらしい皮膚科学第 2 版．384-385，中山書店，2011．
2) 清水　宏：あたらしい皮膚科学第 2 版．457-462，中山書店，2011．
3) 葛西健一郎：シミの治療 このシミをどう治す?．24-31，文光堂，2006．
4) Momosawa, A., et al.：Combined therapy using Q-switched ruby laser and bleaching treatment with tretinoin and hydroquinone for acquired dermal melanocytosis. Dermatol Surg. 29：1001-1007, 2003.
5) 百澤　明ほか：【メラノサイト系色素斑に対するわれわれの治療法】後天性真皮メラノサイトーシス．形成外科．50：55-62，2007．
6) 宮田成章：【レーザー・光治療マニュアル】炭酸ガスレーザーによる治療．PEPARS．68：32-37，2012．
7) 葛西健一郎ほか：炭酸ガスレーザー 治療入門．62-63，文光堂，2008．

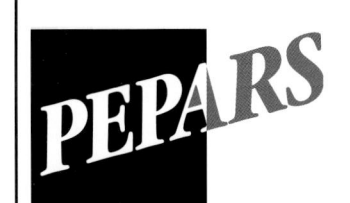

◆特集／形成外科領域におけるレーザー・光・高周波治療

機器によるシワ治療
（フラクショナルレーザーを中心に）

大城貴史[*1]　大城俊夫[*2]　佐々木克己[*3]

Key Words：シワ（wrinkle），fractional laser resurfacing，non-ablative fractional laser resurfacing，ablative fractional laser resurfacing

Abstract　加齢に伴って生じる顔面のシワ，タルミには様々な原因があり，原因に応じた解決策（治療法）を提示，選択していく必要がある．シワ治療を考えた場合，東洋人である我々がダウンタイムを短く，副作用を少なく，十分な治療効果を出すためには，表皮損傷をできるだけ少なく，真皮全層に何らかのエネルギーを与えて皮膚の再構築を促す必要がある．現在，シワやタルミに使用される治療機器には様々なものがあるが，シワ治療に有用な治療として fractional laser resurfacing が選択肢に挙がる．

Fractional laser resurfacing には，non-ablative fractional laser resurfacing（NAFLR）と ablative fractional laser resurfacing（AFLR）があり，各治療機器の光学特性を十分に理解して施術にあたる必要がある．

Fractional laser resurfacing の実際においては，NAFLR で比較的高出力・低密度照射をスタートし十分な治療効果が得られなければ出力をアップさせる．NAFLR で満足が得られなければ AFLR に変更し，低出力・低密度照射から徐々に出力を高くした方がよい．

シワ（特に小ジワ）に対しての fractional laser resurfacing はダウンタイムが短く，合併症の少ない有用な治療手技であるが，合併症はゼロではない．そのため患者に対して，治療法（方法や合併症について）の十分な説明と同意が必要である．

はじめに

加齢に伴い出現するシワやタルミに対しては，目に見える確実な効果を出していくために侵襲的な除皺手術（フェイスリフトなど）が中心に行われてきたが，1990 年代より各種注入療法やレーザーなどの機器治療が応用されることになり，非侵襲的な治療にシフトするようになってきた．若返り治療としての非侵襲治療は，1 回の施術で得られる効果は侵襲的な治療に比べ劣るものの，いわゆるダウンタイムが短く，患者にとって手軽に行える

ため，急速に普及した．本稿では，シワ・タルミの原因および各種治療法を説明の上，シワに対しての機器による非侵襲治療について，フラクショナルレーザーを中心に概説する．

シワ・タルミの原因

加齢に伴って出現する顔のシワ・タルミの発生機序に関しては明確なものはまだ出ていないが，原因となり得るものとして，1. 皮膚そのものの老化（弾力性の低下や乾燥）によるもの，2. 皮下組織を含めた組織の容量減少によるもの，3. 表情筋の過活動によるもの，4. 重力などによるもの，などが挙げられる．

1．皮膚そのものの老化に伴う変化

表皮，真皮の組織量の減少，真皮（主に網状層）における弾性線維の収縮力の低下および膠原線維

[*1] Takafumi OHSHIRO，〒160-0016　東京都新宿区信濃町34 JR ビル2階　医療法人社団慶光会大城クリニック，副院長
[*2] Toshio OHSHIRO，同，理事長
[*3] Katsumi SASAKI，同，副院長

と弾性線維の独立性の喪失による柔軟性の低下，皮膚水分量や血流量の低下などがあり，皮膚の弾力性，収縮力，硬度などを低下させ，シワやタルミが発生しやすくなる．

2．皮下組織を含めた組織の容量減少

皮下脂肪の減少や骨の萎縮などにより組織容量が減少することにより，皮膚が余るようになり，シワやタルミを発生させる．

3．表情筋の過活動(過収縮)

個人の習慣性動作(癖)などにより表情筋の過活動が生じると，表情ジワはより目立つようになる．これには皺眉筋が過活動することによって眉間のシワが深くなる，前頭筋の過活動により前額部のシワが深くなるなどがある．

4．重力などによるもの

重力により皮膚や皮下組織が下垂するようになるため，皮膚支持靱帯(いわゆる retaining ligament)の上部に膨隆したタルミやシワを形成する．

顔面に生じるシワやタルミは上述の原因が複合的に関与して出現しているため，個々の患者に対して原因に応じた治療法を考慮することが必要である．

各種療法の位置づけ

現在シワやタルミに対しては，スキンケア，レチノイン酸含有外用剤の使用，ケミカルピーリング，注入療法(コラーゲン製剤やヒアルロン酸製剤の注入やボツリヌス菌毒素注入)，レーザーなどの光・高周波治療，手術療法などの治療が行われている．

スキンケアやレチノイン酸含有外用剤，ケミカルピーリングなどは，外来診療や在宅治療(ホームケア)という形で提供されており，多くの患者が行っている．

注入療法は，顔面の局所治療であるため，治療を行うにあたり全体のバランスがどのように変化するかを考慮して行う必要がある．ダウンタイムが短く手軽に行えるが，持続期間が短く，繰り返し治療が必要である．

レーザーや光・高周波などの機器を用いた治療は，皮膚や皮下組織のどの部位をターゲットにするのかで選択する機器が異なる．どの治療機器においても全顔治療が可能であるが，侵襲の程度によりダウンタイムが異なる．また治療機器に応じて，一定の治療間隔による繰り返し治療が必要である．

注入療法や機器を用いた治療は総じてダウンタイムが短い，ないしほとんどなく，手軽に行えるという点で広く普及している．

手術療法には，スレッドリフトなどを用いた皮膚切除を伴わない皮膚や皮下組織を吊り上げる手術や，各種フェイスリフトなどの皮膚切除およびSMAS 形成を伴ういわゆる除皺術がある．皮膚切除を伴う除皺手術は即効性があり，長期間持続するシワ，タルミ治療であるが，ダウンタイムが長く，急激な顔貌変化を伴うため，患者が希望せずあまり行われなくなってきている傾向がある．

治療法の選択に関しては，個々の患者に対してシワやタルミの現状を診断し，各種治療により予想される治療効果，持続期間などを説明し，同意の上，施術を行うことが重要である．

機器によるシワ治療の実際

1．歴　史

老化した皮膚に対しての治療として 1980 年代後半から炭酸ガスレーザーによるリサーフェシングが行われるようになってきた[1]．表皮および真皮上層をレーザー光で蒸散する(ablative laser resurfacing：図 1)ことで老化した皮膚を除去し，新しい皮膚を形成させるものであり，治療効果が高かったものの，瘢痕形成などの合併症のリスクが高かった．1990 年代にはスキャナー付きの短パルス(ウルトラパルスないしスーパーパルス)炭酸ガスレーザーが開発され，蒸散の深さ(治療深度)をコントロールし，凝固層を少なく，広い面積を均一に蒸散することが可能になり，瘢痕形成のリスクは軽減した[2)3)]．また，炭酸ガスレーザーよりも

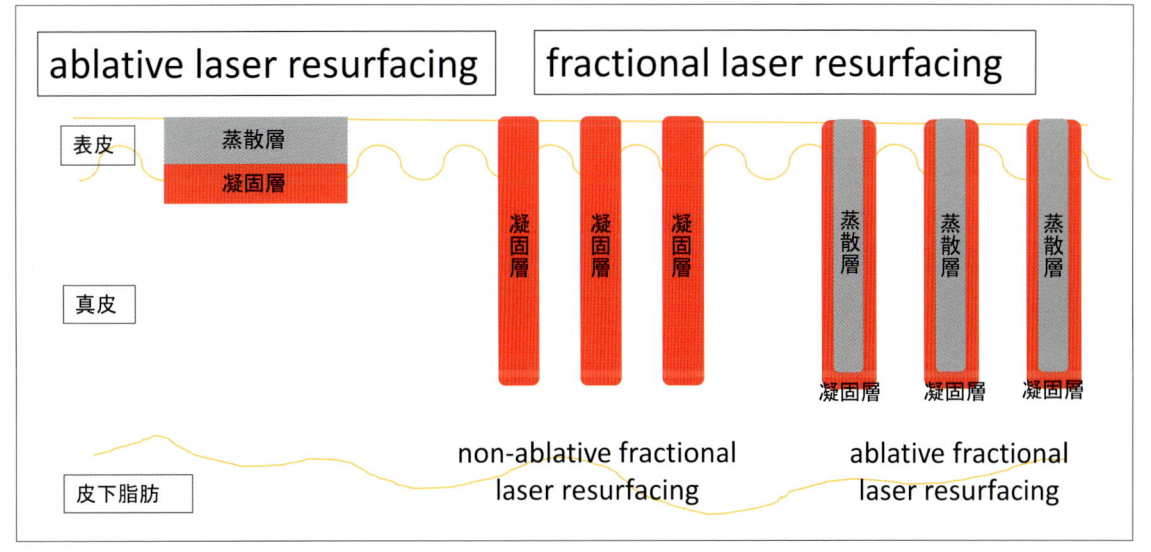

図 1. Ablative laser resurfacing と fractional laser resurfacing について

熱損傷が少ない Er:YAG レーザーも開発され使用された[4]．これらの機器による ablative laser resurfacing では治療効果は非常に高いものの，我々東洋人においては，術後の発赤や色素沈着などの合併症（いわゆるダウンタイムが長い）の頻度が高く，我が国では広くは普及しなかった．

1990 年代後半から 2000 年代にかけては，ダウンタイムをできるだけ短くして，シワやしみなどを改善させる目的で，ロングパルスレーザーによる皮膚を蒸散しない non-ablative laser resurfacing が導入された．赤外線レーザー[5]やパルス色素レーザー[6]，アレキサンドライトレーザー，フラッシュランプ[7]などが使用され，非侵襲的な若返り治療の先駆けとなった．その後，より皮膚真皮深部へエネルギーを入れ込み皮膚を引き締めるために高周波治療機器が導入された．

2004 年に微細なレーザー光（マイクロビーム）を 1 cm^2 あたり数百から数千発照射することにより正常皮膚を多く残しながら点状（立体的には円柱状）に真皮深くにまで蒸散ないし凝固を行うといった fractional photothermolysis の概念が提唱された[8]．この照射方法では，マイクロビームにより微細な点状照射を行い，その後上皮化や真皮内の創傷治癒機転により，表皮および真皮の再構築を促す治療方法（fractional laser resurfacing）である．複数回の治療を必要とするが，ダウンタイムが短く，炎症後色素沈着のリスクも少なかった．Er:glass レーザー（1550 nm）の開発後，炭酸ガスレーザー（10600 nm），Nd:YAG レーザー（1320/1440 nm），Er:YAG レーザー（2940 nm），Er:YSGG レーザー（2790 nm）などの様々な波長のフラクショナルレーザーが開発，導入されてきている．また高周波（RF）の端子を格子状に配列し，皮膚表面上にてそれぞれの RF の端子が双極となり熱を発生させることにより，微細な点状の熱損傷部を発生させるという，いわゆるフラクショナル RF 治療器も近年臨床応用されるようになってきている[9]．

2．シワ治療に用いられる機器

総じて機器によるシワ治療は，表皮および真皮内にエネルギーを加えて何らかの皮膚内の損傷を引き起こし，その後の創傷治癒機転にて表皮および真皮の再構築を期待する治療である．そのため解剖学的に考えれば，表情筋や重力に起因する大ジワに対して治療効果は期待しにくい．一方皮膚そのものの老化や皮下組織などの容量減少に伴うシワ（特に小ジワ）はよい適応となる．

シワ治療には，ablative laser resurfacing が有効であるが，ダウンタイムや副作用の面で我々東洋人には受け入れがたい．その点において複数回の治療を必要とするものの，副作用が少なく，一定の治療効果を期待できる fractional laser resur-

表 1. 各種フラクショナルレーザー治療機器の光学的特性

製品名	製造会社	波長(nm)	レーザー	フラクショナルレーザーの型式	照射時間	照射のサイズ	マイクロビーム径	マイクロビーム密度	最大照射出力	マイクロビームの深達度
Affirm	Cynosure	1440	Nd:YAG	Stamped (CAP technology*)	3 ms	10 mm	約100 μm	1,200/cm²	8 J/cm² (10 mm)	~300 μm
						14 mm	約100 μm	1,200/cm²	4 J/cm² (14 mm)	~300 μm
		1320	Nd:YAG	Stamped+Multi-plex technology*	3~5 ms	14 mm	約100 μm	1,200/cm²	14 J/cm²	500~2,000 μm
		1440	Nd:YAG		3 ms				4 J/cm²	~300 μm
Lux1540	Palomar	1540	Er:Glass	Stamped	10 ms, 15 ms	15 mm	100	320/cm²	15 mJ/MB	550 μm (Aver.)
						10 mm	150	100/cm²	70 mJ/MB	725 μm (Aver.)
					15 ms	XD:12×12 mm	250 μm	25/cm²	70 mJ/MB	1,150 μm (Aver.)
Fraxel 3 DUAL	Solta Medical (JMEC)	1550	Er:fiber	Scanned (IOTS*)	非公表	7 mm, 15 mm	コンピューター制御により適正化	5~48% (1,550 nm)	70 mJ/MB	~1,400 μm
		1927	Tm:fiber					20~70% (1,927 nm)	20 mJ/MB	~230 μm
Pearl Fractional	Cutera	2790	Er:YSGG	Sccaned	0.6 ms	10×14 mm (Max)	300 μm	4~32%	320 mJ/MB	~1,600 μm (Coag. 40~60 μm)
ENCORE	Lumenis	10600	CO₂	Scanned (ActiveFX*)	80~2,000 μs	10×10 mm (Max)	1,300 μm	55~100%	225 mJ/MB	~300 μm
		10600	CO₂	Scanned (DeepFX*)	80~2,000 μs	10×10 mm (Max)	120 μm	5~25%	50 mJ/MB	~2,000 μm (Thermal damage 40 μm)
eCO₂	Lutronic	10600	CO₂	Scanned (CCT*)	40~1,000 μs	14×14 mm (Max)	120, 300, 500, 1000 μm	25~400/cm²	240 mJ/MB	~2,500 μm

*は製造会社の特許技術ないし商標. MB:マイクロビーム

facing が使用される.

3. Fractional laser resurfacing について

使用するレーザーの波長の水やたんぱく質への吸収の違いから各マイクロビームによる生体反応(反応の程度や深達度)に違いがある. そのため, マイクロビームによる反応が組織蒸散を伴わない凝固層を形成するだけの反応なのか, 組織蒸散を伴い蒸散層と凝固層とを形成する反応なのかにより分類されている(図1).

1440, 1540, 1550, 1927 nm などを用いた治療では, 凝固層の形成が中心であることから non-ablative fractional laser resurfacing(NAFLR), また 2790, 2940, 10060 nm を用いた治療では, 蒸散層と凝固層を形成する反応であるため, ablative fractional laser resurfacing(AFLR)と呼ばれる. fractional laser resurfacing では, レーザーの波長, 照射時間(パルス幅), 照射出力(エネルギー密度), マイクロビーム径, マイクロビーム密度で, 組織学的熱損傷の深さや広がり(深達度や蒸散・蒸散層の厚さ)が異なり[10], その後の臨床効果が変わってくる. そのため各機器の光学的性能を把握し, 各パラメータを制御する必要がある. 現在使用されている代表的なフラクショナルレーザーの光学的特性に基づいた機器性能の特徴について表1にまとめたので参考にされたい.

4. Fractional laser resurfacing によるシワ治療の実際

A. 適応と禁忌

小ジワ(特に皮膚の薄い眼瞼周囲など)が治療適応である. シワ治療は, 複数回の治療回数を必要とし, 効果は発現には数か月を要する. 早い効果発現を期待しようとすればダウンタイムが長くなり, 副作用の合併の頻度も高くなる可能性があることを十分に説明した上で, 患者同意が得られるかどうかで施術の可否を決める.

日光過敏症, 妊婦, 照射部が日焼けをしている

患者，悪性腫瘍を合併する患者などは適応外である．

B．手技の実際
1）麻　酔
照射前は十分に洗顔を行っていただき，皮膚表面に化粧の落とし残しや脂分が残っていないことを確認する．疼痛緩和のために表面麻酔（ペンレス®ないしエムラ®クリーム，リドカインクリームなど）を用いてもよいが，貼付剤はシワができないように丁寧に貼付すること，クリーム塗布剤は1時間前後の塗布とし，ふき取り後は水分を完全に除去するようにする．不適切な貼付剤の貼付により照射予定部にシワが形成されてしまうと照射が不均一になりやすく，また fractional laser resurfacing ではターゲットが水になっているために塗布剤の水分が照射部に残っているとレーザー光が水に吸収され resurfacing が十分に行えなくなるためである．術後はアイスパックなどによりクーリングを行い，疼痛緩和とともに炎症性の発赤や腫脹の軽減を図った方がよい．

2）照射の実際
一般的には組織損傷が大きいほど resurfacing 効果が高くなるため，NAFLR より AFLR の方が治療効果は高くなるが，逆にダウンタイムは長くなり，また術後に炎症後色素沈着や瘢痕形成などの副作用も起こりやすくなる．シワ治療のような美容治療においては，ダウンタイムが取れるかどうか，治療期間をどの程度に設定するかなど，患者の要望に応じてどのような照射にするのか（NAFLR か AFLR か，出力や密度設定をどうするか）を調節する．

Fractional laser resurfacing によるシワ治療では，NAFLR で比較的高出力・低密度照射をスタートし十分な治療効果が得られなければ出力をアップさせる．NAFLR で満足が得られなければ AFLR に変更し，低出力・低密度照射から徐々に出力を高くした方が安全である．副作用の出現はマイクロビーム密度に影響を受けることが多いため，低密度で照射のパス数を増やすようにした方がよい．上眼瞼部の照射の際には眼球保護のために必ずコンタクトレンズを使用する．

施術部位にはステロイド含有軟膏を塗布し，術直後から発赤と腫脹および顔面の熱感，疼痛の軽減のため，アイスパックなどによるクーリングを十分に行う．術後の熱感は2～3時間で改善するが，炎症に伴う発赤，腫脹は NAFLR では1～2日，AFLR では7日程度継続することが多い．術後に炎症後色素沈着がみられなければ治療間隔を2～4週間程度として治療を継続し，炎症後色素沈着が認められた場合には，色素沈着が軽快するまで待機して治療を再開する．

3）合併症
Fractional laser resurfacing は，従来の ablative laser resurfacing に比べ，皮膚損傷が軽微であるため，合併症が問題になることは少ない．

下記に起こり得る合併症を挙げる．

a）炎症後色素沈着
低出力，低密度照射であっても，治療時のパス数が多くなったり，冷却が不十分だったり，治療間隔が短すぎたり，治療回数が4,5回と多くなってくると炎症後色素沈着の合併率は高くなる．

b）陥凹変形
AFLR はマイクロビーム径が比較的大きいため，高出力照射を行った場合，陥凹変形が起こる可能性がある．マイクロビーム径が大きく凝固層が厚くなるタイプの AFLR には注意を要する．

c）瘢痕形成
NAFLR であっても複数回のパスを短時間で行ってしまえば，照射部位に蓄熱が起こり，Ⅱ度熱傷をきたし，瘢痕形成につながることがある．NAFLR，AFLR ともに治療部の蓄熱には十分に気を付け，治療時および治療後に照射部の冷却を十分に行うことが重要である．

d）肝斑，色素沈着（くすみ）の増悪
肝斑や色素沈着（くすみ）を合併した患者において，顔面のシワの治療として fractional laser resurfacing を行った場合に一時的に肝斑やくすみが増悪することが多い．そのため，治療前の顔面

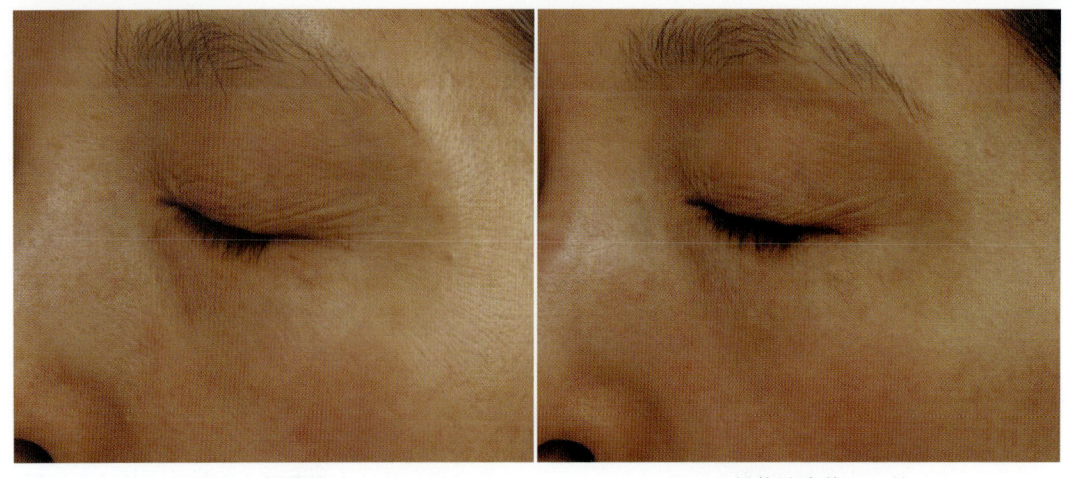

a．初診時　　　　　　　　　　　　b．最終治療後6か月
図 2．症例：64 歳，女性．顔面シワ治療希望

の診断が重要である．

　肝斑や色素沈着（くすみ）が認められないと判断したにも拘らず，発症ないし増悪時した際にはトラネキサム酸内服とともに通常のスキンケアの改善指導を行い，炎症が落ち着いた後に症状に応じて外用美白剤（ハイドロキノン軟膏やトレチノイン含有軟膏）を用いた治療を行う．

症例提示

　64 歳，女性．顔面シワの改善目的にて来院された（図 2）．眼周囲の小ジワが目立つ，またダウンタイムのある治療はできないとの要望があり，NAFLR を選択することにした．Affirm®（スタンピングタイプのフラクショナルレーザー，1440 nm，3.0 J/cm^2，14 mmϕ，2 パス）にて 3 週間おきに前額部から上頚部までの全面照射を 4 回行った．毎治療後には術後 2～3 時間の発赤，腫脹を認めたが，術当日は直後よりアイシングを併用し，翌日より化粧は可能であり，いわゆるダウンタイムは認めなかった．最終治療後 6 か月の状態であるが，眼瞼周囲の皮膚の質感は向上し，小ジワの改善を認め，患者も満足している．

おわりに

　機器によるシワ治療について，シワ，タルミの原因，各種治療法，そしてシワの治療として有効な fractional laser resurfacing の実際について概説した．

　シワ（特に小ジワ）に対しての fractional laser resurfacing はダウンタイムが短く合併症の少ない有用な治療手技であるが，合併症がゼロではない．そのため患者に対しての治療法（方法や合併症について）の説明が非常に重要になってくる．

　美容医療においては，個々の患者の顔貌や皮膚の状態によって治療法が決まってくるが，その上で患者の要望にマッチングした治療技術の提供ができるかが満足度向上の鍵になる．各種治療法に関する十分な説明をした上で患者同意を得て，注意深く施術にあたることが重要である．

参考文献

1) David, L. M., et al.：Laser abrasion for cosmetic and medical treatment of facial actinic damage. Cutis. **43**：583-587, 1989.
2) Fitzpatrick, R. E., et al.：Pulsed carbon dioxide laser resurfacing of photo-aged facial skin. Arch Dermatol. **132**：395-402, 1996.
3) Nanni, C. A., et al.：Complications of carbon dioxide laser resurfacing. An evaluation of 500 patients. Dermatol Surg. **24**：315-320, 1998.
4) Kaufmann, R., et al.：Pulsed erbium：YAG laser ablation in cutaneous surgery. Lasers Surg Med. **19**：324-330, 1996.
5) Goldberg, D. J., et al.：Skin resurfacing utilizing a

low-fluence Nd：YAG laser. J Cut Las Ther. **1**：23-27, 1999.
6) Zelickson, B. D., et al.：Pulsed dye laser for sun damaged skin. Lasers Surg Med. **25**：229-236, 1999.
7) Negishi, K., et al.：Photorejuvenation for Asian skin by intense pulsed light. Dermatol Surg. **27**：627-632, 2001.
8) Manstein, D., et al.：Fractional photothemolysis：A new concept for cutaneous remodeling using microscopic patterns of thermal injury. Lasers Surg Med. **34**：426-438, 2004.
9) Hruza, G., et al.：Skin rejuvenation and wrinkle reduction using a fractional radiofrequency system. J Drugs Dermatol. **8**：259-265, 2009.
10) 大城貴史ほか：フラクショナルレーザー治療機器の光学的特性について．日レ会誌．**33**：175-179, 2012.

書評

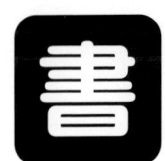

複合性局所疼痛症候群（CRPS）をもっと知ろう
―病態・診断・治療から後遺障害診断まで―

堀内行雄/編（川崎市病院事業管理者）

落合直之（キッコーマン総合病院外科系センター長）

　Complex regional pain syndrome（CRPS）という不可解な病態を示す患者が存在することは誰もが認めるであろう．しかし，明確な定義，診断，治療となると首をかしげたくなるのが偽らざる心境であろう．そのような病態，症候群に真正面に取り組むことは並大抵のことではない．このほど「複合性局所疼痛症候群（CRPS）をもっと知ろう」が堀内行雄氏編集により，全日本病院出版会から上梓された．

　本書は，130ページほどのソフトカバーによる装丁でハンディーかつ，カラフルに項目分けされ，病態，診断，治療，後遺障害，関連・類似疾患と網羅的に執筆されている．各項目の冒頭に執筆者によるポイントのまとめがあり読者に対し親切な取り組みとなっている．

　かつて causalgia また reflex sympathetic dystrophy（RSD）と呼称されていた病態群が，1994年国際疼痛学会で CRPS にまとめられ，さらに2003年には診断基準が発表された．これを受けて国内でも大阪大学医学部麻酔科の眞下節教授を中心に，厚労省の研究班で CRPS 判定指標が作成された．ここでの一連の流れは pain clinic に携わる方々が中心になっており，整形外科関係者から見るとすべてを受け入れられるものとも言い難い点もある．このような情勢のなかで，整形外科医が中心となって CRPS の解説本が出されたことは大変時宜を得たものといえる．

　この本の企画の趣旨は，「現状における CRPS の病理，診断，種々の治療，後遺障害判定をはじめ類似疾患の知識をまとめることで，この本を読んだ医師，特に若手の医師が CRPS や類似疾患に対する知識を深め，逃げ腰にならずに多くの患者を正面から診察し早期から診療していけば，重症化しないようになるのではないか・・・」と治療の章の薬物療法②の執筆者吉田氏が冒頭に掲げた文章にある．

　治療に関しては，残念ながら現状決定的なものがない．企画の趣旨通り CRPS になりそうなものを早期にスクリーニングして，疑わしきは罰するという方針で過剰治療と思われても早期から治療することで，どの項目も一致している．

　CRPS に少なからず関わってきた者として新味を感じたのは，Ⅰ章の病態とⅣ章の後遺障害の項である．病態の章では，疾患概念の変遷から最新の研究動向まで実に要領良くまとめてあるので，CRPS を俯瞰し今後の研究の方向付けをするには大変参考になる．第Ⅳ章では，CRPS 患者を扱う医師が労災などの書類を書くに当たり大変役に立つ内容であり，必読のものといえよう．

　Ⅴ章のジストニア，線維筋痛症を CRPS と関連・類似疾患と捉えるかは，おそらく異論があるのではないだろうか．このような事態は，CRPS の捉え方が漠としているために，CRPS と他疾患の境界が不鮮明となっていることに要因があろう．

　とはいえ，CRPS の現況を把握するには格好のテキストである．

「複合性局所疼痛症候群（CRPS）をもっと知ろう
　―病態・診断・治療から後遺障害診断まで―」

堀内行雄/編（川崎市病院事業管理者）
B5判　130頁　オールカラー
定価4,860円（本体4,500円＋税）
ISBN：978-4-86519-213-1　C3047
　＜構　成＞
　　Ⅰ．病　態
　　Ⅱ．診　断
　　Ⅲ．治　療
　　Ⅳ．後遺障害
　　Ⅴ．関連・類似疾患

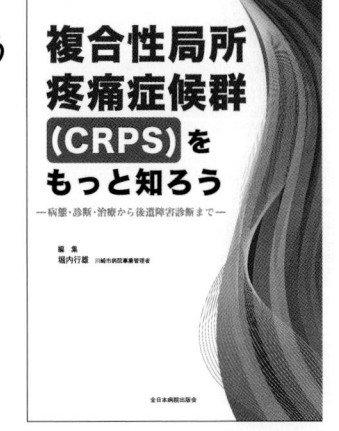

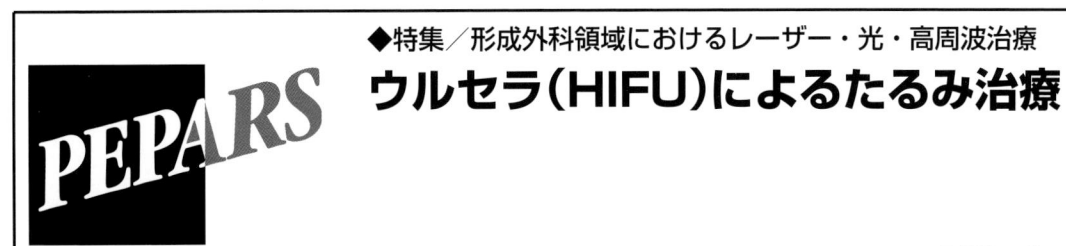

◆特集／形成外科領域におけるレーザー・光・高周波治療

ウルセラ(HIFU)によるたるみ治療

石川 浩一*

Key Words：ウルセラ(Ulthera)，高密度焦点式超音波(HIFU)，非手術(non-surgical)，スキンリサーフェシング(skin resurfacing)，スマス(SMAS)，熱による若返り(thermal rejuvenation)

Abstract　ウルセラ・高密度焦点式超音波(HIFU)は，一定の深度の皮内・皮下に超音波エネルギーを収束させ，点状の熱タンパク変性を起こす．その照射深度は，4.5 mm，3.0 mm，1.5 mm の 3 つがある．4.5 mm は SMAS，3.0 mm は真皮深層，1.5 mm は真皮浅層～中層をターゲットにする．
　また，点状の熱は，連続し隣接することで線状の熱の性質を持ち，線の収縮の方向性を利用して，たるみをリフトアップさせるベクトル効果が生じる．3 つの層の組み合わせとリフティング・ベクトルを効率よく組み合わせたプロトコルを考案した．ウルセラ治療を 878 症例 1,679 回行い，その効果と副作用について考察した．

はじめに

1960 年代レーザーが開発され，皮膚に対する治療として早くからその臨床応用が始まった[1]．単純性血管腫や太田母斑などの疾患に対する治療は，選択的光熱溶解(selective photothermolysis)[2] の登場で大きく進歩した．選択的光熱溶解に基づく治療は，疾患の原因のクロモフォアを明確なターゲットとして破壊し，周囲組織へのダメージを最小限に抑えることが要点である．一方，炭酸ガスレーザーやエルビウムヤグレーザーは，生体の主成分である水分に反応するため選択性に乏しいが，1990 年代に Laser skin resurfacing[3] として，表皮から真皮浅層に一時的熱損傷を与え，その創傷治癒反応により skin texture や皮膚形態の改善を図る皮膚の若返り治療として，主に欧米で発展した．当初の Laser resurfacing は ablative であり，色素沈着等の副作用と長いダウンタイムなど，多くの問題点があった．これらの問題の大部分は表皮の損傷によるものであり，これらを解決するため，レーザー照射方法や照射方式により表皮の損傷を抑えた non-ablative laser[4]，点状にレーザーを照射する fractional laser resurfacing[5] へと発展した．

Skin resurfacing のもう一方の発展は，表皮を損傷せずに真皮に熱変性を起こすレーザー以外のエネルギーソースの開発へと向かう．その 1 つは高周波(radiofrequency)で，真皮コラーゲンに特異的に熱を発生することができる．代表的な ThermaCool™[6]，赤外線を利用した光治療器[7]，双極性高周波と赤外線の混合器[8] などがある．光・レーザー・高周波はいずれも電磁波を用いた治療であったが，ウルセラシステムのエネルギーソースは超音波(音波)であり，高密度焦点式超音波(high intensity focused ultrasound；HIFU)は，真皮と皮下組織に点状に集中する熱変性を起こすことができる[9]～[12]．光・レーザー，高周波との違いがあるが，これらの skin tightening 治療も熱損傷を起こすという意味においては，skin resurfacing の 1 つの発展形とも考えられる．

---

* Hirokazu ISHIKAWA，〒104-0061　東京都中央区銀座 5-4-9 ニューギンザ 5 ビル 10 階　医療法人社団優成会クロスクリニック銀座，院長

使用機器

ウルセラシステム Ulthera™ System（Ulthera 社，アリゾナ州，米国）（以下，ウルセラ）は，治療用の高密度焦点式超音波の照射と検査用の超音波による画像描出を同時に1つのトランスデューサーでできるようになっている（図1）．Microfocused ultrasound with visualization（MFUV）とも言われる[13]．

高密度焦点式超音波（HIFU）は，一定の深度の皮内・皮下において超音波エネルギーを収束させ，点状に近い熱タンパク変性を起こすことができる．点の熱変性部位は1mm以下である．HIFUを照射するトランスデューサーは，取り換え式で照射深度を変換することができる．照射深度は，4.5mm，3.0mm，1.5mm の 3 つがある．超音波は周波数が高いほど指向性が高まる．つまり高い周波数ほど小さな点に収束することができる．焦点深度 4.5mm の周波数は 4 MHz，焦点深度 3.0mm は 7 MHz，焦点深度 1.5mm は 10 MHz である．それぞれの熱量は，焦点深度 4.5mm で 1.20～0.75 J，3.0mm で 0.45～0.25 J，1.5mm で 0.25～0.15 J，つまり，深部ほど焦点が大きく熱量が大きい，浅層ほど焦点が小さく熱量も小さい．

部位に合った焦点深度を選択し，使い分けるか，重ね打ちする（図2）．

2009年治療開始した当初は，4.5mm と 3.0mm の 2 つの焦点深度であったが，2012 年から 1.5mm も使用できるようになった．これによりウルセラでは，3 つの深さのタイトニングが可能になった．深さの組み合わせのバリエーションも増えた．

トランスデューサーは 1 照射で，25 mm の長さ

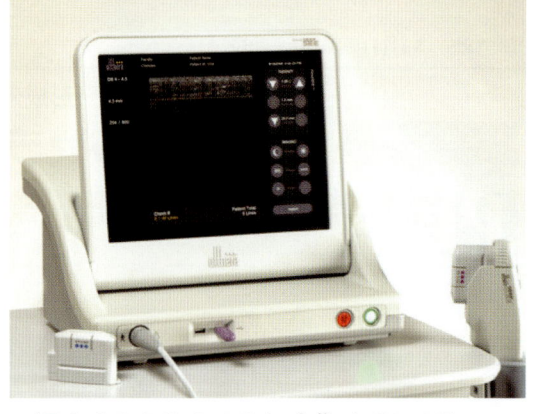

図 1．ウルセラ・システム．本体・トランスデューサー

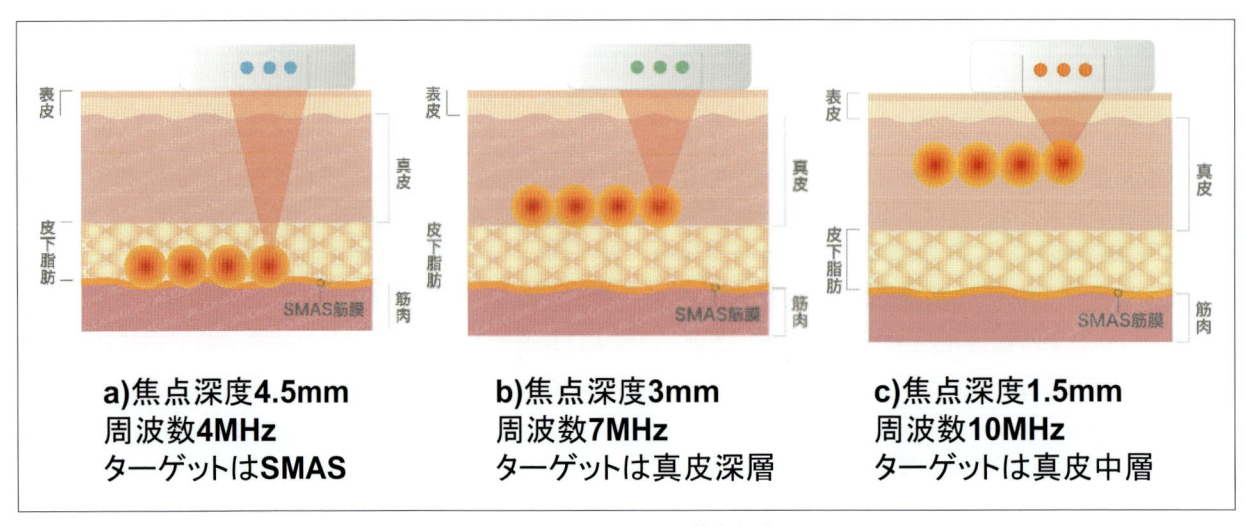

a) 焦点深度4.5mm
周波数4MHz
ターゲットはSMAS

b) 焦点深度3mm
周波数7MHz
ターゲットは真皮深層

c) 焦点深度1.5mm
周波数10MHz
ターゲットは真皮中層

図 2．ウルセラ 3 つの焦点深度
限局的に 65～70℃ までヒートアップ
Micro-thermal damage は直径 1 mm 以下で，ライン状（25 mm）に，1.5 mm 間隔（焦点深度 4.5 mm），1.1 mm 間隔（焦点深度 3.0 mm と 1.5 mm）で照射される．

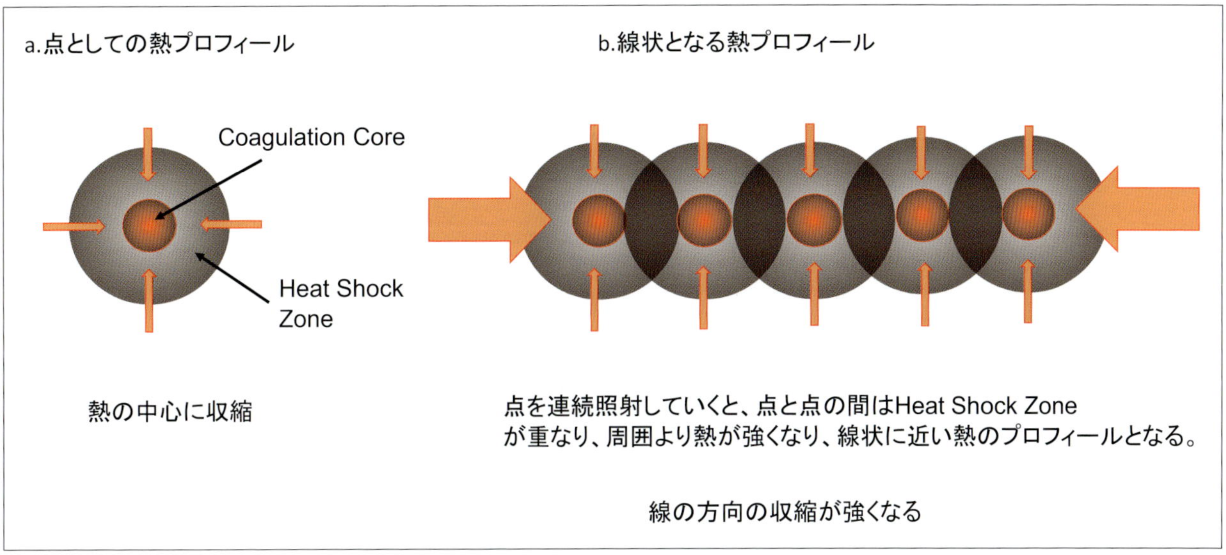

a.点としての熱プロフィール	b.線状となる熱プロフィール
Coagulation Core / Heat Shock Zone	
熱の中心に収縮	点を連続照射していくと、点と点の間はHeat Shock Zoneが重なり、周囲より熱が強くなり、線状に近い熱のプロフィールとなる。
	線の方向の収縮が強くなる

図 3. ウルセラのサーマルダメージ 2次元モデル

に等間隔で点状に熱変性部位を作る(図3).ウルセラでは,この1照射を1ラインと呼ぶ.焦点深度 4.5 mm は 1.5 mm 間隔で最大 17 ポイント,焦点深度 3.0 mm は,1.1 mm 間隔で最大 23 ポイント,焦点深度 1.5 mm は,1.1 mm 間隔で最大 23 ポイントである.25 mm の照射距離は短縮も可能だが,眼周囲や口唇に照射しやすい先端が細いナロー・タイプ(13 ポイント)がある.

検査用超音波は,いわゆるエコー診断装置で,皮膚・皮下組織を長さ 25 mm 深さ最大 8 mm まで描出し,HIFU 照射時の治療部位の状態をエコー下に確認することができる(図4).

方法・症例

2009 年 3 月から 2015 年 8 月までに,878 症例に対して 1,679 回のウルセラ治療を行った.年齢 25~80 歳,平均 48.1 歳,女性 853 名,男性 25 名である.基本的に無麻酔で,治療中の痛みを緩和するために冷風を使用した.痛みに対し恐怖感がある場合はリドカイン麻酔クリームによる表面麻酔,1 例のみに表面麻酔と局所麻酔を併用した.治療間隔は,6~12 か月で反復治療をすることを勧めている.

照射方法は,開始当初から現在まで変化しているため,同一のプロトコルでは行われていない.2009 年の開始時から主に 4 つのプロトコルを用

いた.**A 法**[14](180 ライン single layer):片側頬部に 4.5 mm で 40 ライン,耳前部 10 ライン,下眼瞼に 3.0 mm で 10 ライン,こめかみ 15 ライン,額 30 ライン.**B 法**[14](190 ライン double layer):頬・耳前部に 4.5 mm で 40 ライン,重ねて 3.0 mm 20 ライン,下眼瞼・こめかみに 3.0 mm で 20 ライン,額に 30 ライン.**C 法**[14](210~270 ライン SMAS tightening):SMAS tightening を強化して頬・耳前部に 4.5 mm で 40~50 ライン,頬・こめかみ・下眼瞼に 3.0 mm で 30~40 ライン,額に 3.0 mm で 30 ライン.

2012 年,1.5 mm トランスデューサー開発以降は,3 つの照射深度を重ねて triple layer に照射.頬・耳前部に 4.5 mm で 40 ライン,頬に 3.0 mm で 30~40 ライン,下眼瞼から頬に 1.5 mm で 30~40 ライン,額に 1.5 mm で 30 ラインの計 230~270 ライン,さらに,アゴ下の治療を希望する場合は,4.5 mm で 40 ライン,3.0 mm で 30~40 ラインを追加する.アゴ下まで治療した場合は 300~350 ラインになる.徐々に改良を加え,照射の向き,照射密度を考慮した照射方法(ベクトル法:図10)で行っている.照射強度は一貫して 4.5 mm で 1.20 J,3.0 mm で 0.45 J とウルセラに設定されている最大値を使用し調節しなかった.1.5 mm は,皮膚表面の腫れの反応をみながら 0.25~0.15 J の間で調節した.眼窩下神経ならび

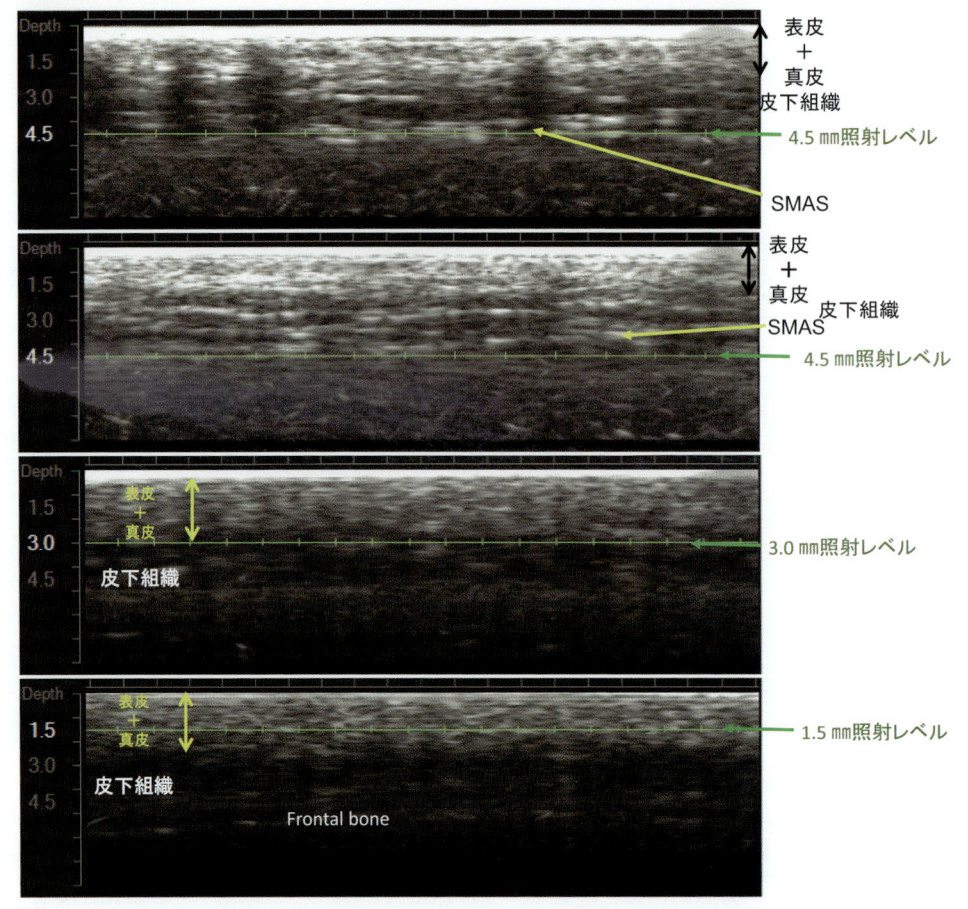

図 4. ウルセラ・エコー画像

a/b/c/d
a：耳前部：SMAS 4.5 mm　　b：耳前部：SMAS 4.5 mm. aと同一部位を圧抵
c：頰部 3.0 mm　　d：前額部 1.5 mm

表 1. ウルセラによる主な副作用(すべて一過性)

状 態	損傷部位	症 状	焦点深度	消失までの期間	頻 度
熱傷	表皮・真皮	紅斑, 線状隆起	1.5 mm	数時間	頻発
	表皮・真皮	紅斑, 線状隆起	4.5 mm・3.0 mm	数日〜2週間	稀
	血管	内出血	4.5 mm・3.0 mm	数日	極めて稀
神経麻痺	顔面神経側頭枝	前頭筋麻痺	4.5 mm	1〜3か月	極めて稀
	顔面神経下顎縁枝	口角下制筋・下唇下制筋麻痺	4.5 mm	1〜3か月	極めて稀
	眼窩下神経	上口唇周囲の知覚鈍麻	4.5 mm・3.0 mm	1〜2週間	極めて稀
	眼窩上神経・滑車上神経	前額部・頭部の知覚鈍麻	3.0 mm	1〜2週間	頻発

(神経損傷の可能性のある部位は, 原則当該焦点深度の照射は行わない.)

に顔面神経下顎縁枝の末梢走行部位に 4.5 mm と 3.0 mm の照射を避けた.

結　果

治療効果は, 直後から引き締め感を感じることも多いが, 多くの症例で 2〜3 か月にかけて, 皮膚の張り, リフト感, 皮膚の質感の改善を感じる. 即時効果は熱による収縮であり, 遅延効果は創傷治癒機転によるコラーゲン新生によるものである.

症例のうち 2009 年 3 月から 2014 年 7 月まで初回治療を行った 781 症例を 2014 年 8 月まで追跡した結果, 2 回目以上の治療を希望し施行したの

図 5.
ウルセラ 1.5 mm 照射直後の腫れ
1 時間程度で消失する．
点と点が連続すると線状の腫れとなる．ウルセラが線状の熱プロフィールをもつことを示す．

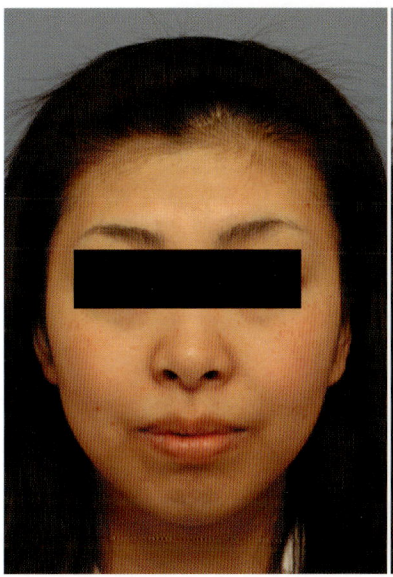

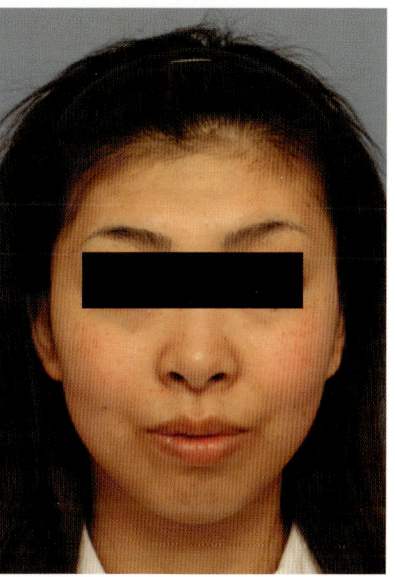

図 6.
症例 1：31 歳，女性．ウルセラ 180 ライン（4.5 mm 100 ライン，3.0 mm 80 ライン）Single Layer（A 法）
　a：治療前正面
　b：1 か月後正面．眉毛挙上，midface 挙上，フェイスラインの引き締め

は 317 名であった．反復して治療を受けることを患者満足度として考えると 40.6％であった．これまで最高で 15 回の反復治療を受けている．また，これによる皮膚障害はない．

　副作用で重篤なものはないが，最も患者から訴えがあるのは，軽度の筋肉痛様の疼痛ないし違和感で，ほとんどは数日で消失する．1 例で下顎縁に径 2 cm 程度の範囲で知覚麻痺，1 例で軽度の片側顔面神経麻痺症状が出たが 3 か月程度で消失した．1 例に血管損傷による内出血がみられた．1 例で頬部に陥凹をきたす熱傷，2 例で頸部に遷延する線状瘢痕様の浮腫がみられた．これらはステロイド含有軟膏の使用により 2 週間程度で消失した．皮膚表面の熱傷はトランスデューサーの皮膚接触面が浮くことで，HIFU の焦点が設定よりも浅くなってしまうことが原因と思われる．特に 4.5 mm ないし 3.0 mm で照射面がジェルの介在で浮いた場合の膨疹が遷延する．軽度の副作用は日常生活に大きな支障がないため，患者からの訴えがない場合も多い．1.5 mm では，直後に皮膚表面に膨疹が生じるが 1 時間程度で消失する（図 5）．

症例 1：31 歳，女性（図 6）
　A 法 180 ライン
　眉毛位置挙上，眉毛挙上，midface 挙上，フェイスラインの引き締め効果がみられる．高周波治療など非外科たるみ治療では，比較的若年層では患者満足が得られないことが多いが，ウルセラは 30 歳代前半の比較的若年層にも有効なことが多い．

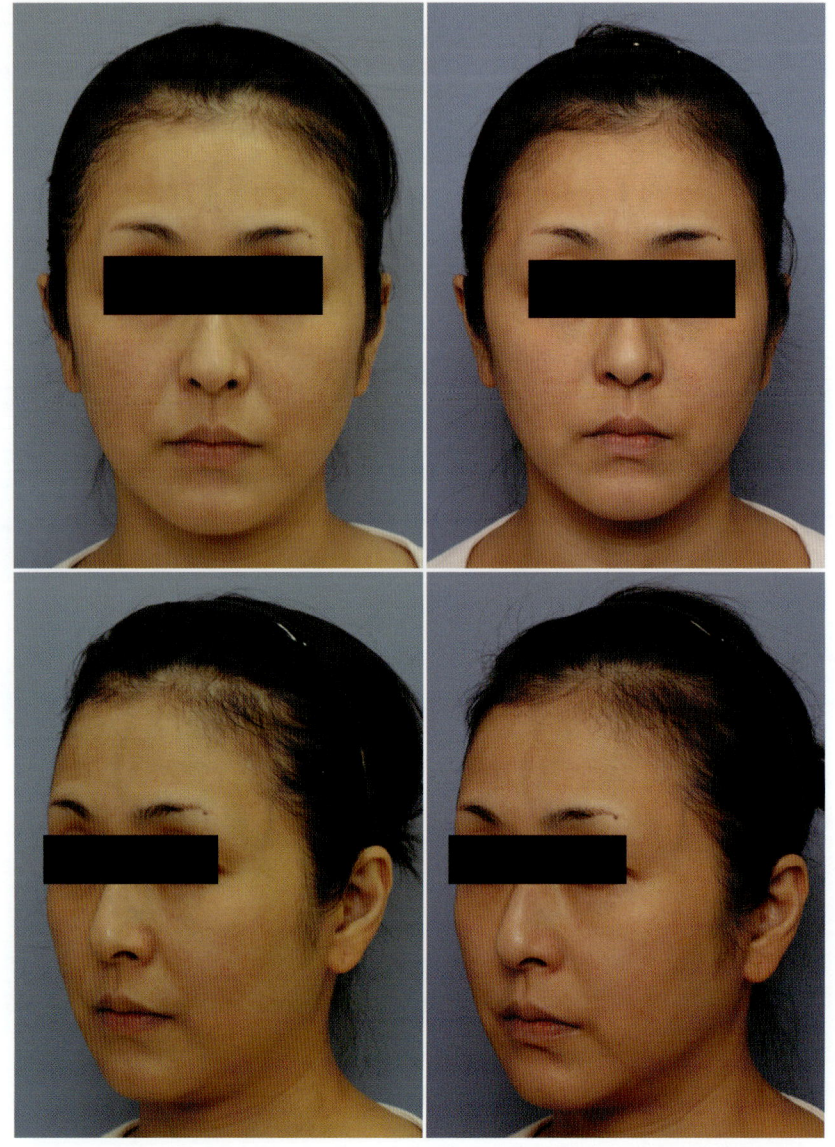

図 7. 症例 2：42 歳，女性．ベクトル法（アゴ下まで）350 ライン Triple Layer
（4.5 mm 120 ライン，3.0 mm 120 ライン，1.5 mm 110 ライン）
a：治療前正面
b：2 か月後正面．Midface の挙上，鼻唇溝の改善，フェイスラインの引き締め
c：治療前斜位
d：2 か月後斜位．Midface の挙上，鼻唇溝の改善，フェイスライン・アゴ下の引き締め

症例 2：42 歳，女性（図 7）
ベクトル法 350 ライン
　正面像で midface の挙上と法令線の改善，フェイスラインの引き締めがみられる．側面像 midface の挙上，鼻唇溝の改善，フェイスライン・アゴ下の引き締めがみられる．

症例 3：56 歳，女性（図 8）
フェイスリフト手術の既往がある．
　A 法 180 ライン，B 法 200 ライン 2 回，C 法 200 ライン 6 回，計 9 回継続．
　フェイスリフトの既往がある場合，SMAS 層のタイトニング効果が通常より大きい場合がある．3 回目までは強力な引き締め効果がみられる．5

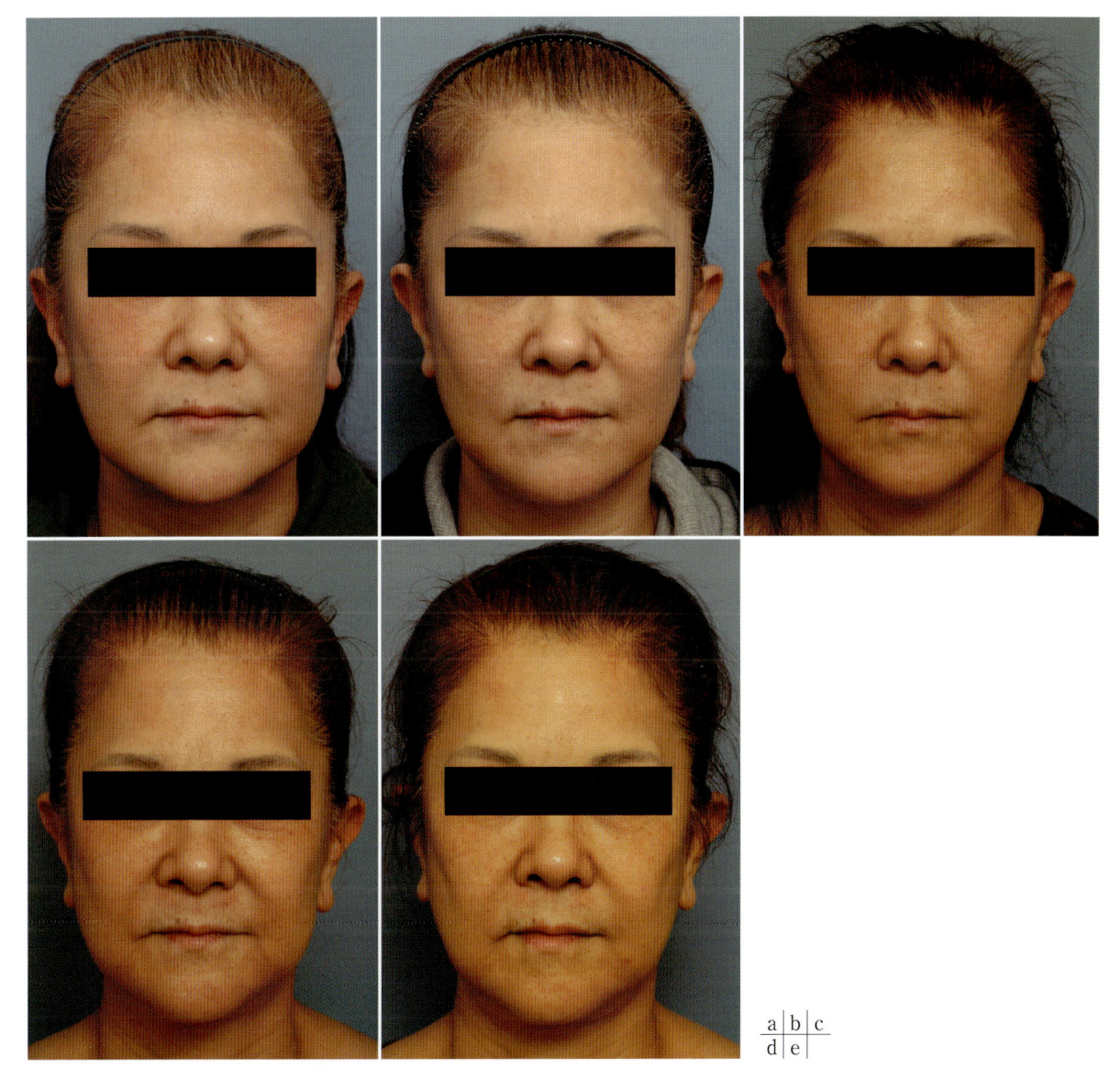

図 8. 症例 3：56 歳，女性．ウルセラ 9 回治療．長期経過
a：56 歳，治療前．A 法 180 ライン
b：初回治療後 1 か月．フェイスラインと lower cheek の引き締まり
c：59 歳，3 回治療後 9 か月，初回から 2 年 5 か月．2 回目・3 回目 B 法 200 ライン
d：61 歳，7 回治療後 5 か月，初回から 4 年 4 か月．C 法 200 ラインを継続
e：62 歳，9 回治療後 7 か月，初回から 5 年 3 か月．フェイスラインの引き締まりは継続している．

年 3 か月後もフェイスラインは保たれているが，60 代以降は加齢変化による midface のボリュームロスがみられる．深部組織の萎縮が起こる年齢ではヒアルロン酸注入との併用が望ましい．

考　察

1．照射プロトコルと照射のテクニック

ウルセラをどのような向きに照射するのがよいのか，3 つの照射深度を顔の部位にどのように効果的に照射すべきか，どのようなテクニックがあるのか，記載されたものは少ない．メーカー推奨の照射法では，水平方向に連続して照射し，方向に関しては考慮されていない．また推奨プロトコルも変遷している．現在行っている照射プロトコルと照射のテクニックについて述べる．

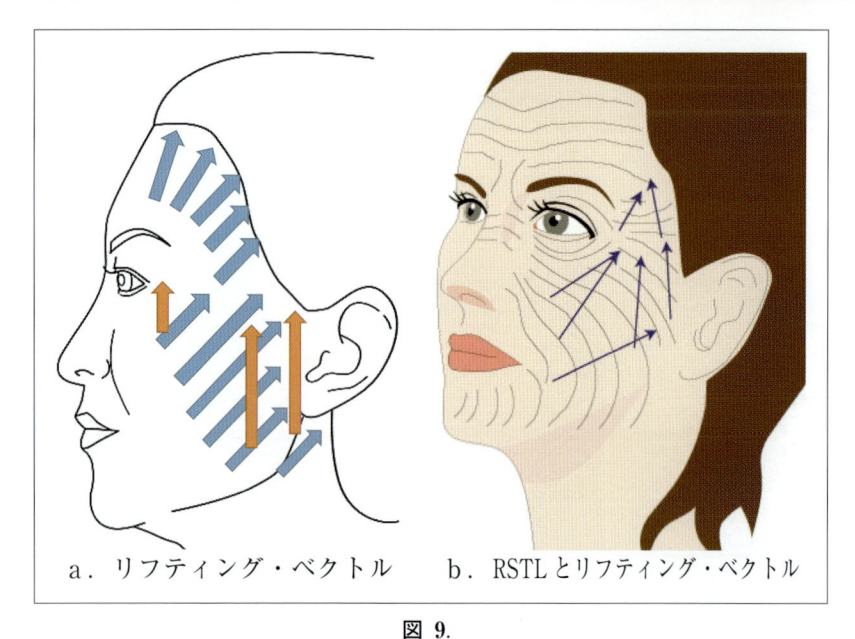

a．リフティング・ベクトル　　b．RSTL とリフティング・ベクトル

図 9．
(b は Reproduced with permission from Ruberg, R. L. In Smith, D. J.：Plastic Surgery, A Core Curriculum. Mosby, St. Louis, 1994. より引用改変)

A．照射の向きとベクトル照射について

ウルセラのサーマルダメージを点として解析すると，1 焦点は，中央部が最も温度の高い coagulation core ができ，周囲に熱が拡散するヒートショックゾーンを形成する(図 3-a)．ウルセラの 1 ラインは，点の連続として照射されるが，点と点の間のヒートショックゾーンはライン上で重なり，この部位の熱変性は周囲よりも強くなると推測され，点の連続により線状に近い熱変性が形成され，ラインの方向に強い収縮力を持つと考えられる(図 3-b，図 5)．この引き締めの向きを利用すれば，ベクトルをもったリフト治療ができる．ベクトルの方向は，フェイスリフト手術の SMAS の引き上げの方向[15)16)]や MACS lift[17)]の方向を参考にし，概ね斜め 45°をメインベクトルとし，垂直方向のベクトルを組み合わせて照射した(図 9-a)．また，熱による引き締めは，ある意味，皮内・皮下に起こる微細な瘢痕拘縮と考えると，より拘縮を起こすため RSTL に垂直に照射することで，効率よく引き締めを起こす向きになるのではないかと考えることもできる(図 9-b)．

B．照射の密度について

面として収縮を強くしたいエリアは，照射密度を上げるために照射量を多くするが，平行に等間隔で連続してラインを詰めていくと，疼痛が強い．照射密度を高くするために照射の軸を少し変えて，格子状あるいは十字状に交差させ重ね照射するようにしている．

C．圧抵による照射深度の違い

照射深度は，トランスデューサーの皮膚への圧抵の仕方により 1～2 mm 程度変化する．

図 4-a のエコー像は，照射深度 4.5 mm で圧抵せずに SMAS 層を描出したものであるが，全く同じ位置で圧抵すると照射深度は SMAS よりも下の sub-SMAS layer になる(図 4-b)．このように，圧抵の強弱で 1～2 mm 程度の深度の調節ができる．Sub-SMAS layer の retaining ligament や deep fat をターゲットにできる可能性がある．ただし，神経損傷には注意を要する．また，逆に皮膚接触面を浮かせすぎると，皮膚表面の熱傷の原因となるので注意を要する．

1）照射深度 4.5 mm(図 4-a)

4.5 mm は SMAS をターゲットにした照射深度である．Non-surgical の SMAS リフト[14)]は，SMAS と SMAS に連続する皮膚層を熱収縮するように照射する．ただし，実際に検査エコー像で SMAS が確認できるのは，耳下腺下部周囲だけであることが多い(図 4-a)．SMAS の厚さは耳下腺

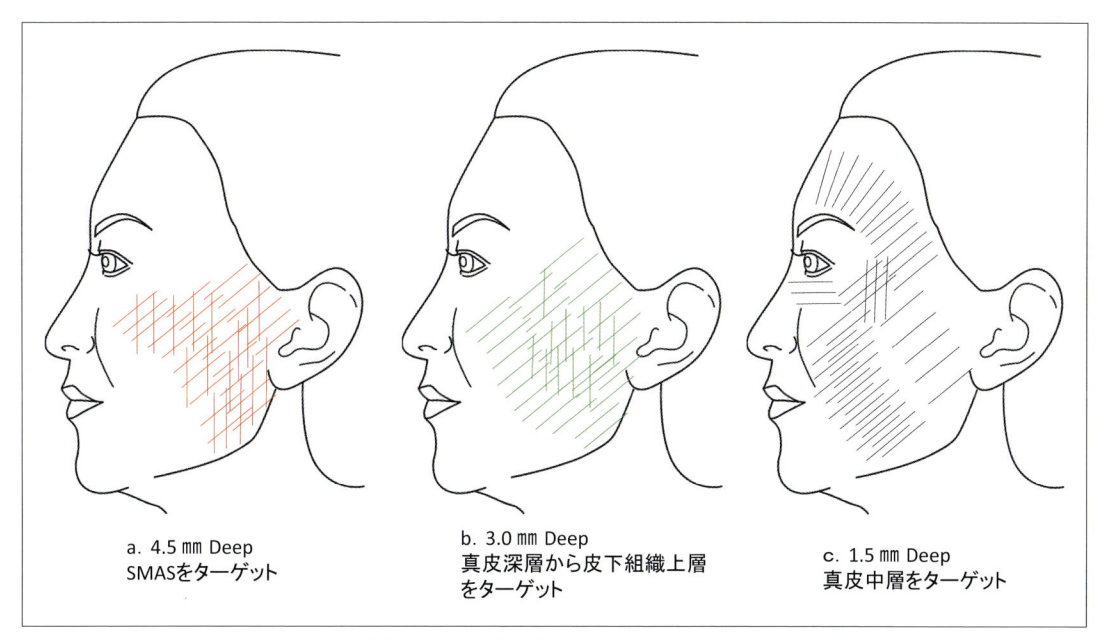

図 10. ベクトル法　3-Layer method

a. 4.5 mm Deep SMASをターゲット
b. 3.0 mm Deep 真皮深層から皮下組織上層をターゲット
c. 1.5 mm Deep 真皮中層をターゲット

下部で最も厚い(0.455±0.097 mm),耳下腺上部で(0.419±0.065 mm),上方は頬骨上から temporoparietal fascia に連続し,下部は広頚筋に連続,内側は薄くなり表情筋群と同一となる[18].

皮膚が薄い症例では,照射深度 4.5 mm は SMAS より深くなることがあり,トランスデューサーの押し付けを弱めにするか,照射深度 3.0 mm を SMAS の深さにマッチさせて使用する.症例ごとに照射深度を選ぶ必要がある.また,極めて皮膚が薄い場合,耳下腺前縁より内側,咬筋上で顔面神経下顎縁枝ないし頬筋枝,あるいは吻合部に HIFU がヒットすることがあり,この際,口角の振動を認める.このような症例では,この部位への 4.5 mm の照射は避け,3.0 mm あるいは 1.5 mm に切り替えるべきである(1 例その後の放散痛を認めた)(図 11).

2）照射深度 3.0 mm(図 4-c)

照射深度 3.0 mm は,真皮深層をターゲットとする.また真皮が薄い症例では,3.0 mm が皮下組織あるいは SMAS に一致することもある.通常 3.0 mm は神経を損傷しないと思われるので,頬部全体に照射することができるが,極端に皮膚の薄い症例では,特に口周囲の照射は注意を要する.前額部では,滑車上神経,眼窩上神経にヒットすると前頭部から頭皮内に違和感を生ずるため,この部位では注意を要するか,1.5 mm が好ましい.

3）照射深度 1.5 mm(図 4-d)

真皮浅層〜中層をターゲットとする.神経損傷のリスクが少ないため,顔面全体に照射することができるが,皮膚接触面がしっかりとフィットできない部位では,線状の腫れが強くなるので注意を要する.4.5 mm,3.0 mm では照射できない口周囲に照射できるため,マリオネットライン,鼻唇溝の改善を見込める.また,真皮浅層の熱作用による肌質改善効果がみられる.照射後の線状の腫れは必発であるが,通常 1 時間程度で消失する(図 5).

D．3-Layer method

3 つの照射深度を効率よく 3 層に重ね照射する方法を図 10 に示す.

4.5 mm では SMAS を中心に深部を,3.5 mm では頬を全体的に,1.5 mm は口周囲,下眼瞼,前額部を照射する.実際には照射量が多いほど効果が上がるが,日本人では,効果,痛み,治療時間,費用コストなどを考慮して 300〜400 ラインの照射が適当と思われた.

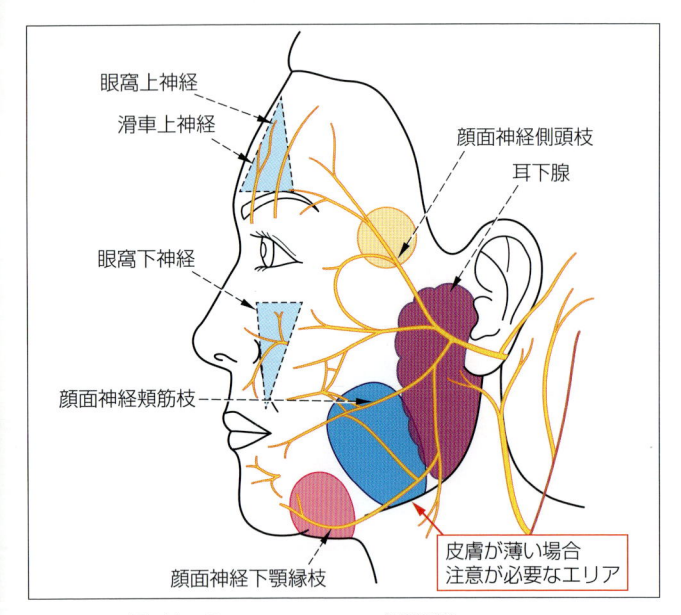

図 11. Dangerous zone of HIFU treatment

2. 神経損傷の危険ゾーン(図 11)

ウルセラによって起きる神経損傷は，主に炎症によるものと考えられ，すべて一過性のものであり重篤な症状を呈するものは経験していない．特に 4.5 mm では顔面神経下顎縁枝，ならびに側頭枝，眼窩下神経の損傷に注意する．これらの部位は 4.5 mm の使用は避けるべきである．皮膚の薄い症例では，耳下腺前縁周囲で，4.5 mm で下顎縁枝，頬筋枝，あるいはその吻合部に影響する可能性があるので注意する．前額部に 3.0 mm を使用する時は眼窩上神経/滑車上神経に留意すべきである．焦点深度は皮膚の厚みや照射法に影響されるので注意する．

3. ウルセラと他の治療との併用療法

熱による皮膚若返り治療(thermal rejuvenation)は，熱のプロフィールの違う機種を併用することで，より良い結果が得られることが多い．同じたるみ治療でも，サーマクールは RF(高周波)の性質で volumetric な熱と皮膚に垂直方向の引き締めに優れており，ウルセラとサーマクールの同時併用治療をウルサーマ™と命名し行っている．また，フラクショナルレーザーは表皮を含め 1 mm 程度の深さに熱作用が及ぶので，ウルセラ 1.5 mm と併用するとその部位の肌質改善効果が上がる．ウルセラはボトックス，フィラーなどほとんどの non-surgical treatment とも併用するこ とができる．

まとめ

ウルセラは超音波によるたるみ治療器である．真皮あるいは皮下組織に超音波エネルギーを小さな焦点に集中し，熱凝固を起こすことができる．他のエネルギーソースより優位なのは，表皮・真皮だけではなく，皮下組織の SMAS をターゲットにすることができることである．また，照射のベクトルに留意した照射方法を考案した．

参考文献

1) 菊池　眞：レーザー医学の基礎．レーザー治療最近の進歩(第 2 版)．波利井清紀監修．pp3-17, 克誠堂出版，2008．
2) Anderson, R. R., Parrish, J. A.：Selective photothermolysis：precise microsurgery by selective absorption of pulsed radiation. Science. 220：524-527, 1983.
3) 新橋　武：Ablative laser resurfacing．レーザー治療最近の進歩(第 2 版)．波利井清紀監修．pp156-163, 克誠堂出版，2008．
4) Goldberg, D. J.：Ablative and non-ablative facial skin rejuvenation. CRC Press, 2003.
5) Manstein, D., Herron, G. S., Sink, R. K., et al.：Fractional photothermolysis：a new concept for cutaneous remodeling using microscopic patterns of thermal injury. Lasers Surg Med. 34(5)：426-438, 2004.
6) 新橋　武：高周波(radiofrequency)による non-surgical skin tightening. 日美外報．26：169-176, 2004.
7) Carniol, P. J., Dzopa, N., Fernandes, N., et al.：Facial skin tightening with an 1100-1800 nm infrared device. J Cosmet Laser Ther. 10(2)：67-71, 2008.
8) Yu, C. S., Yeung, C. K., Shek, S. Y., et al.：Combined infrared light and bipolar radiofrequency for skin tightening in Asians. Lasers Surg Med. 39(6)：471-475, 2007.
9) Gliklich, R., White, M., Slayton, M., et al.：Clinical Pilot Study of Intense Ultrasound Therapy to Deep Dermal Facial Skin and Subcutaneous Tissues. Arch Facial Plast Surg. 9：88-95, 2007.

10) White, M., Makin, I., Slayton, M., et al.：Selective Transcutaneous Delivery of Energy to Porcine Soft Tissues Using Intense Ultrasound (IUS). Lasers Surg Med. **40**：67-75, 2008.

11) Laubach, H., Makin, I., Barthe, P., et al.：Intense Focused Ultrasound：Evaluation of a new treatment modality for precise microcoagulation within the skin. Dermatol Surg. **34**(5)：727-734, 2008.

12) 宮田成章：高密度焦点式超音波による顔面たるみ治療．日美外報．**32**：64-69，2010.

13) Fabi, S. G.：Noninvasive skin tightening：focus on new ultrasound techniques. Clin Cosmet Investig Dermatol. **8**：47-52, 2015.

14) 石川浩一：【アンチエイジング美容医療 最前線】超音波（ウルセラ）による抗加齢医療．PEPARS. **45**：50-58，2010.

15) Hamra, S. T.：The deep plane rhytidectomy. Plast Reconstr Surg. **86**：53-61, 1990.

16) Hamra, S. T.：Composite rhytidectomy. Plast Reconstr Surg. **90**(1)：1-13, 1992.

17) Verpaele, A., Tonnard, P., Gaia, S., Guerao, F. P., Pirayesh, A.：The third suture in MACS-lifting：making midface-lifting simple and safe. J Plast Reconstr Aesthet Surg. **60**(12)：1287-1295, 2007.

18) Broughton, M., Fyfe, G. M.：The superficial musculoaponeurotic system of the face：A model explored. Anat Res Int. **2013**：794682, 2013.

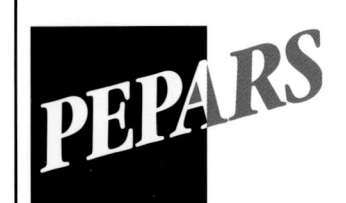

◆特集/形成外科領域におけるレーザー・光・高周波治療

成熟瘢痕の高周波治療

山本有紀[*1] 上中智香子[*2]

Key Words：痤瘡瘢痕(acne scar)，高周波治療(radio frequency treatment)，電磁波(electromagnetic wave)，インピーダンス(impedance)

Abstract レーザーとは異なり，厳密な波長や周波数の定義はなく，電気より高い周波数の電磁波を活用した高周波治療は多くの分野で活用されている．本稿では，日常の診療で最も遭遇する尋常性痤瘡後に生じる陥凹性瘢痕に対しての高周波治療を述べる．瘢痕を含めた，美容皮膚科分野での疾患・状態に対する安全で有効な高周波治療は，リアルタイムの皮膚の温度測定やインピーダンス測定が必要となる．

はじめに

成熟瘢痕は，皮膚壊死などによって生じた組織欠損が，肉芽組織の形成を経て最終的に緻密な膠原線維や結合組織に置き換わることを示す．本稿では，日常の診療で最も遭遇する尋常性痤瘡後に生じる陥凹性瘢痕に対しての高周波治療を述べる．痤瘡瘢痕治療は，本邦では，トリクロロ酢酸[1]や高濃度グリコール酸を用いたケミカルピーリング[2]の有用性の報告はあるが副作用が強く，日本では推奨されていない．一方，レーザー・高周波治療に関しては様々な機器での有効性の報告がなされているが，線源，波長，パルス幅，エネルギー密度などが機種により異なり検討が不十分である．

今回，我々は高周波治療を用いた臨床試験を行い，陥凹性痤瘡瘢痕に対する有効性を評価したので報告する．

高周波治療とは

高周波はレーザーと異なり，厳密な波長や周波数の定義はなく，電気より高い周波数の電磁波のことである．医療分野では，肝癌・肺癌などの治療や静脈瘤の治療など多くの分野で用いられ，基本的には目的とする部位に熱変性もしくは壊死を誘導する治療法である．我々が用いた，eMatrix™(Syneron/Candela 社，米国)は，高周波治療装置で唯一，スキン・リサーフェシングの適応でFDAより承認を取得したシステムで，瘢痕・痤瘡瘢痕・しわ・タイトニングなどに用いられている(表1)．美容部門で用いる高周波治療器には，電極の配置によりモノポーラー式とバイポーラー式があるが，皮膚の状態の改善目的に使用されるのは，麻酔が不必要で全身的な副作用がないバイポーラー式である(図1)．eMatrix™も，バイポーラー式で，ハンドピース先端に装着された皮膚に接触する電極は，径250μmの微細なactive電極が64(8×8)並び，その周囲に比較的面積の大きな対極板が4個，配置されている．このactive電極と4つの面積の大きな対極板との間で電子の往復運動により大きな熱エネルギーを発生

[*1] Yuki YAMAMOTO，〒641-0012 和歌山市紀三井寺 811-1 和歌山県立医科大学，病院教授/同大学皮膚科，准教授
[*2] Chikako KAMINAKA，同，講師

表 1. 美容医療における主な高周波治療器

メーカー	機種	周波数	RF 形態	用途
Solta Medical	Thermacool CPT	6.78 MHz	モノポーラ RF	タイトニング
Syneron Medical	ePrime	460 KHz	ニードル式フラクショナル・バイポーラ RF	タイトニング
Syneron Medical	eMatrix	1 MHz	フラクショナル・バイポーラ RF	リジュビネーション・瘢痕・痤瘡瘢痕・しわ・タイトニング
Syneron Medical	eMax	1 MHz	バイポーラ RF+レーザー／バイポーラ RF+ブロードバンド	リジュビネーション・しみ・タイトニング・しわ
Syneron Medical	ePlus	1 MHz	バイポーラ RF+レーザー／バイポーラ RF+ブロードバンド	リジュビネーション・しみ・タイトニング・しわ
Alma Laser	Tenor	40.68 MHz	バイポーラ RF／ユニポーラ RF	タイトニング
Alma Laser	Ultra Accent	40.68 MHz	ユニポーラ(アンテナ型)RF	Body Contouring
Pollogen	SMAS-Up	1 MHz	トライポーラ(バイポーラの一形態)	タイトニング・Body Contouring
BTL	Exilis	2〜3 MHz	モノポーラ+同軸超音波	タイトニング・Body Contouring
Indiba	Indiba CRet	390〜449 KHz	モノポーラ	温熱作用
Cutera	TruSculpt	1 MHz	モノポーラ	Body Contouring
EndyMed	EndyMed Pro	1 MHz	フラクショナル RF	タイトニング
Ellman	Pellevé	4 Hz	モノポーラ	タイトニング

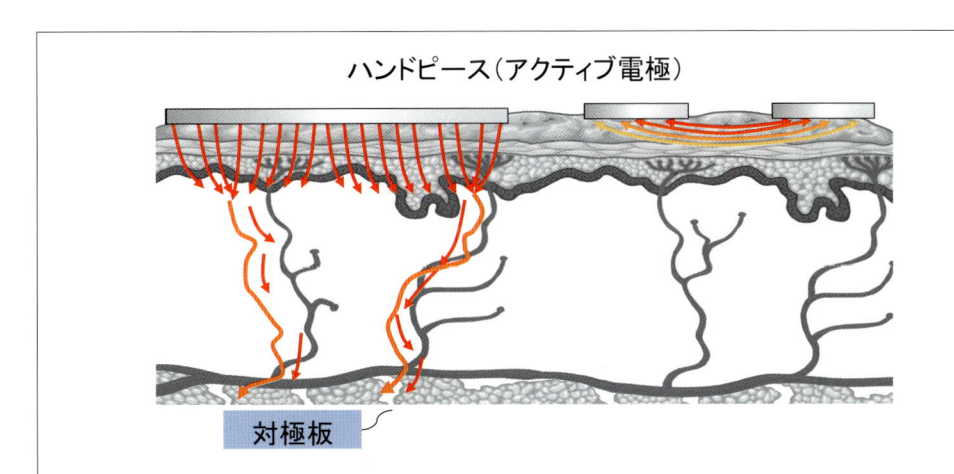

図 1. 美容医療における高周波治療機

対極板の設置部位により，モノポーラー電極とバイポーラー電極の 2 パターンの通電方法がある．前者は，ボディシェイプやセルライト治療に，後者はスキンタイトニングなどの皮膚治療に用いる．

させる．理論的には，発生する熱エネルギー（ジュール熱）は，$J=I^2 \times R \times t$（J：ジュール熱，I：電流，R：インピーダンス，t：秒）となる．熱変性層は末広がりに円錐形に形成されるように設計され，他のフラクショナルレーザーよりも表皮の熱ダメージは少なく，真皮へ強力な熱作用を及ぼすとされているため，レーザーよりもダウンタイムが短い．Zelickson らは，病理組織学的に検討した結果，治療後では真皮の膠原・弾力線維に限局した熱変性が観察されるが，神経や血管に対する影響はみられなかったと報告している[3]．

高周波治療の病理組織学的検討[4]

当科では，2012 年 8 月から顔面の陥凹性痤瘡瘢痕病変を有する 20 歳以上の患者 16 例に対して，Fractional RF 照射療法を施行し，病理組織学的に検討を行った．

照射方法として，Fractional RF（eMatrix™）を用いて，Program C 62 mJ/pin，治療カバー率 7%/2 pass で照射した．

顔面の陥凹性痤瘡瘢痕（box scar type）病変を有した 6 症例に対して，照射前と 1 pass もしくは 2 pass 照射直後，照射 30 分後に 4 mm パンチ皮膚生検を行い，照射後の組織変化について検討した．

また，control として，皮膚付属器の多い腋窩健常皮膚を用いて，照射前と 2 pass 照射 30 分後の 1 例を検討した．

1．HE・エラスチカワンギーソン染色

HE・エラスチカワンギーソン染色を行い，各群における照射前後の膠原・弾性線維の変化について比較検討した．その結果，照射により毛包周囲の膠原線維間の裂隙を認めることより，組織変性は特に毛包周囲に認められる特徴をもつことを発見した（図 2, 3）．また，組織変性は台形状に表皮から真皮深部に及び，1 pass より 2 pass 照射の方が深部までの変性を可能にすることも明らかにした．

2．膠原・弾性線維の面積比

2 pass 照射 3 回以上では，照射 1 か月後の膠原線維は照射前と比較して有意に増加した．また，弾性線維においても，同様に 2 pass 照射 3 回以上では真皮乳頭層から網状層，および，真皮網状層から皮下組織にかけて有意な増加を認めた．

顔面の尋常性痤瘡や陥凹性痤瘡瘢痕に対する Fractional RF（eMatrix™）治療の有効性の検討[5]

1．方　法

顔面の尋常性痤瘡や陥凹性痤瘡瘢痕を有する成人患者 23 名に対して，Fractional RF（eMatrix™）を用い Program C 62 mJ/pin，2 pass 治療カバー率 7%の設定で，1 か月に 1 回の治療間隔で計 5 回照射した．観察日は，試験開始時，および 5 回施術 3 か月後を含め計 7 回行った．

評価項目を以下に示す．
1）皮膚所見；皮疹数減少率，医師による痤瘡皮疹，および痤瘡瘢痕の評価
2）写真撮影（VISIA® Evolution）
3）レプリカによる凹凸の解析
4）皮膚生理機能の計測：角質水分量，皮脂量，経皮水分蒸散量（TEWL），皮表 pH
5）有害事象
6）研究協力者へのアンケート：患者による治療効果と満足度

2．結　果

A．臨床的効果

1）痤瘡皮疹

炎症性皮疹数，非炎症性皮疹数ともに，治療 1 回後より非照射部位と比較して，有意に減少した．また，治療 3 か月後では，両者とも皮疹数は増加傾向がみられるも，非照射部と比較して有意差を認めた（図 4）．

2）痤瘡瘢痕

治療前と治療終了 3 か月後の写真を比較して，5 段階評価（0＝無効，1＝少し改善（1～25%改善），2＝中等度改善（26～50%改善），3＝改善（51～75%改善），4＝著効（76～100%改善））を行った．

その結果，軽症の痤瘡瘢痕は中等度や重症の痤瘡瘢痕部位と比較して有意に改善を認めた．また，

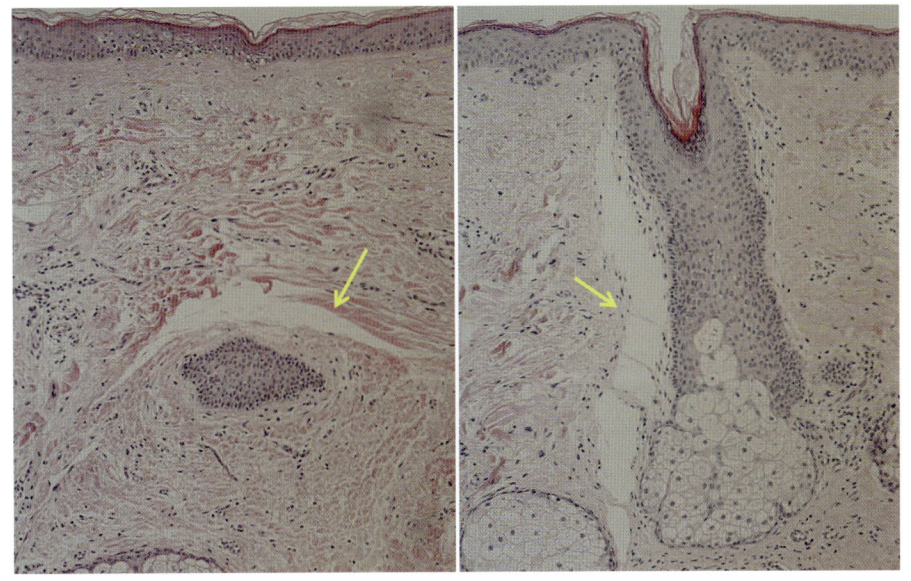

図 2. Fractional RF(eMatrix™：Syneron/Candela 社製)照射後の病理組織学的所見
照射後には，毛包周囲に明瞭な裂隙を観察した．(HE stain×100)

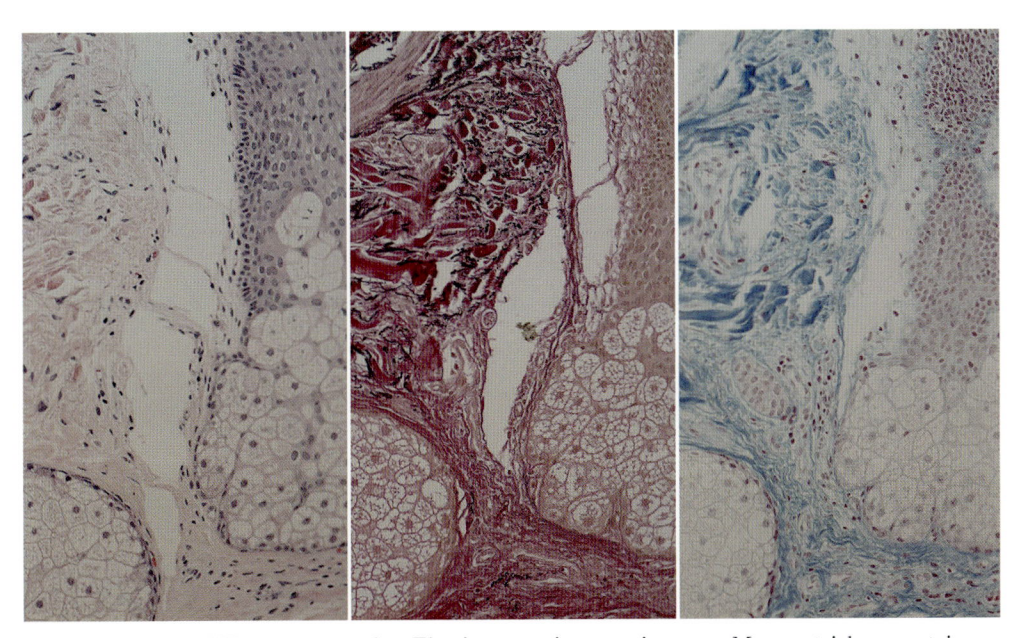

　　a．HE　　　　　　b．Elastica van gieson stain　　c．Masson trichrome stain
図 3. Fractional RF(eMatrix™：Syneron/Candela 社製)照射後の病理組織学的所見
強拡大では，膠原線維に沿って裂隙がみられ，周囲に炎症細胞浸潤は認めない．

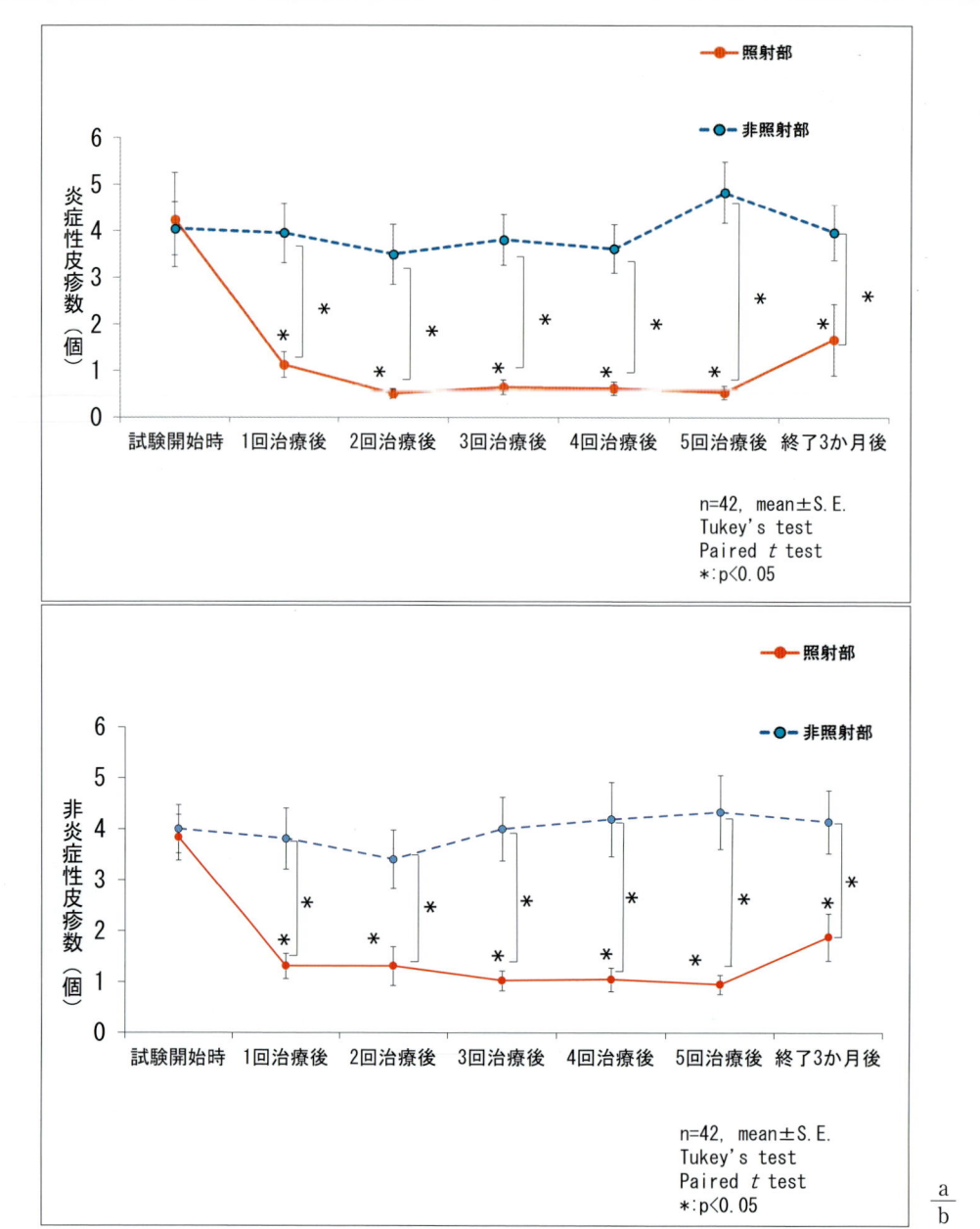

図 4. Fractional RF（eMatrix™：Syneron/Candela 社製）照射後痤瘡皮疹の変化
a：炎症性皮疹数
b：非炎症性皮疹数
炎症性皮疹・非炎症性皮疹ともに，照射1回後より非照射部位と有意差をもって減少した．

レプリカを用いた評価においては，3-D In vivo 画像分析でベースラインと5回目の治療後，およびベースラインとフォローアップ来院時とを比較すると，その差は有意であった（$p<0.05$, 図 5-a, b）．また，個々の瘢痕の評価においても，平均の深さと最大の深さは，ベースラインと5回目治療後3か月との比較で有意な減少がみられた（$p<0.05$）．

B．有害事象・安全性

患者の皮膚の水分量やバリア機能にはほとんど変化がみられなかったものの，治療部位での皮脂量は治療後有意に減少した．

また，皮膚科専門医により，発赤，腫脹，痂皮形成などを治療時に判定を行った結果，問題になる有害事象はなく，施術後の発赤・腫脹・痂皮形

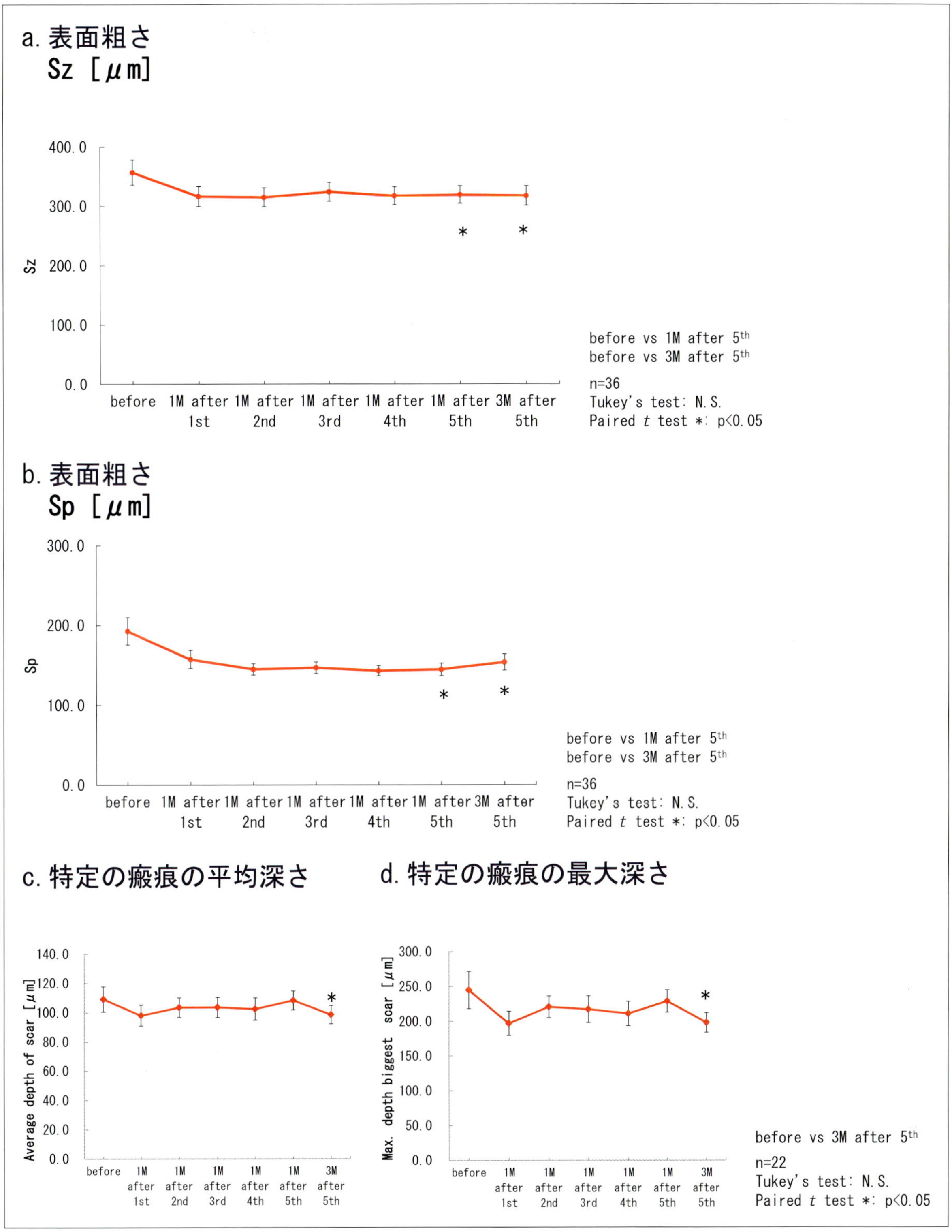

図 5. Fractional RF(eMatrix™：Syneron/Candela 社製)照射後の痤瘡瘢痕のレプリカ画像を用いた評価
　a：表面の粗さ(Sz)．全測定領域における，最も高い凸部 5 か所と最も低い凹部 5 か所の平均値，すなわち垂直方向の粗さを示す Sz の検討では，照射 5 回 1 か月後と治療前を比較して有意に改善を認め，その効果は 3 か月間継続した．
　b：表面の粗さ(Sp)．プロファイル凸部の平均高さを示す Sp の検討でも同様の結果を認めた．
　c：特定の瘢痕の平均深さ
　d：特定の瘢痕の最大深さ
　特定の瘢痕の深さに関しては，平均値・最大値ともに，照射 5 回 3 か月後に有意に改善を認めた．

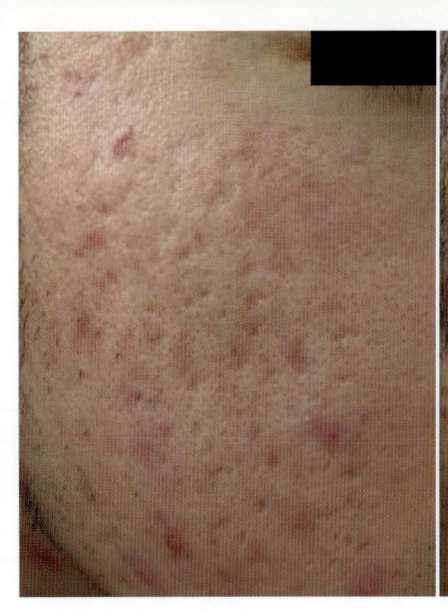

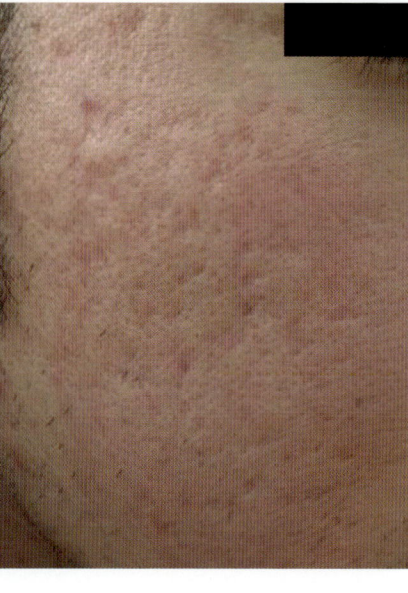

図 6.
症例提示(32歳,男性)
開始時(a)と比較して,照射3回終了3か月(b)では,痤瘡皮疹はほとんど観察されない.また,軽度の瘢痕は改善するも深い瘢痕は効果が少ない.

成は軽度未満,施術中の疼痛も中等度未満で一時的なものであった.

C．患者満足度

治療の満足度は,治療1回後から"まあまあ満足した"以上の回答を得た.

Skindex16では,感情と機能,全体において試験前後で有意差を認め,本治療によってQOLの改善を認めたことが示された.

まとめ

今回,我々がeMatrix™を用いて,痤瘡瘢痕に対する有用性を病理組織学的,また,臨床的効果を検討したので報告した.

高周波は皮膚においては,特に毛包に沿って流れる可能性を示唆し,また,重ね打ちの有用性を病理組織学的に確認した.また,真皮膠原線維や弾性線維の増加を誘導させるためには少なくとも3回以上の治療が必要であると考える.

臨床的には,痤瘡瘢痕のみならず痤瘡皮疹への有効性が確認された.痤瘡瘢痕に関しては,レプリカを用いた検討では,表面の粗さや個々の瘢痕の深さは5回治療3か月後には有意な改善がみられた.しかし,肉眼的には5回治療では,浅い瘢痕がかなり改善しているのと比較して深い瘢痕に対する効果は乏しいと考える(図6).本治療法では5回以上の治療が望まれると考える.

今後の展望

レーザーとは異なり,厳密な波長や周波数の定義はなく,商用電源より高い周波数の電磁波を活用した高周波治療は多くの分野で活用されている.美容皮膚科部門での実臨床においては,安全で有効な治療にはリアルタイムの皮膚の温度測定やインピーダンス測定が必要であることより,どの機器を診療に導入するかは難しい.また,発生するジュール数はインピーダンス(電気抵抗)に比例することより,皮下組織の付属器周囲の電気抵抗は今後検討されるべき内容であり,さらなる治療の幅が広くなることが予想される.

なお,深い瘢痕に対しての高周波治療に関しては,ハンドピースを少し移動させた照射法,また,皮下組織に水分を補充する方法などの新しい開発が期待される.

<利益相反の開示>

謝　辞

和歌山県立医科大学寄附講座光学的美容皮膚科講座は(株)ジェイメックの寄附金にて支援されている.

参考文献

1) 北野幸恵,内田日奈子:ざ瘡後陥凹瘢痕に対する高濃度部分的TCA法による治療経験.形成外科.

49 : 573-580, 2006.
2) Erbağci, Z., Akcali, C. : Biweekly serial glycolic acid peels vs. long-term daily use of topical low-strength glycolic acid in the treatment of atrophic acne scars. Int J Dermatol. **39** : 789-794, 2000.
3) Zelickson, B. D., Kist, D., Bernstein, E., Brown, D. B., Ksenzenko, S., Burns, J., Kilmer, S., Mehregan, D., Pope, K. : Histological and ultrastructural evaluation of the effects of a radiofrequency-based nonablative dermal remodeling device. Arch Dermatol. **40** : 204-209, 2004.
4) Kaminaka, C., Uede, U., Nakamura, Y., Furukawa, F., Yamomoto, Y. : Histological studies of facial acne and atrophic acne scars treated with a bipolar fractional radiofrequency system. J Dermatol. **41** : 435-438, 2014.
5) Kaminaka, C., Uede, M., Matsunaka, H., Furukawa, F., Yamamoto, Y. : Clinical studies of the treatment of facial atrophic acne scars and acne with a bipolar fractional radiofrequency system. J Dermatol. **42** : 580-587, 2015.

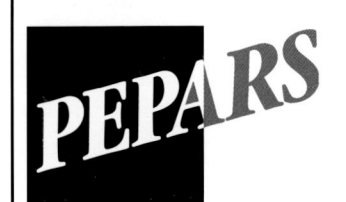

◆特集／形成外科領域におけるレーザー・光・高周波治療

肥厚性瘢痕のレーザー治療

小川　令*

Key Words：肥厚性瘢痕（hypertrophic scar），ケロイド（keloid），色素レーザー（dye laser），Nd：YAG レーザー（Nd：YAG laser），フラクショナルレーザー（fractional laser）

Abstract　肥厚性瘢痕は，赤く隆起した疼痛や搔痒を伴う病的瘢痕である．増殖した膠原線維を減量するのであれば，炭酸ガスレーザーや Er：YAG レーザーなどの従来型剝皮的レーザー，増殖した血管を減少させるのであれば，色素レーザーや Nd：YAG レーザーなどが選択肢となる．しかし，従来型剝皮的レーザーの効果はその再発率の高さ故，歴史的に否定され，色素レーザーや Nd：YAG レーザーが主として用いられている．また，併用療法として 1）内服薬，2）外用薬，3）安静・圧迫・固定療法，4）注射，5）メイクアップ治療などが考えられ，症例によっては治療効果が高まると考えられる．

はじめに

肥厚性瘢痕は，赤く隆起した疼痛や搔痒を伴う病的瘢痕である．真皮網状層に到達する深さの創において，真皮網状層で炎症が持続することにより発症する．たとえば熱傷では強い炎症が長期間生じるため，肥厚性瘢痕を生じるリスクが高い．また，縫合創では炎症を持続させる大きな要因は，創を動かすという物理的刺激である．

上皮系（表皮）と間葉系（真皮と皮下組織）の創傷治癒は異なる．上皮は表皮細胞が創面を被覆したら完成するため，縫合創などは 1 週間程度で治癒したようにみえるが，真皮や皮下組織は線維芽細胞の働きによって線維が産生されて創傷治癒に時間がかかる．よって，上皮化が終了してからもしばらく創の安静・固定を含めた管理が必要であり，肥厚性瘢痕が，受傷後 1～3 か月以降から出現するようにみえる理由が，この創傷治癒の時間差である．

さらに，肥厚性瘢痕やケロイドを悪化させる因子が判明しつつあり，エストロゲンなどの性ホルモン[1]，高血圧[2]などもリスク因子である．肥厚性瘢痕やケロイドは思春期以降に悪化することが多く，特に女性は妊娠で悪化し，また高血圧を有している患者は肥厚性瘢痕やケロイドが悪化することが報告されている．

肥厚性瘢痕の真皮網状層では，炎症によって真皮結節（dermal nodule）と言われる膠原線維塊が認められる[3]．それに加え，増殖した毛細血管や神経線維などが確認され，これらが赤く隆起し，疼痛や搔痒を伴う原因となる．この肥厚性瘢痕をレーザー治療する場合，線維量を減少させたり，血管数を減少させるという方法論が考えられる．

レーザーの選択，適応と限界

肥厚性瘢痕の病態を考えた時に，増殖した膠原線維を減量するのであれば，炭酸ガスレーザーや Er：YAG レーザーなどの従来型剝皮的レーザー，増殖した血管を減少させるのであれば，色素レーザーや Nd：YAG レーザーなどが選択肢となる．

しかし，炭酸ガスレーザーは多くの論文で 70% 以上の高い再発率が報告されており[5]，その故，炭酸ガスレーザーの効果は歴史的に否定されてい

---

* Rei OGAWA, 〒113-8603　東京都文京区千駄木 1-1-5　日本医科大学付属病院形成外科・美容外科，主任教授

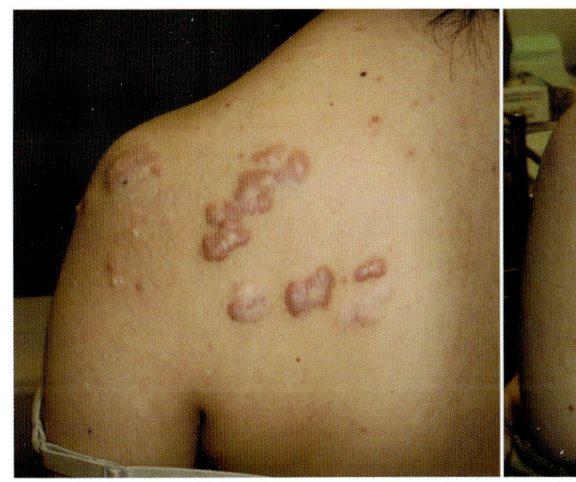

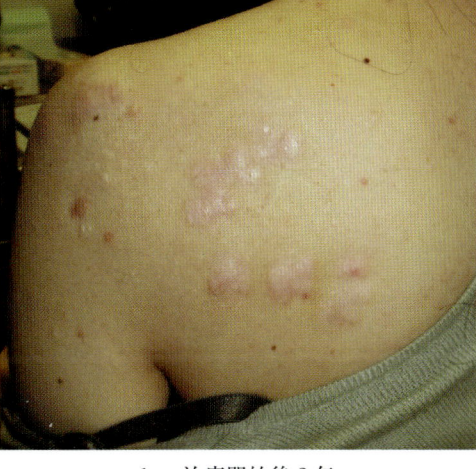

　　　　　a．治療前　　　　　　　　　　　　　b．治療開始後 2 年
図 1．肩甲部の痤瘡から発生した肥厚性瘢痕・ケロイド
28 歳，女性．Nd：YAG laser（キュテラ社製）を 5 mm spot，75 J/cm², 25 msec の設定で，月に 1 回照射した．治療開始後 2 年で隆起は残存するが，色調および搔痒などの自覚症状は改善した．

る[4]．たとえば，肥厚性瘢痕やケロイドのリスク因子も少ない患者で，物理的刺激が少ないと思われる部位に発症した小さな肥厚性瘢痕程度のものであれば，炭酸ガスレーザーの適応となる場合もあるかと思う．しかし，肥厚性瘢痕・ケロイドに盲目的に炭酸ガスレーザーを照射すれば，新たな創を作成するだけで，根本的な改善にはならないであろう．フラクショナル炭酸ガスレーザー[6]や，Er：YAG レーザー[7]の効果を示唆する論文も散見されるが，エビデンスレベルの高い論文はまだない．従来型剝皮的レーザーは手術に比べれば侵襲度は低いかもしれないが，肥厚性瘢痕の手術後には副腎皮質ホルモン剤含有テープなどの併用療法が有効であるように，レーザーアブレージョンにおいても併用療法を用いるべきであることは容易に想像できる．このような背景から，肥厚性瘢痕やケロイドに対しては，色素レーザーや Nd：YAG レーザーが主として用いられてきた[8〜10]．

具体的には，物理的刺激が常時加わる関節可動部を越えるような線状肥厚性瘢痕，胸部正中に水平方向に増大するケロイドなどはレーザー単独での改善は大変困難である．これらは第一選択が手術療法となることが多い．特に顔面や下腹部，関節部を除く上肢・下肢の肥厚性瘢痕などはレーザー療法のよい適応であると考えている．

1．色素レーザー

Alster らは，パルス色素レーザーが肥厚性瘢痕やケロイドの色調や質感を改善させ得ることを初めて報告した[8]．ただ，臨床的な実感としてその改善度は高いものではなく，それ故 5-FU やトリアムシノロンの注射を併用した報告が多いのも事実である[11)12)]．効果が不十分である原因として，レーザーの届く深さが考えられる．肥厚性瘢痕における厚みのある真皮網状層が標的であるが，たとえば 585 nm の色素レーザーでは網状層に十分到達するとは考えにくい．トリアムシノロンなどの局所注射で膠原線維の厚み自体を減少させた上でレーザー治療を行うのは理にかなっていると考えられる．

2．Nd：YAG レーザー

我々は，1064 nm のロングパルス Nd：YAG レーザーを用いて，肥厚性瘢痕およびケロイドを治療し，その効果を報告してきた[9)10)]．その効果は色素レーザーに比べて高いと考えているが，レーザー照射の設定条件や対象の均一化が困難であり，質の高い臨床研究は未だ報告できていないものの，他施設の報告と同様に，臨床的に明らかな効果が実感できる（図 1〜4）．通常，65〜75 J/cm²・25 msec の設定で 1 月に 1 度程度照射を行っているが，肥厚性瘢痕・ケロイドの部位によってその

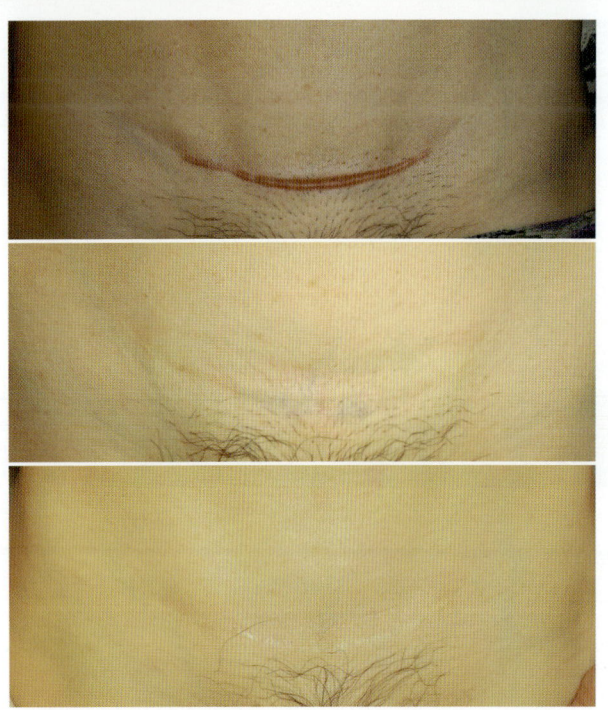

図 2.
帝王切開横切開後の腹部肥厚性瘢痕
　a：治療前
　b：治療開始後半年
　c：治療終了後 2 年

51 歳，女性．Nd：YAG laser（キュテラ社製）を 5 mm spot，75 J/cm²，25 msec の設定で，月に 1 回照射した．自宅ではシリコーンテープによる固定を行った．治療開始後半年で色調と隆起が劇的に改善した．半年で治療を終了，その 2 年後，完全な成熟瘢痕となった．

効果・再発率は明らかに異なり，1 年間のレーザー照射で，胸部の再発率は 52.9％，上腕が 35.7％，肩甲部が 25％，下腹部は 4％であった[10]．胸部，上腕，肩甲部のものは従来で言う典型的な「ケロイド」，下腹部のものは従来で言う典型的な「肥厚性瘢痕」であったが，この分類では，「肥厚性瘢痕」の方が「ケロイド」に対して有意に 1064 nm ロングパルス Nd：YAG レーザーの効果が高い，と考えられた．

3．その他

980 nm ダイオードレーザー[13]や Nd：Van レーザー[14]を肥厚性瘢痕・ケロイドに使用した報告が散見される．いずれも一定の効果があるという報告であるが，その作用機序は不明で，質の高い臨床研究が望まれる．

併用療法

レーザー治療との併用療法の代表的なものは，1)内服薬，2)外用薬，3)安静・圧迫・固定療法，4)注射，5)メイクアップ治療などが考えられる．

1．内服薬

内服薬では抗アレルギー剤であるトラニラスト（リザベン®）が保険適応である．各種炎症細胞が出す化学伝達物質を抑制することにより，痒みなどの自覚症状を抑え，病変自体を沈静化させる[15)～17)]．また，保険適応はないが漢方薬の柴苓湯も症状軽減に効果があるとされる．レーザー施行中も無理なく併用できる．

2．外用薬

外用薬としていくつか効果のあるものが報告されている．1 つは，抗炎症作用を持つデルモベート®やリンデロン®をはじめとするステロイド軟膏・クリームや，スタデルム®など非ステロイド系抗炎症剤である．ステロイドは毛細血管の拡張やステロイド痤瘡といった副作用もあるので，長期間の盲目的な使用は控える．2 つ目はヘパリン類似物質（ヒルドイド®）で，硬い瘢痕組織に水分を持たせて軟化させる作用がある．3 つ目はワセリンなどの保湿剤である．貼布剤としてはフルドロキシコルチド（ドレニゾン®テープ）やデプロドンプロピオン酸エステル（エクラー®プラスター）が利用される．後者はステロイドのランクが高いので，フルドロキシコルチドで効果が得にくい場合に用いるとよい．レーザー照射は 1 月に 1〜2 度施行するが，その間これらの外用薬を使用しておくとよい．

図 3.
帝王切開縦切開後の腹部肥厚性瘢痕
　a：治療前
　b：治療開始後 2 年
32 歳，女性．Nd：YAG laser（キュテラ社製）を 5 mm spot，75 J/cm², 25 msec の設定で，月に 1 回照射した．自宅ではドレニゾン®テープを毎日貼付した．治療 2 年で色調と隆起が劇的に改善したが，瘢痕の幅は改善しないため，美容的な問題となり得る．

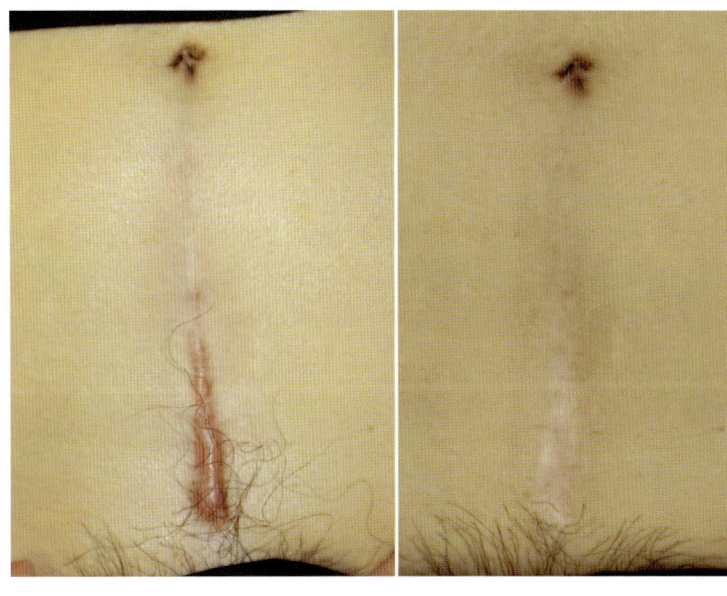

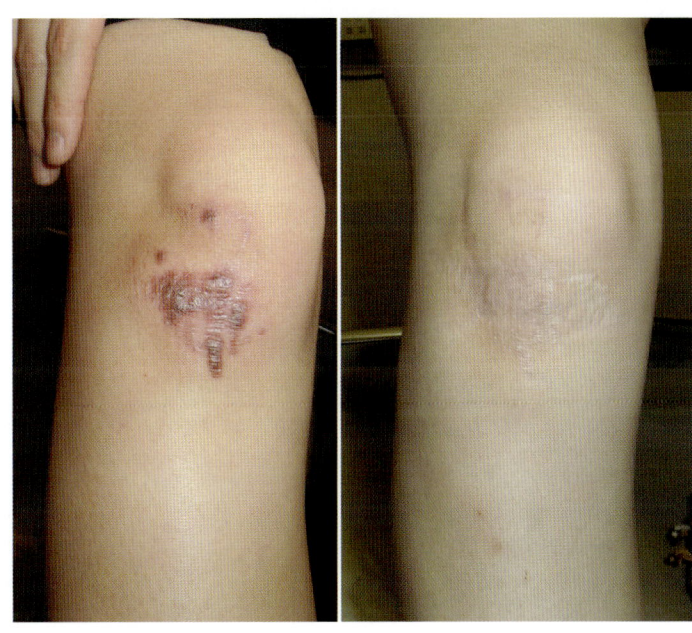

図 4.
擦過創後の膝の肥厚性瘢痕
　a：治療前
　b：治療開始後 1 年
17 歳，女性．Nd：YAG laser（キュテラ社製）を 5 mm spot，70 J/cm², 25 msec の設定で，月に 1 回照射した．自宅ではドレニゾン®テープを毎日貼付した．治療開始後 1 年で色調と隆起が改善した．

3．安静・圧迫・固定療法

　肥厚性瘢痕は，サポーターや包帯などで圧迫・固定することで，局所の血流量が減少し，炎症が軽減するとされる．肥厚性瘢痕は，張力がかかる部位にできる傾向が強いので，創部を安静に保つ意味でも重要である．また，安静・固定の意味では，シリコーンジェルシート（F シート®，シカケア®など），ポリエチレンジェルシート（傷ケアシート®），またソフトシリコーンテープ（メピタック®ないし 3 M™ やさしくはがせるシリコーンテープ），安価なサージカルテープ（サージカルテープハダ®，マイクロポア®）も使用される[18]．水で洗浄して繰り返し使うことができるものもあり，またサージカルテープは，毎日貼り替えると角質を障害するため，そのまま風呂やシャワーに入ってよく，剥がれたら貼り替えるようにするとよい．Nd：YAG レーザーの照射後と併用する場合でも照射日の夜から併用してよいが，粘着力の強いものは注意を要する．

4．注　射

　副腎皮質ホルモン剤（トリアムシノロン：ケナコルト®）を注射する．赤みや盛り上がりは著明に

減少するが，量が多すぎると脂肪萎縮が生じ，凹んだ瘢痕になることがある．毛細血管拡張や周囲の皮膚の菲薄化も問題となる．痤瘡の悪化，女性では副腎皮質ホルモンの影響で生理不順が生じることもあるため注意が必要であり，緑内障や白内障を有する患者には禁忌である．生理不順を予防するためには，トリアムシノロンで1回5mg以内に留める．また疼痛があるため，麻酔テープやリドカイン（1％キシロカイン®）を併用したり，30Gなどの細い針を使うようにする．硬い瘢痕に直接注射するのではなく，辺縁の正常皮膚から瘢痕直下に注射するようにすべきである．大きな肥厚性瘢痕には量が多く必要であるため使用が難しいが，厚みが改善することによりレーザーの効果が出やすいので，瘢痕の厚みの改善目的で行うとよい．レーザーと注射を同日に行う場合は，レーザーを照射し，その後に注射をうつとよい．

5．メイクアップ治療

肥厚性瘢痕は赤く目立つため，レーザー治療中でも，リハビリメイク®などメイクアップ治療を行うことで，外観の改善だけでなく，患者の精神面が改善する．特に熱傷後の肥厚性瘢痕などで大きな肥厚性瘢痕を有する患者では，患者の社会復帰につながる有用な治療である．

まとめ

赤く，炎症を伴う瘢痕（肥厚性瘢痕やケロイドなど）には，色素レーザーやNd：YAGレーザーを用いるのが現在の主流となっている．我々の施設では，Nd：YAGレーザーの肥厚性瘢痕に対する効果を報告してきた．症例によっては，1）内服薬，2）外用薬，3）安静・圧迫・固定療法，4）注射，5）メイクアップ治療などを併用することで，よい結果が得られると思われる．

文献

1) Moustafa, M. F., Abdel-Fattah, M. A., Abdel-Fattah, D. C.：Presumptive evidence of the effect of pregnancy estrogens on keloid growth. Case report. Plast Reconstr Surg. 56(4)：450-453, 1975.
2) Arima, J., Huang, C., Rosner, B., Akaishi, S., Ogawa, R.：Hypertension：a systemic key to understanding local keloid severity. Wound Repair Regen. 23(2)：213-221, 2015.
3) Huang, C., Murphy, G. F., Akaishi, S., Ogawa, R. Keloids and hypertrophic scars：update and future directions. Plast Reconstr Surg Glob Open. 7：e25, 2013.
4) Apfelberg, D. B., Maser, M. R., White, D. N., et al. Failure of carbon dioxide laser excision of keloids. Lasers Surg Med. 9：382-388, 1989.
5) Stern, J. C., Lucente, F. E.：Carbon dioxide laser excision of earlobe keloids. A prospective study and critical analysis of existing data. Arch Otolaryngol Head Neck Surg. 115：1107-1111, 1989.
6) Scrimali, L., Lomeo, G., Nolfo, C., Pompili, G., Tamburino, S., Catalani, A., Siragò, P., Perrotta, R. E.：Treatment of hypertrophic scars and keloids with a fractional CO_2 laser：a personal experience. J Cosmet Laser Ther. 12：218-221, 2010.
7) Wagner, J. A., Paasch, U., Bodendorf, M. O., et al.：Treatment of keloids and hypertrophic scars with the triple-mode Er：YAG laser：A pilot study. Med Laser Appl. 26：10-15, 2011.
8) Alster, T. S.：Laser treatment of hypertrophic scars, keloids, and striae. Dermatol Clin. 15：419-429, 1997.
9) Akaishi, S., Koike, S., Dohi, T., et al.：Nd：YAG Laser Treatment of Keloids and Hypertrophic Scars. Eplasty. 12：e1, 2012.
10) Koike, S., Akaishi, S., Nagashima, Y., Dohi, T., Hyakusoku, H., Ogawa, R.：Nd：YAG Laser Treatment for Keloids and Hypertrophic Scars：An Analysis of 102 Cases. Plast Reconstr Surg Glob Open. 2(12)：e272, 2015.
11) Manuskiatti, W., Fitzpatrick, R. E.：Treatment response of keloidal and hypertrophic sternotomy scars：comparison among intralesional corticosteroid, 5-fluorouracil, and 585 nm flashlamp-pumped pulsed-dye laser treatments. Arch Dermatol. 138：1149-1155, 2002.
12) Asilian, A., Darougheh, A., Shariati, F.：New combination of triamcinolone, 5-Fluorouracil, and pulsed-dye laser for treatment of keloid and

hypertrophic scars. Dermatol Surg. **32**：907-915, 2006.
13) Kassab, A. N., El Kharbotly, A.：Management of ear lobule keloids using 980 nm diode laser. Eur Arch Otorhinolaryngol. **269**：419-423, 2012.
14) Manstein, D., Herron, G. S., Sink, R. K., Tanner, H., Anderson, R. R.：Fractional photothermolysis：a new concept for cutaneous remodeling using microscopic patterns of thermal injury. Lasers Surg Med. **34**：426-438, 2004.
15) 藤野豊美，中嶋英雄，花岡一雄：トラニラストによる瘢痕ケロイド・肥厚性瘢痕の術後再発防止効果の検討　二重盲検試験クロスオーバー法による．臨床と研究．**69**(3)：903-913，1992．
16) 難波雄哉，大浦武彦，添田周吾ほか：ケロイドおよび肥厚性瘢痕に対するトラニラストの臨床評価　二重盲検比較試験による至適用量の検討．熱傷．**18**：30-45，1992．
17) トラニラスト研究班：ケロイドおよび肥厚性瘢痕に対するトラニラストの臨床評価ヘパリン類似物質軟膏を対照薬とした二重盲検比較試験．西日本皮膚科．**54**：554-571，1992．
18) Akaishi, S., Akimoto, M., Hyakusoku, H., et al.：The tensile reduction effects of silicone gel sheeting. Plast Reconstr Surg. **126**：109e-111e, 2010.

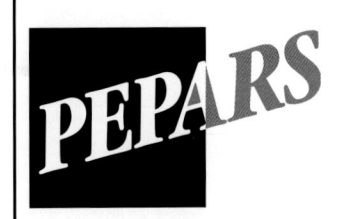

◆特集／形成外科領域におけるレーザー・光・高周波治療

Coolsculpting による冷却脂肪融解術
―3 施設共同調査報告―

青木　律[*1]　新橋　武[*2]　山下理絵[*3]

Key Words：Coolsculpting, cryolipolysis, 冷却脂肪融解

Abstract　　Coolsculpting を利用した部分的痩身術，冷却脂肪融解は脂肪細胞を冷却することによってアポトーシスに誘導し，結果的に治療部位の脂肪組織の減量を図る方法である．3 施設の共同調査の結果では 1 部位のみ治療するより 2 部位治療した方が効果が高く，有効率は約 85％に達したことがわかった．この結果は諸家の報告とほぼ同一であり，本邦においての有効性が確認された．このような美容目的の機器は薬事未承認であることが多く，そのため様々な社会的問題を引き起こしているので，一刻も早い承認が望まれる．

はじめに

　皮下に存在する脂肪組織は飢餓時のエネルギー供給源となり，体温の保持に有用である．しかしながら十分な栄養と衣服のある先進国のような環境下においては必ずしも生命維持には必要ではなく，かつ整容的観点からこれを減量する試みが行われている．

　皮下脂肪は摂取した熱量のうち消費されなかったものが脂肪細胞として蓄積されるのであるから，原理的には摂取熱量を減らし，消費熱量を増大させれば新たな蓄積は起こらず脂肪細胞は減量に向かうはずである．栄養学的なアプローチだけでなく人為的に皮下脂肪組織を減量する機器の研究が行われてきたのは，これらの努力なしに減量したいという人間の欲望に基づくものである．脂肪吸引術は効果的かつ確実な脂肪組織の減量方法であるが，非侵襲的治療がより好まれる現代にあってこれに代わる方法が模索されている．

　現在，レーザー，高周波，ラジオ波などを利用して脂肪細胞を破壊する装置が開発され実用化されている[1]．本稿で述べる冷却脂肪融解は脂肪組織を冷却することによってこれを破壊せしめる方法である．本法は米国をはじめとして諸外国では非侵襲的な脂肪減量術の主流となっているが，我が国での普及は遅れている感がある．

　今回幸いにして 3 施設の使用経験をまとめることができ，かつその使用方法について若干の知見を得たため報告する．

原　理

　すべての細胞は一定の環境下でのみ生存が可能である．温度はそのうちの 1 つの条件である．脂肪細胞を高温にすることによって破壊する方法が，レーザーやラジオ波などの熱量源を用いて行われている．レーザーによる方法は深達性という欠点が，ラジオ波による方法は組織選択性に劣るという問題がある．

[*1] Ritsu AOKI，〒190-0023　立川市柴崎町 3-11-20　グリーンウッドスキンクリニック立川，院長
[*2] Takeshi SHINBASHI，〒180-0004　武蔵野市吉祥寺本町 2-1-7 吉祥寺 DM ビル 3F　新橋形成外科クリニック，院長
[*3] Rie YAMASHITA，〒247-8533　鎌倉市岡本 1370-1　湘南鎌倉総合病院形成外科・美容外科，部長

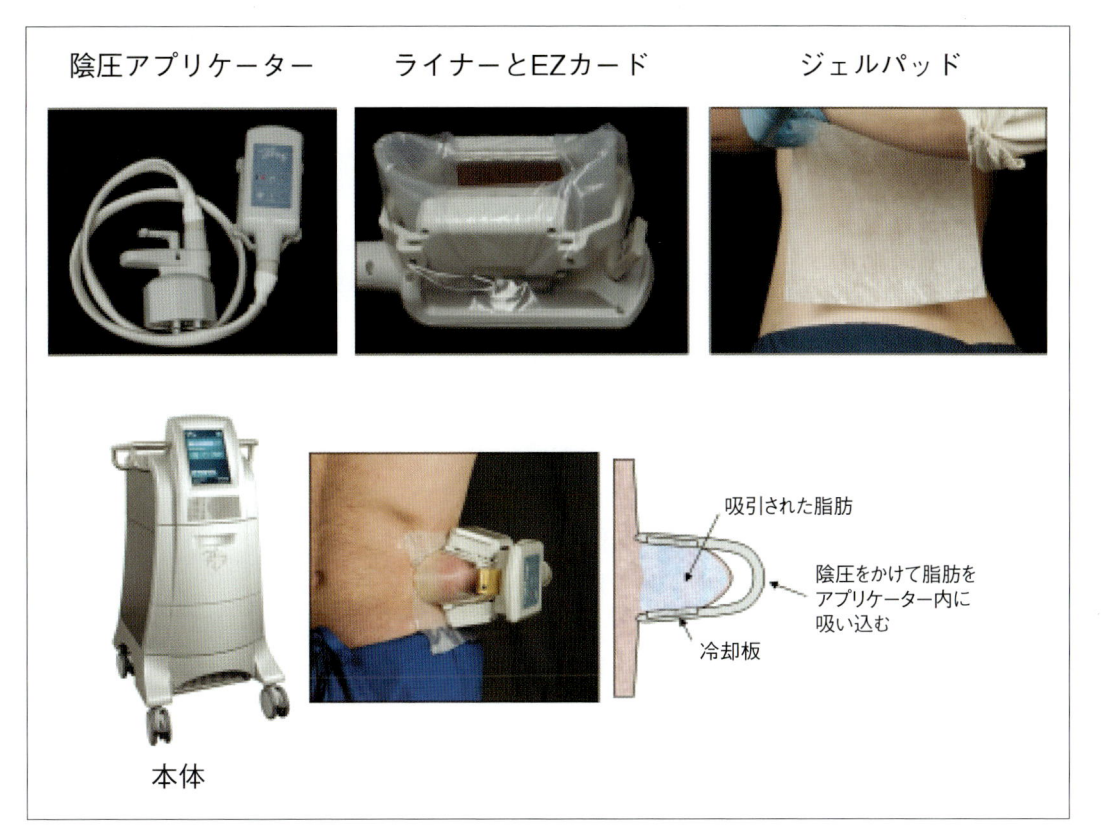

陰圧アプリケーター　　　ライナーとEZカード　　　ジェルパッド

本体

吸引された脂肪
陰圧をかけて脂肪をアプリケーター内に吸い込む
冷却板

図 1.

　一方，脂肪細胞の生存限界を超えた低温刺激によってこれを破壊(厳密には後述するようにアポトーシス)する方法が冷却脂肪融解である[2]．

　脂肪細胞は皮膚，神経，血管などを構成する細胞に比べて低温刺激に対する抵抗性が低く，冷却によって脂肪細胞だけが選択的に減少するということは以前より臨床的に報告されていた[3)4)]．この原理を利用して皮膚から皮下脂肪組織を4℃以下で60分間冷却することによって選択的に脂肪組織をアポトーシスに誘導する方法が考案された．

　脂肪細胞の代謝に関しては明らかになっていないことも多いが，脂肪組織には成熟した脂肪細胞のみならず未分化で幼弱な細胞が存在し成熟脂肪細胞と未分化な幹細胞の間で絶えず分化と脱分化が起こり成熟脂肪細胞の数が一定になるようなシステムが存在しているようである[5]．そして皮下脂肪組織に何らかの刺激が加わると幹細胞の分化が開始される．例えば熱刺激によって成熟脂肪細胞が壊死することもそのような分化の刺激となり得る．したがって脂肪組織に強い刺激を与えても

破壊された脂肪細胞は幼弱な幹細胞の分化によって補充され全体の脂肪細胞数は変化が起こらないということになる．そこで脂肪細胞の破壊に関しては急激なネクローシス(壊死)ではなく，緩徐なアポトーシス(細胞死)が望ましいと考えられる．

　冷却脂肪融解術においては上述の4℃で60分という条件で実施した実験ではヒトの皮下脂肪組織に実験後3日でcaspase 3染色に陽性の細胞が観察されており，この条件で脂肪細胞がアポトーシスを起こしていることが確認されている[6]．そしてアポトーシスを起こした脂肪細胞はマクロファージによって貪食され，施術後60日には病理学的にマクロファージは確認できなくなり貪食が完了すると考えられている．

材料と方法

　米国Zeltiq社製Coolsculpting®を用いて腹部の皮下脂肪に対して4℃ 60分の治療を行った(図1)．治療は同一部位に対しては1回(1サイクル)で1人の患者に対しては1ないし2サイクル，す

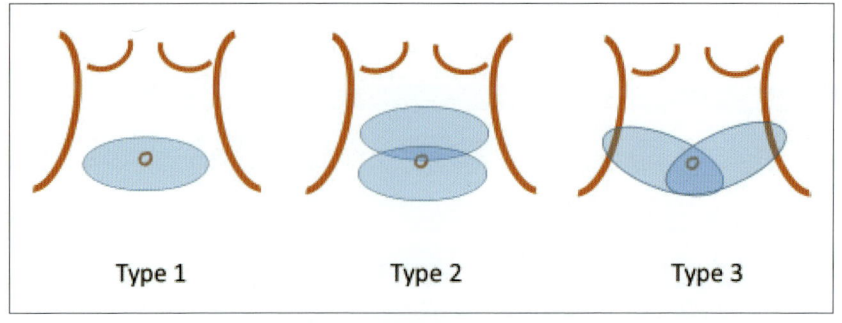

図 2.
青で示す楕円形が治療部位を表す.

なわち 1 部位ないし 2 部位行った．治療部位は図に示す通りである（図 2）．本機器は脂肪組織を陰圧アプリケーターの中に吸引し，アプリケーター内に仕込まれた冷却板が皮膚に挟まれた脂肪組織を冷却する仕組みである．金属でできた冷却板が直接皮膚に接触するため皮膚には予め特殊なジェルを含有したジェルパッドを貼付して凍傷による皮膚損傷を予防することができる．2 部位治療する場合も同日連続して行った．

治療前と治療後 2 か月の状態を，同一条件で写真撮影しその全ての結果を筆者が 1 名で効果判定を行った．写真撮影は院内の決められた場所に患者とカメラを設置し，毎回同じ照明条件で撮影した．撮影に使用したカメラの露出，絞り，ズームなどの条件も毎回変更しなかった．撮影に際しては患者の両腕は頭の後ろで組み，自然呼吸で呼気時に撮影した．効果判定は著効，有効，無効または悪化の 4 段階で評価した．本調査に参加したのはグリーンウッドスキンクリニック立川（G），新橋形成外科クリニック（S），湘南鎌倉総合病院（Y）の 3 施設である．3 施設は調査に先立ちミーティングを行いその実施方法と撮影方法が同一になるようにした．

調査に参加できるのは 20 歳以上の男女で除外項目としては寒冷じんましん，クリオグロブリン血症の既往のないものとした．また治療後 2 か月の段階で評価のための来院ができなかったものは脱落とした．尚グリーンウッドスキンクリニック立川の症例に関しては既に報告済みである[7]．

症例供覧

以下に各施設での実施症例を示す．腹部の膨隆（bulge）が消失ないし著明に減少しているものを著効，体積の変化が膨隆全体には及ばないものの部分的な消失ないし減少を認めたもの，あるいは治療前には視認できなかった腹直筋の外側縁が視認できるようになったものを有効とした．

症例はすべて左が治療前，右が治療後 2 か月のものである．実施施設名はアルファベットで示した．また施設名の後に示した type 分類は図 2 のものである．

図 3～7 に著効例と判定したものを示す．
次に図 8～11 に有効例と判定したものを示す．

結　果

治療の有効率を著効例＋有効例／症例数で示したものが表 1 である．

ここで S の有効率が約 40％であるのに対して G の有効率が 88％と極端に違いが認められる．これは筆者が自分の施設の症例を甘めに評価したためではない．実は症例をよく検討してみると S では大部分が 1 部位のみの治療（type 1）であるのに対して G では全症例 2 部位治療であった．そこで S と Y の症例のうち 1 部位しか治療していないものを除外して再度集計したものが表 2 である．

2 部位治療を行った症例では S が 60％，Y が 84.2％，G が 88％とかなり近似した数字になった．また 3 施設全体では全 48 例中著効＋有効の合計が 41 例であり有効率は 85.4％となる．評価

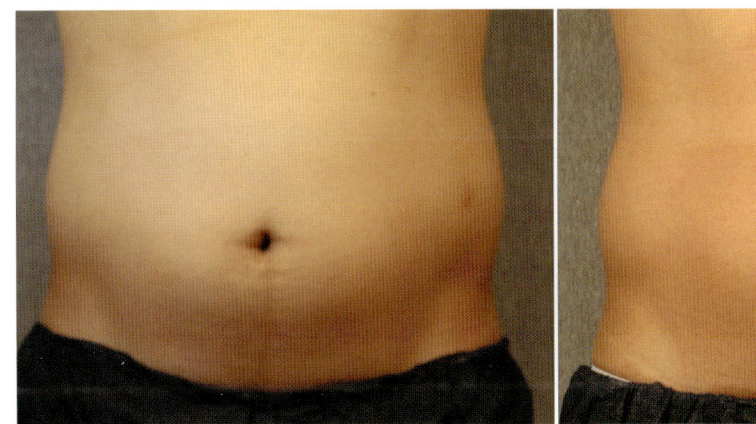

a．治療前　　　　　　　　　　　　b．治療後 2 か月
図 3．著効例．症例 1：Y, type 3

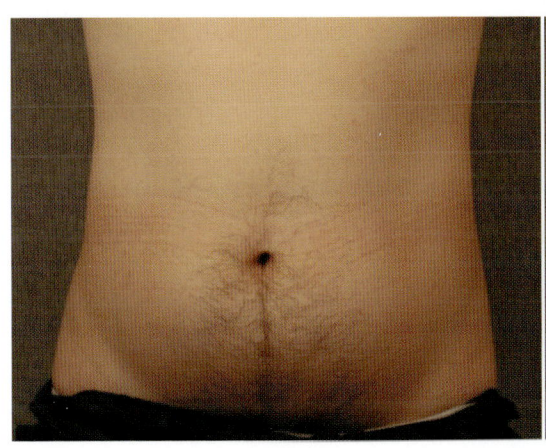

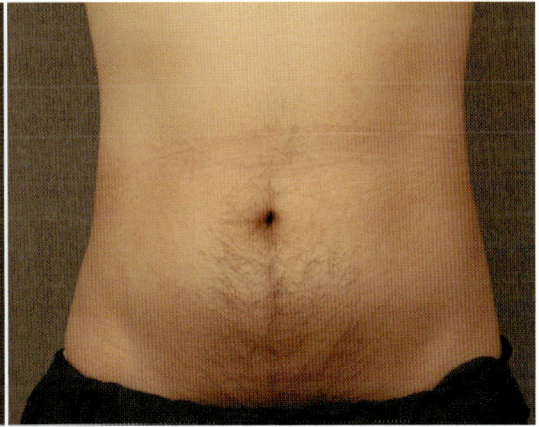

a．治療前　　　　　　　　　　　　b．治療後 2 か月
図 4．著効例．症例 2：Y, type 3

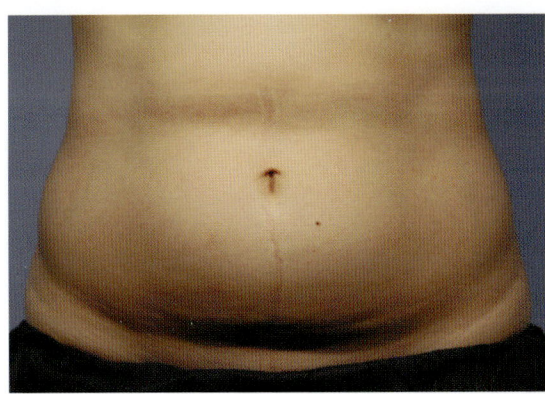

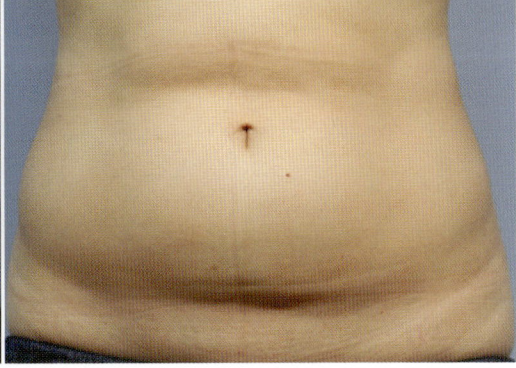

a．治療前　　　　　　　　　　　　b．治療後 2 か月
図 5．著効例．症例 3：G, type 2

a．治療前　　　　　　　　　　　b．治療後 2 か月
図 6．著効例．症例 4：G，type 3

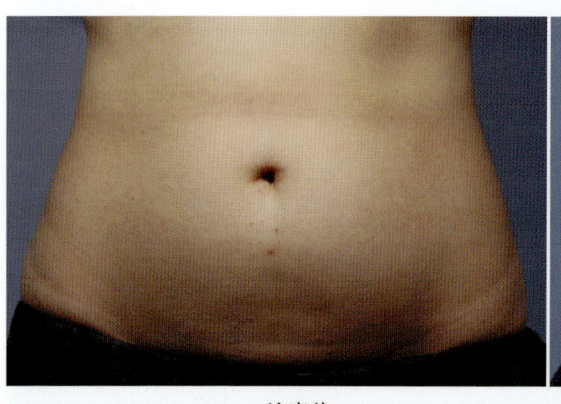

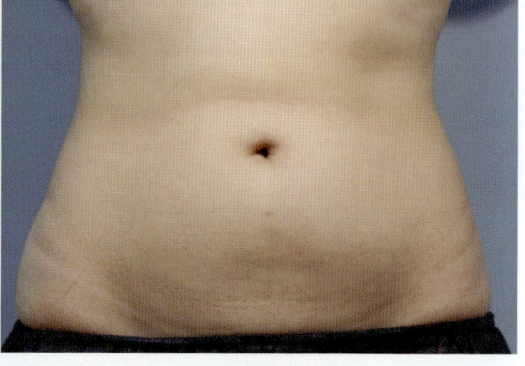

a．治療前　　　　　　　　　　　b．治療後 2 か月
図 7．著効例．症例 5：G，type 2

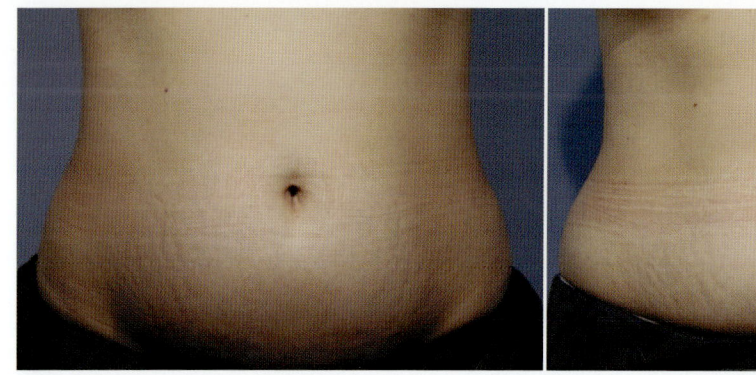

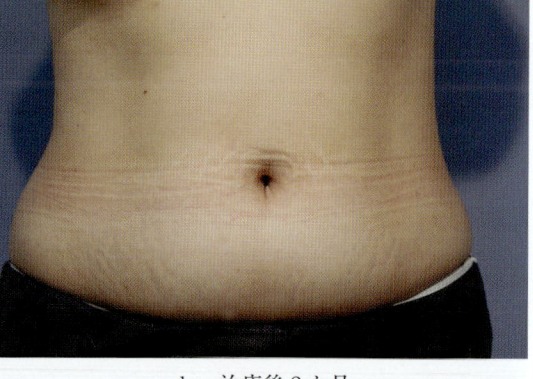

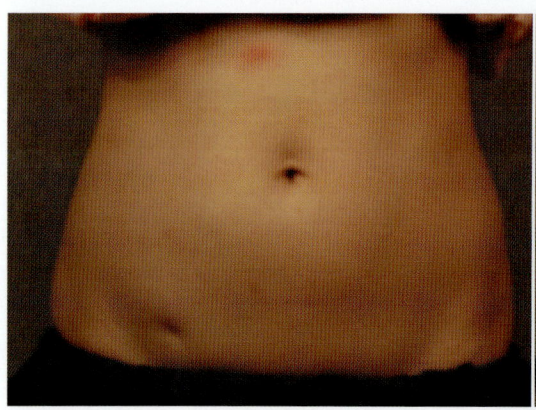

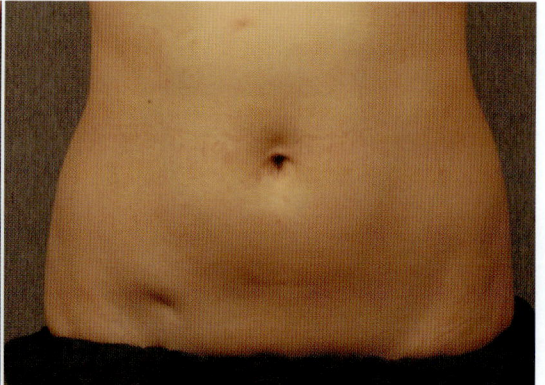

a．治療前　　　　　　　　　　　b．治療後 2 か月
図 8．有効例．症例 6：Y，type 3

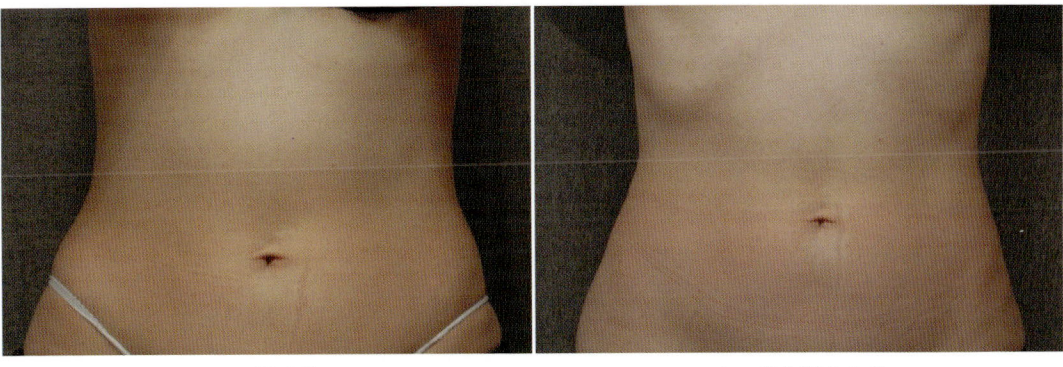

　　　　a．治療前　　　　　　　　　　　　　　b．治療後2か月
　　　　　　　　図 9．有効例．症例7：S, type 2

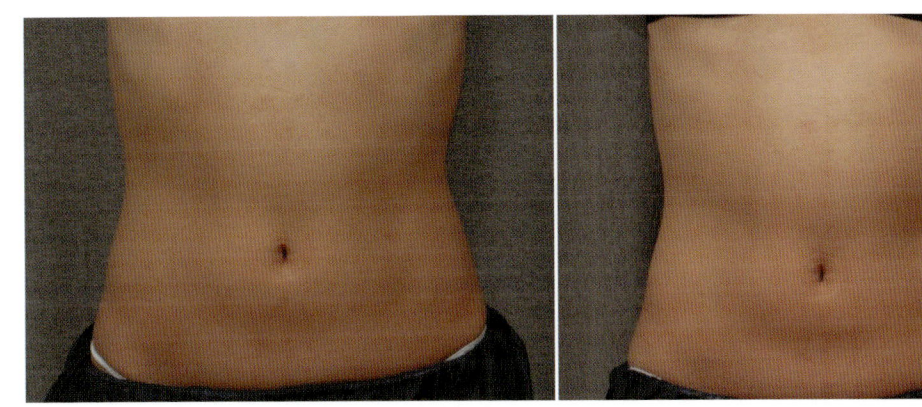

　　　　a．治療前　　　　　　　　　　　　　　b．治療後2か月
　　　　　　　　図 10．有効例．症例8：S, type 1

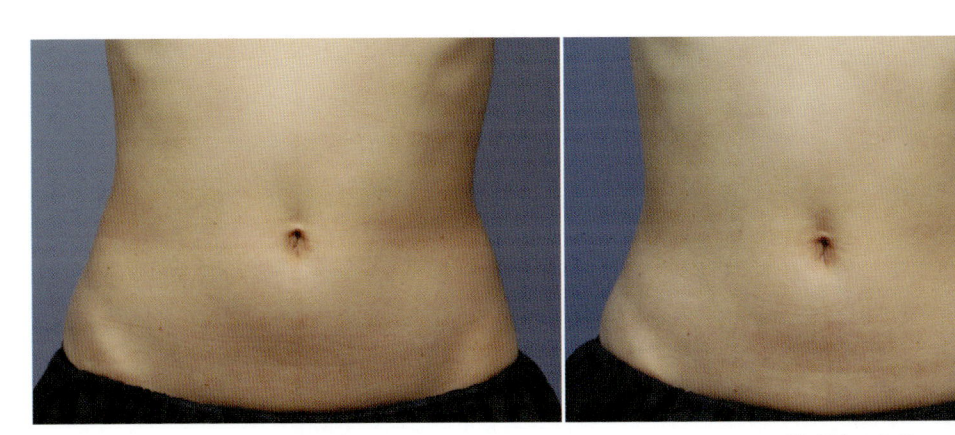

　　　　a．治療前　　　　　　　　　　　　　　b．治療後2か月
　　　　　　　　図 11．有効例．症例9：G, type 3

表 1.

	著効＋有効	全症例	有効率
新橋形成外科(S)	9	22	40.9%
湘南鎌倉総合病院(Y)	19	29	65.5%
グリーンウッド(G)	22	25	88%

表 2.

	著効＋有効	全症例	有効率
新橋形成外科(S)	3	5	60%
湘南鎌倉総合病院(Y)	16	19	84.2%
グリーンウッド(G)	22	25	88%

方法が異なるため単純に比較できないが，これは諸家の有効率とほぼ同等である[8)9)]．

また治療部位別の統計であるが，これは type 2 で実施した症例が少ないために統計学的検討は行わなかった．

副作用については治療部位の一時的な知覚過敏，知覚鈍麻を認めるが，これは医療者から積極的に質問して初めて訴えがある程度のものであり，2 か月を超えて残存したものはなかった．知覚鈍麻の消失までの期間は 14 日以内あるいは 3.6 週以内との報告がある[9)10)]．また陰圧吸引による紫斑形成を数例認めたが，これも 2 週間以内に消失する程度のものだった．治療部位に脂肪組織が逆に増大する逆説的脂肪過形成現象については，海外での報告があるが[11)]，今回の調査では 1 例も認めなかった．

考　察

上述のごとく治療部位数(サイクル数)と治療効果に明らかな因果関係を認めた(χ^2 検定：$p=0.00003$)．今回の調査は最初の取り決めで，1 回の治療でどの程度の効果が認められるかを確認することを主眼としていたため，同一部位に対して複数回の治療を行ったものはない．また 3 か所(3 サイクル)以上の治療を行ったものは含まれていない．しかし本調査終了後の筆者の経験および海外の報告では，1 人の患者に複数サイクルの治療を行った方が治療効果が高いということがわかってきている．そのため海外では本機器を 2 台以上購入し，1 人の患者に 2 つのアプリケーターを同時に装着して治療時間の短縮を図っている施設も多い．

本治療法の利点は患者の苦痛が少なく，ダウンタイムがなく，かつ効果が確実なことである．欠点はアプリケーターに陰圧をかけて脂肪組織を吸引するシステムのためアプリケーターの形状によって治療部位が限定されるということである．現に本調査で使用した初期型のアプリケーターでは，米国人の平均的体形に基づいて設計されているため日本人では type 3 の治療ができないことがあった．これについては現在改良が進み，日本人女性の体形に合わせたカーブを有するものや，腹部だけでなく大腿，場合によっては上腕に適応できるものが開発された．これらのアプリケーターの開発により様々な体形に応用することができるようになったばかりでなく，1 人の患者の色々な部位に適応が可能になった．まさに肉体を彫刻(sculpting)することが可能になり，Coolsculpting® という商品名にふさわしいものになってきたと言える．

本法と他の方法についての比較についても考察したい．まず従来行われている脂肪吸引との比較であるが，デザインの自由度および 1 回の治療あたりの治療効果では脂肪吸引術に利がある．いくら多様なアプリケーターが出現したとしても本法の治療効果は個体差があり術前に予測できないため体形を創り出すということについては脂肪吸引術にはかなわない．しかし患者および術者の負担という面から考えると本法の簡便性に勝る治療法は他にない．また安全性という観点からも患者訴求性は高いと考えられる．

リポスタビルなどのいわゆる脂肪融解注射との比較では，リポスタビルが特別な初期投資が不要であることの利点があるが，それ以外の点については本法が優位であると考える．すなわち注射時および注射後の疼痛がある脂肪融解注射に比べ本法は治療中，治療後の苦痛がほとんどないこと，皮下出血などの随伴症状が起こりにくいこと，そして効果の確実性である．

機器を用いるその他の方法はいずれも治療の簡便性や患者の苦痛，そして安全性については本法

と同等であるように考える．問題は効果の比較であるが，現時点でこれらの機種を厳密に比較検討した研究報告はなされていない．また美容目的である以上ハーフサイドテストや大規模な群間調査などが今後なされる可能性は低い．物理学的な特徴から考えると，特定の標的色素を有しない脂肪組織の治療では，レーザーはあまり有効な手段とはなり得ないのではと考える．可能性があるものとしては超音波，ラジオ波などであろう．

最後に現行の日本の医療制度との観点から考察する．

本法は生体内に存在する生きた脂肪細胞を不可逆的に死滅させる方法である．現行の法解釈では脱毛行為もそうであるが，人体に不可逆的な変化を起こすものは医療行為であり，このような行為は医師でなくては行うことができない．本法は安全性が高いとは言え，肉体を寒冷下に置くことの副作用（寒冷じんましんやクリオグロブリン血症）などを除外するのは医師であり，また治療後の皮膚症状の経過観察に医学的知識が必要なことは言うまでもない．更に治療適応に関して摂食障害や身体醜形障害などを見極める必要がある．すなわち本機器を所有し実際に人体に使用できるのは医師であり医療機関でなくてはならない．

2015年12月の時点では本機器は我が国では薬事未承認器である．我が国の多くの美容機器がそうであるように，本機器も医師が個人的に米国（米国では痩身目的でFDAの承認が得られている）から輸入しなくてはならない．そして広告などの規制を受けることになる．

一方，本機器の類似品が欧州や中国で生産されており，これらの機器が美容器として国内に輸入され，一部のいわゆるエステサロンで使用されている．そして大阪府を中心として健康被害が報告されている．

このような事態の解決を図るためには，まずこのような治療法が医療行為であるとはっきりと明文化することである．次に本機器が正式に国家から承認を受け，類似品を医師以外の人間が輸入，使用することを法律的に禁止することである．そうすることが国民の安全への第一歩であり，必ずや福音となるであろうと考える．

まとめ

Coolsculptingによる冷却脂肪融解術について述べた．他部位，複数治療を行うことによってより良い効果が得られる可能性が示唆された．

文　献

1) Shridharani, S. M., Broyles, J. M., Matarasso, A.：Liposuction devices：technology update. Med Devices(Auckl). **7**：241-251, 2014.
   Summary　レーザー補助脂肪吸引器や体表照射型レーザー，RF，そして冷却脂肪融解などの機器についての概説．

2) Manstein, D., Laubach, H., Watanabe, K., Farinelli, W., Zurakowski, D., Anderson, R. R.：Selective cryolysis：a novel method of non-invasive fat removal. Lasers Surg Med. **40**(9)：595-604, 2008.
   Summary　開発者であるマンスタインらによる初めての総括的な冷却隔解に関する報告．

3) Wiandrowski, T. P., Marshaman, G.：Subcutaneous fat necrosis of the newborn following hypothermia and complicated by pain and hypercalaemia. Australas J Dermatol. **42**：207-210, 2001.
   Summary　新生児の低体温症の後に皮下脂肪壊死が起こったという報告．

4) Diamantis, S., Bastek, T., Groben, P., Morrell, D.：Subcutaneous fat necrosis in newborn following icebag application for treatment of supraventricular tachycardia. J Perinatol. **26**：518-520, 2006.
   Summary　上室性頻拍の治療のために胸部をアイスバッグで冷却したところ，同部に脂肪壊死が起こったとの報告．

5) Spalding, K. L., Arner, E., Westermark, P. O., et al.：Dynamics of fat cell turnover in humans. Nature. **453**：783-787, 2008.
   Summary　核実験由来の放射性同位元素である14CのゲノムDNAへの集積を測定することによって脂肪細胞の代謝を測定した．すべての年齢，体形の成人において毎年約10%の脂肪細胞が入れ替わっている．早期に肥満を発症しても脂

肪細胞死と再生率は変わらず，このことは成人期において脂肪細胞の数はしっかりと制御されていることを示唆する.

6) Zeltic 社社内資料
7) 青木　律：【ボディの美容外科】冷却脂肪融解術 (cryolipolysis) による躯幹の痩身治療について. PEPARS. **67**：45-53, 2012.
    Summary　冷却脂肪融解による皮下組織の減量術では術前後でキャリパーによる皮下脂肪厚測定において約 17%, 超音波では約 19% の減少を認めた. 写真による有効率の判定では医師判定で 88%, 患者判定で 84% が治療効果を認めた.
8) Kilmer, S. L., Burns, A. J., Zelickson, B. D.：Safety and efficacy of cryolipolysis for non invasive reduction of submental fat. Lasers Surg Med. **48** (1)：3-13, 2016.
    Summary　60 名の患者に対して Coolsculpting を使用し, 12 週間後に写真で評価した. 3 名の医師が評価したところ, 治療前, 治療後の判定は 91% の正解率だった. 超音波では平均 2 mm の脂肪層の減少を認めた. 88% の患者が治療に満足しており 77% が目に見える脂肪の減少を確認した. 76% が治療に苦痛がなかったと回答した.
9) Krueger, N., Mai, S. V., Luebberding, S., Sadick, N. S.：Cryolipolysis for noninvasive body contouring：clinical efficacy and patient satisfaction. Clin Cosmet Investig Dermatol. **7**：201-205, 2014.
    Summary　冷却脂肪融解によって 86% の患者に治療部位の改善が確認され, 患者満足度は 73% に達し, これは他の非侵襲的体形治療よりも高かった. 副作用は一時的な浮腫, 皮下出血そして知覚鈍麻でありこれらは通常 14 日内に消失した. 最も頻度の高い不満は治療開始時の疼痛であった.
10) Coleman, S. R., Sachdeva, K., Egbert, B. M., Preciado, J., Allison, J.：Clinical efficacy of noninvasive cryolipolysis and its effects on peripheral nerves. Aesthetic Plast Surg. **33**(4)：482-488, 2009.
    Summary　プロトタイプ型の Coolsculpting によって 10 名の患者を治療した. 評価可能であった 9 例中 6 例に一時的な知覚低下を認めたが, 全例回復し, 回復までの平均期間は 3.6 週間であった. 1 例で組織生検を行い, 神経線維の構築に変化を認めなかった. 評価した症例ではいかなる永続する知覚変化も皮膚損傷も認めなかった.
11) Jalian, H. R., Avram, M. M., Garbyan, L., Mihm, M. C., Anderson, R. R.：Paradoxica adipose hyperplasia after cryolipolysis. JAMA Dermatol. **150** (3)：317-319, 2015.
    Summary　40 代の男性の腹部に冷却脂肪融解を行ったところ徐々に同部が膨隆し始めた. 膨隆は境界明瞭で弾性軟であった. 画像診断では脂肪細胞の集積であり正常な信号強度であった. このような逆説的脂肪過形成は極めて稀であり今まで報告されていない. 発症率は 0.0051% である. 何らかの危険因子は同定されておらず現時点で自然軽快の徴候はない.

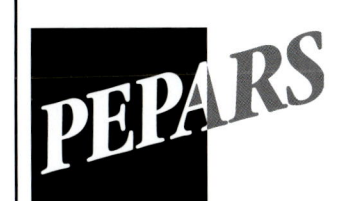

◆特集／形成外科領域におけるレーザー・光・高周波治療

刺青のレーザー治療

葛西健一郎*

Key Words：刺青(tattoo)，ナノ秒 Q スイッチレーザー(nanosecond Q-switched laser)，ピコ秒レーザー(picosecond laser)，光熱作用(photo-thermal effect)，光音響作用(photo-acoustic effect)

Abstract 刺青の除去にはこれまで主にナノ秒 Q スイッチレーザーが用いられてきたが，症例によっては多数の治療回数を要し，使用されている色により除去が困難な場合があるという問題点があった．ところが近年発売されたピコ秒レーザーは照射時間幅が 1 ナノ秒(1 ns)未満に短縮されたことにより，光音響作用が働くようになり，刺青粒子破壊効率が大幅に向上すると同時に色素依存性が低下し，どんな色でも少ない治療回数で除去することが可能になった．最適な照射条件については今後の検討が必要だが，ピコ秒レーザーの登場により刺青のレーザー治療が革命的に進化したことは間違いない．

はじめに

真皮に色素が埋入された状態を刺青と呼ぶ．刺青には，通常の装飾刺青(decorative tattoo)の他に，外傷時に砂などが埋入した外傷性刺青(traumatic tattoo)や，アートメークなどと呼ばれる化粧刺青(cosmetic tattoo)が含まれる．刺青は 1 回入れると生涯消えることはない．これを除去したくなった場合に，皮膚ごと切除する以外によい治療法がない点が問題であった．1990 年代になって，照射時間幅を 10〜100 ナノ秒($1\,ns=10^{-9}s$)に短縮した Q スイッチレーザーが開発され，Q-switched Ruby レーザー[1](QSRL)・Q-switched Nd：YAG レーザー[2](QSYL)・Q-switched Alexandrite レーザー[3](QSAL)が刺青除去治療に用いられるようになった．これら Q スイッチレーザーによる刺青治療は，ひとつのスタンダードとなった[4)5)]が，一部の色素がレーザーによって変色

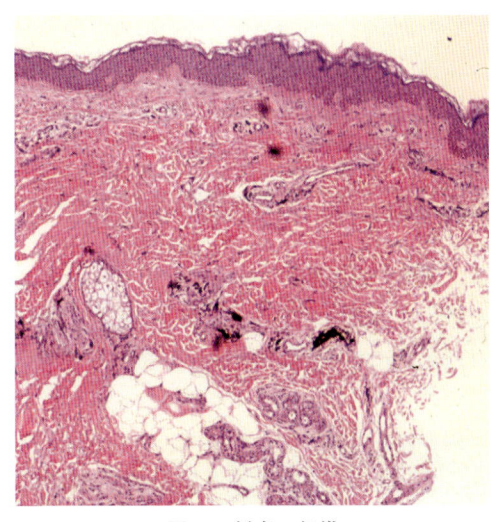

図 1．刺青の組織
真皮コラーゲン線維間に散在する色素より，マクロファージに貪食されて血管周囲に静止している色素が多い

することや，特殊染料が非常に取りにくいという問題[6)7)]が指摘されていた．一方，1998 年にはすでに，これらレーザーの照射時間幅をナノ秒からピコ秒($1\,ps=10^{-12}s$)オーダーに短くすると，刺青

---

* Kenichiro KASAI, 〒541-0053 大阪市中央区本町 3-6-4 本町ガーデンシティ 2 階 葛西形成外科，院長

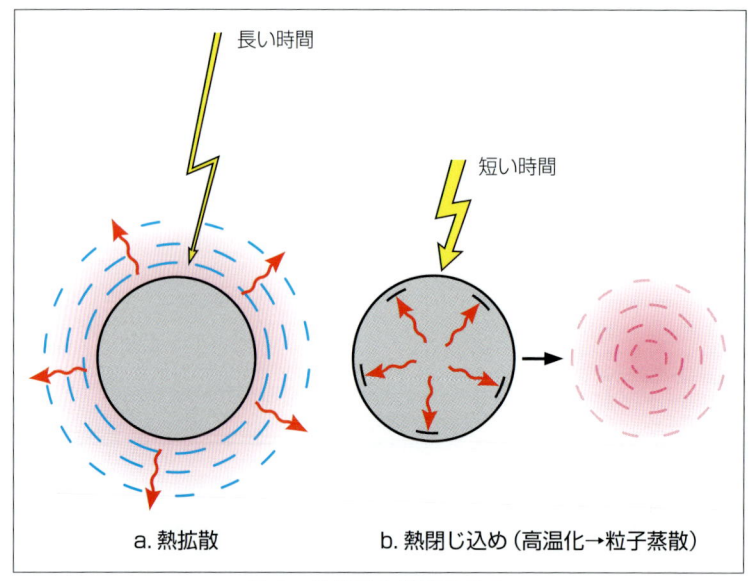

図 2. 熱拡散と熱閉じ込め
a：発生した熱は周囲に拡散する．
b：拡散する時間を与えずに短時間で発熱させれば熱閉じ込めが成立し，粒子が高温となり蒸散させることができる．

の除去効果が高まる[8]ことが示唆されていた．しかし，その後長い間ピコ秒レーザーは実用化されずにいた．2012 年を過ぎて，ついにピコ秒アレキサンドライトレーザー(Pico-Alex)[9)10]とピコ秒 Nd：YAG レーザー(Pico-YAG)[11]が発売され，その優れた刺青除去効果が話題となっている．

刺青の組織学と除去のメカニズム

1．刺青の組織学

刺青の生検標本を調べてみると(図 1)，真皮のコラーゲン線維の間に散在性に分布する色素もあるものの，多くの色素はマクロファージに貪食されて刺青粒子で膨れ上がったメラノファージならぬ「tattoo ファージ」とでも呼べる状態で血管周囲に滞留している．少量の刺青粒子を貪食したマクロファージは血管内に入りその場所から刺青粒子を排除していくのだろうが，大量の刺青粒子を貪食したマクロファージは血管内に入れなくなって血管周囲に停滞してしまうのだろう．

2．刺青にナノ秒 Q スイッチレーザーをあてると

刺青粒子に短パルスレーザーをあてるとレーザー光は粒子に吸収されて熱が出る．ただし発生した熱は周囲に伝導して拡散していく(熱拡散：図 2-a)．それが，一定の時間より短い時間内に照射を完了すれば，熱は逃げる時間が足りなくて熱閉じ込めの状態になり，粒子は高温化して蒸散する(熱閉じ込め：図 2-b)．これが，ナノ秒 Q スイッチレーザーで刺青粒子が蒸散するメカニズムである．しかし，大きな刺青粒子がある場合や非常に多数の刺青粒子が密集している場合に歯が立ちにくいという問題がある．

3．刺青にピコ秒レーザーをあてると

刺青粒子にピコ秒レーザーをあてると，熱閉じ込めは起こるのでナノ秒 Q スイッチレーザーを当てた場合と同じ反応が起こると考えられるが，実はその前に別の現象が起こる．それが「応力閉じ込め」である．ピコ秒レーザーによって熱を与えられた刺青粒子は粒子自身が熱膨張する．その膨張は波動(応力)として粒子内を伝播して外部に広がる．これが応力拡散(図 3-a)である．ところが，この波動(応力)が外部に伝播する時間より短時間に集中して熱を与えると，応力閉じ込めが起こって粒子は高圧化して破砕される(図 3-b)．ナノ秒オーダーの Q スイッチレーザーでは光熱(photo-thermal)作用が主体だが，ピコ秒レーザーでは光音響(photo-acoustic)作用が生じるというのはこのことである．

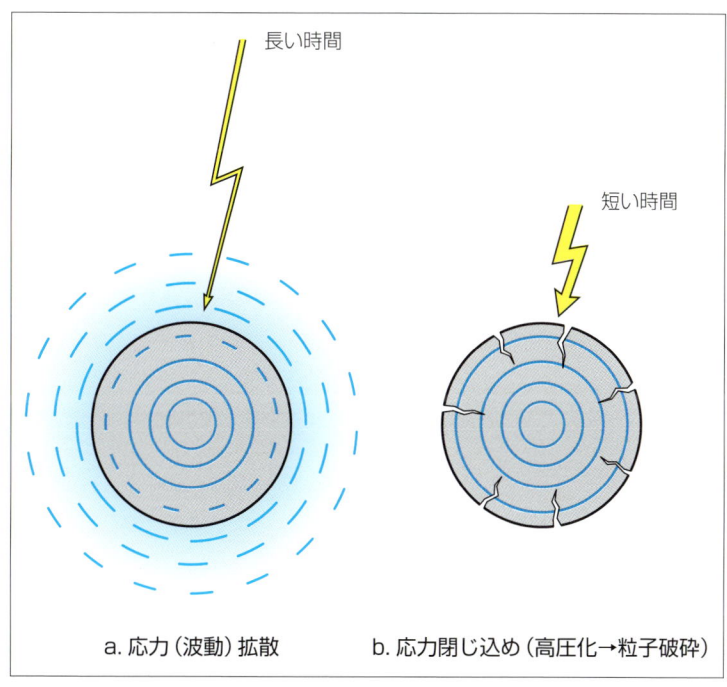

図 3. 応力拡散と応力閉じ込め
a：粒子の熱膨張によって発生した応力（波動）は周囲に拡散する．
b：拡散時間を与えずに短時間で膨張させれば応力閉じ込めが成立し，粒子は高圧化して破砕される．

表 1. 刺青の色と有効なレーザーの関係

	黒	緑	赤	青	黄	白
ナノ秒 Q-YAG (532)	×	×	○	×	×	×
ナノ秒 Q-Ruby (694)	○	○	×	△	△	×
ナノ秒 Q-Alex (755)	○	○	×	×	×	×
ナノ秒 Q-YAG (1064)	○	×	×	×	×	×
Pico-YAG (532)	○	△	◎	○	◎	○
Pico-Alex (755)	◎	◎	○	◎	○	○
Pico-YAG (1064)	◎	○	○	○	○	○

4．刺青粒子のその後の運命

ナノ秒 Q スイッチレーザーやピコ秒レーザーで蒸散された刺青粒子はガスとなって消滅してしまうのだろう．しかし，破砕された粒子の運命について言及した論文は少ない．破砕された粒子はマクロファージに貪食されて網内系に運ばれるという意見を聞いたことがあるが，それならなぜ治療前の刺青粒子は運ばれないのか．また，太田母斑や蒙古斑のレーザー治療後は半年以上経ってから色調が薄くなるという現象がしばしばみられるのだが，刺青のレーザー治療後何か月も経って色調がさらに薄くなるという現象はあまりみられないことを説明できない．結局のところ刺青粒子は何回かの治療の間に完全に蒸散し尽くさないといけないのではないかと筆者は考えている．

5．刺青の色とレーザー波長の依存性

ナノ秒 Q スイッチレーザーを用いた刺青治療の時代には，刺青の色とレーザー波長の依存性が高く，その選択が重要であった（表1）．ピコ秒レーザーによる治療になって，光音響効果が主体となってから，色による依存性がなくなったという意見があるが，それは少し言いすぎである．光音

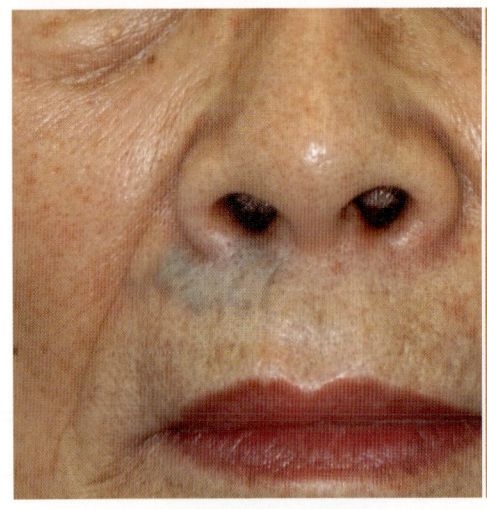

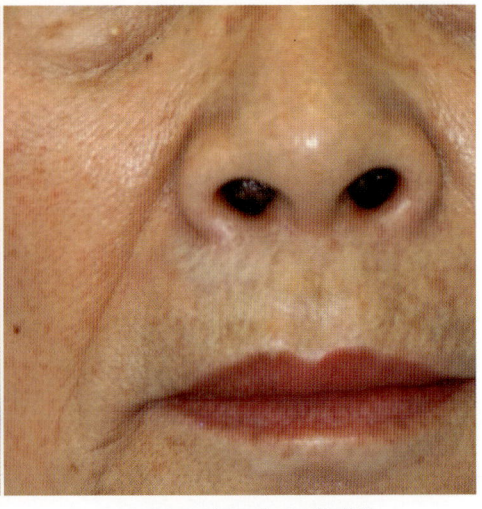

a．外傷性刺青，治療前　　　　　　　b．QSYL(1064) 1 回治療後

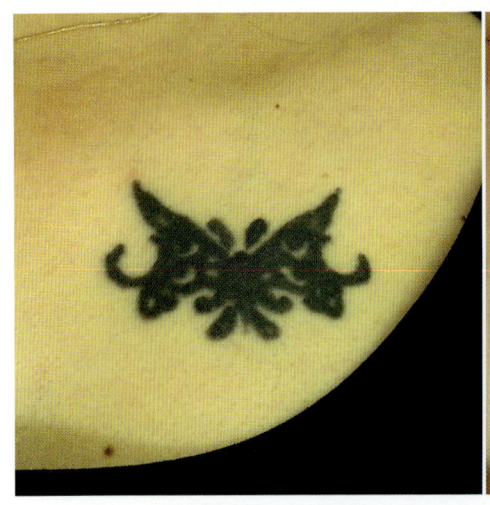

図 4．症例 1

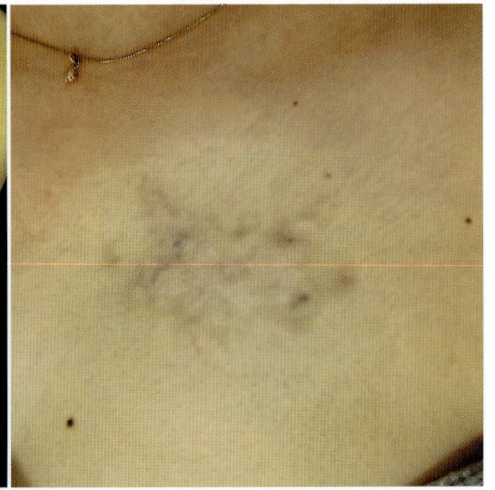

a．前胸部刺青，治療前　　　　　　　b．QSRL 7 回治療後

図 5．症例 2

響効果が主体となっても，エネルギー注入のきっかけになるのは光の吸収であり，吸収効率の差は臨床効果に直結する．つまり，「ピコ秒レーザーはナノ秒 Q スイッチレーザーより色調依存性は低くなったが，ある程度の差はある」と，言うのが正しい．

症　例

症例 1：76 歳，女性
数年前転倒して受傷，外傷性刺青が残った(図 4-a)．QSYL(1064) 1 回治療し，外傷性刺青は除去された(図 4-b)．

症例 2：30 歳，女性．前胸部刺青(図 5-a)
QSRL 7 回治療後 8 か月．刺青の残存と色素沈着・色素脱失を残す(図 5-b)．

症例 3：29 歳，女性．上腕部刺青(図 6-a)
QSRL 4 回＋QSYL 1 回治療後 3 か月，色素脱失を残す(図 6-b)．

症例 4：38 歳，男性．背部刺青(図 7-a)
QSYL(1064) 6 回治療後，刺青の残存と色素沈着・色素脱失を残す(図 7-b)．

症例 5：33 歳，女性．背部刺青(図 8-a)
QSRL(1064) 3 回＋QSRL 3 回治療後 7 か月，若干の色素脱失を残す(図 8-b)．

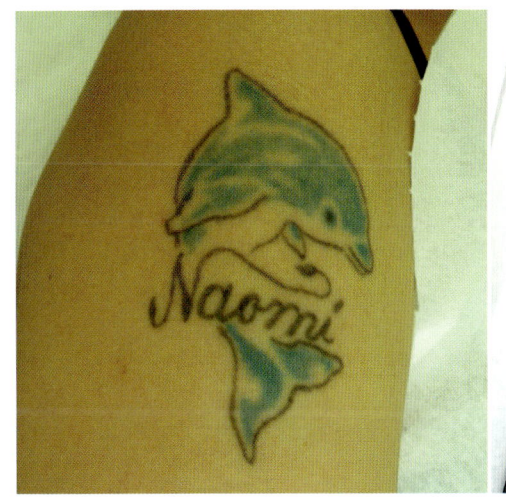

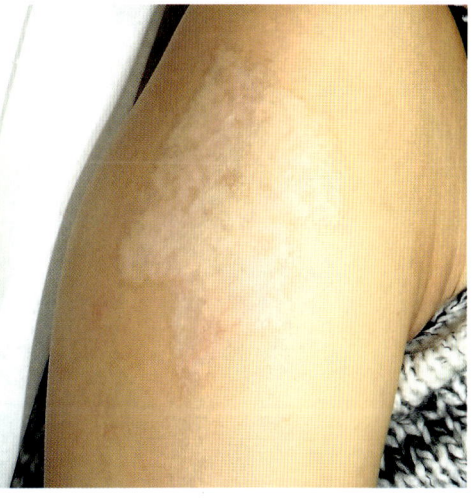

a．上腕性刺青，治療前　　　　　　　　b．QSRL 4 回＋QSYL 1 回治療後
図 6．症例 3

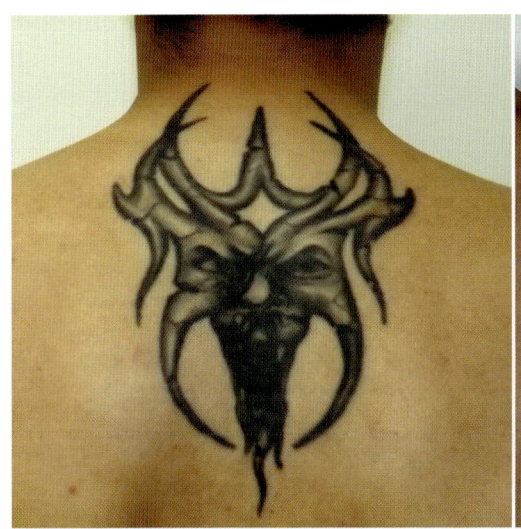

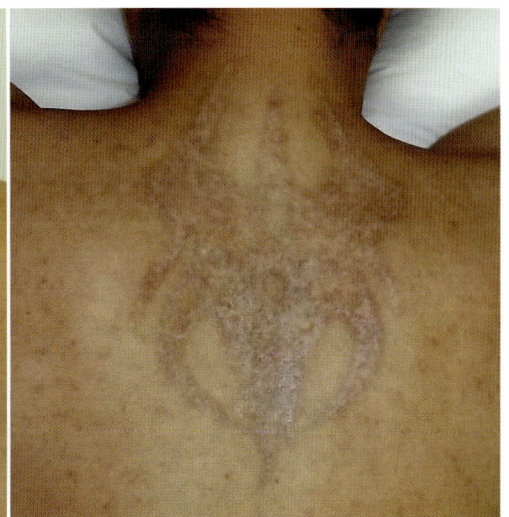

a．背部刺青，治療前　　　　　　　　b．QSYL(1064) 6 回治療後
図 7．症例 4

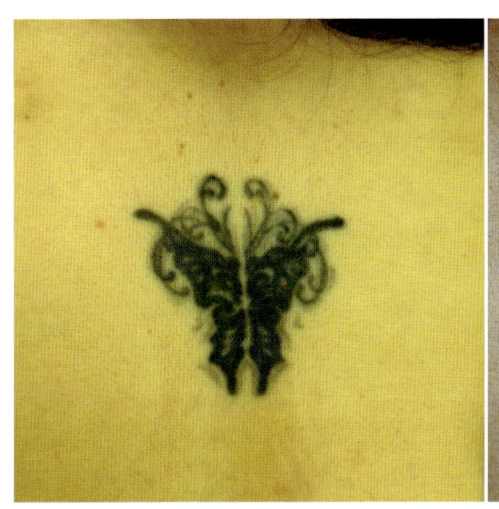

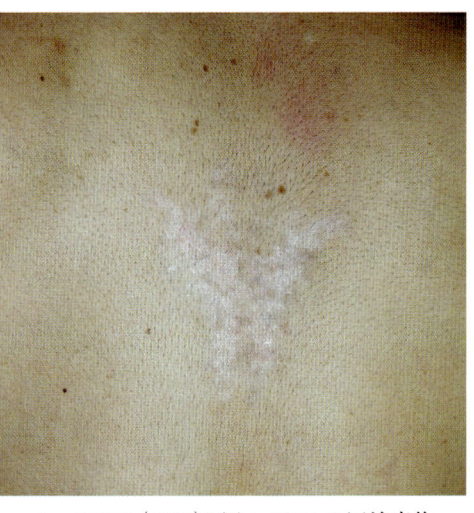

a．背部刺青，治療前　　　　　　　　b．QSYL(1064) 3 回＋QSRL 3 回治療後
図 8．症例 5

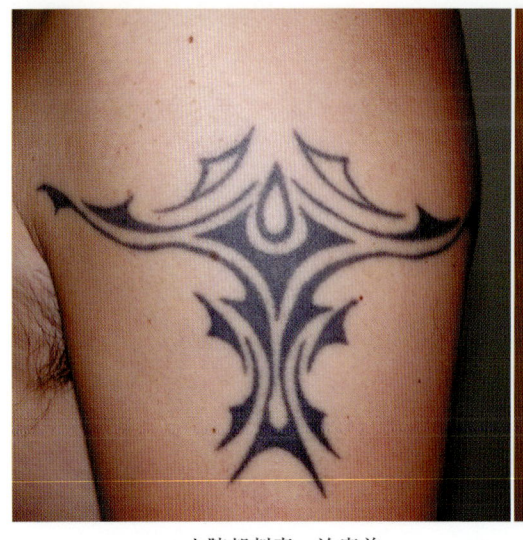

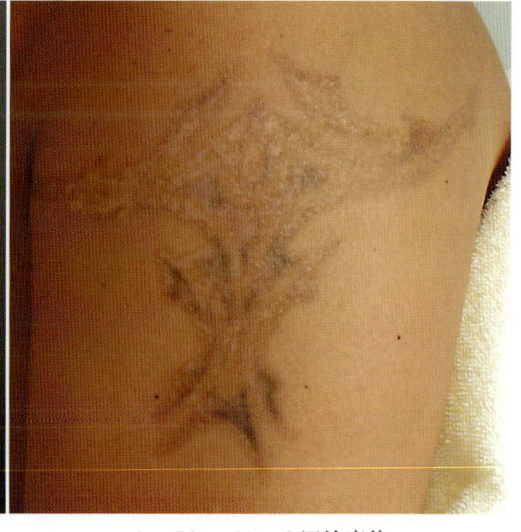

a．上腕部刺青，治療前　　　　　　　　　　b．Pico-Alex 2 回治療後

図 9. 症例 6

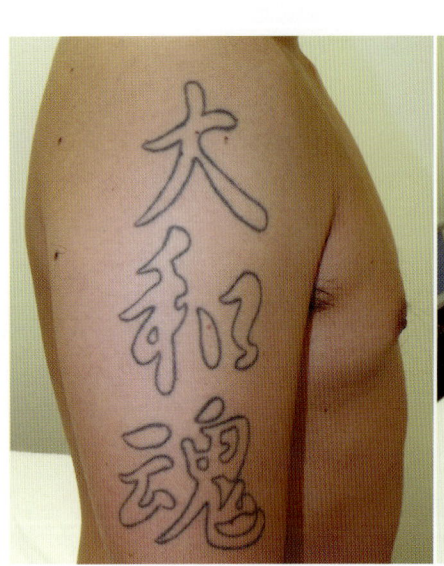

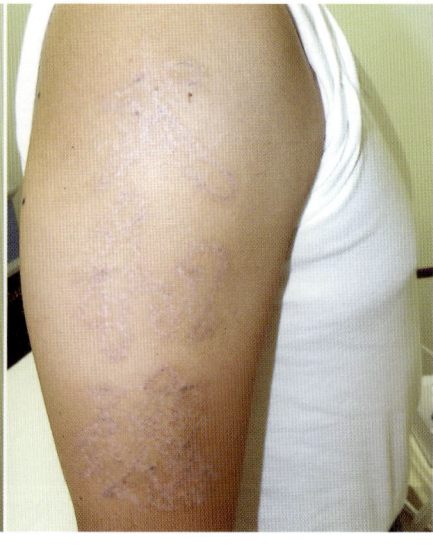

図 10.
症例 7
a：上腕部刺青，治療前
b：Pico-Alex 4 回治療後

症例 6：38 歳，男性．上腕部刺青（図 9-a）
Pico-Alex 2 回治療後，かなり除去は進んでいる（図 9-b）．

症例 7：26 歳，男性．上腕部刺青（図 10-a）
Pico-Alex 4 回治療後，かなり刺青は除去されている（図 10-b）．

症例 8：40 歳，女性．腰部刺青（図 11-a）
QSRL 3 回治療後（図 11-b）．さらに Pico-Alex 4 回治療，刺青はわずかに残る程度まで除去されている（図 11-c）．

考　察

刺青のレーザー治療は，従来，3 種類のナノ秒 Q スイッチレーザー（QSRL：694 nm，QSYL：1064/532 nm，QSAL：755 nm）が用いられてきたが，多くの治療回数を要し，色によっては非常に取りにくい場合があるという問題点があった．近年相次いで発売されたピコ秒レーザーは，これらの問題を克服しつつある．

1．治療効率の向上（治療回数の減少）

筆者の臨床的なイメージとしては，刺青に対するピコ秒レーザーの必要治療回数は，ナノ秒 Q

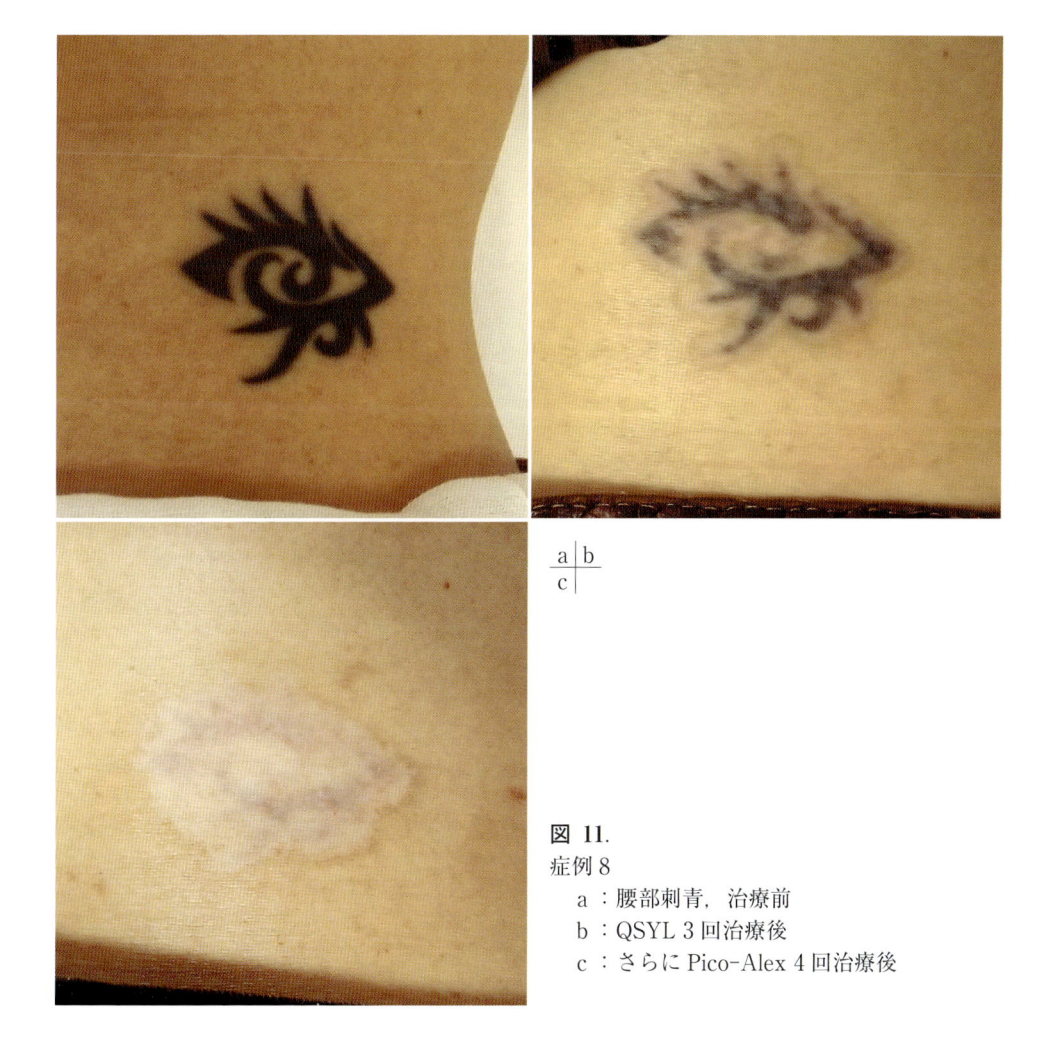

図 11.
症例 8
 a：腰部刺青，治療前
 b：QSYL 3 回治療後
 c：さらに Pico-Alex 4 回治療後

スイッチレーザーのだいたい半分程度になった印象である．ただし，症例によっては両者の必要治療回数に，あまり差がない場合もある．今後，どういう症例に特に効果が高いのか調査する必要がある．

2．色素選択性の減弱（どの色でも取れる）

ナノ秒 Q スイッチレーザーからピコ秒レーザーに変化して，光熱作用から光音響作用に変化したことによりレーザー波長の選択性がなくなったと言われる．従来 QSAL（755 nm）では赤色刺青は歯が立たなかったが，Pico-Alex（755 nm）では一定の効果が得られることからみて，光音響作用により色素選択性が減少したことは間違いない．しかし，Pico-Alex において，赤色刺青は黒・青・緑よりやや取れにくいことを考えると，ピコ秒レーザーになっても若干の色素選択性は残ってい

ると考えた方がよいだろう．これまで難しかった青色刺青が Pico-Alex（755 nm）で，黄色刺青が Pico-YAG（532 nm）でよく取れたという報告もある．どんな色の刺青にどのレーザーを照射するのが最善かという点について，詳細な検討が必要である．

3．色素の変色を予防できる可能性

白色などの色素に含まれるチタンがナノ秒 Q スイッチレーザー照射後の変色に関与していることが示唆されている[7]．それが，光熱作用が減少して光音響作用で破壊できるなら，特殊染料でも変色をきたさずに除去できる可能性がある．筆者の臨床経験でも，Q-Ruby で白色から緑色に変色したアートメークが Pico-Alex で変色なく除去できた症例がある．どのような条件下でこれが可能になるのか検討が必要である．

まとめ

ピコ秒レーザーの登場により，刺青のレーザー治療はナノ秒 Q スイッチレーザーの時代に比べてかなり進歩した．最適な治療条件につき詳細な検討が待たれる．

参考文献

1) Scheibner, A., et al. : A superior method of tattoo removal using the Q-switched ruby laser. J Dermatol Surg Oncol. **16**：1091-1098, 1990.
2) Kilmer, S. L., et al. : Clinical use of the Q-switched ruby and the Q-switched Nd：YAG (1064 nm and 532 nm) lasers for treatment of tattoos. J Dermatol Surg Oncol. **19**：330-338, 1993.
3) Fitzpatrick, R. E., et al. : Tattoo removal using the alexandrite laser. Arch Dermatol. **130**：1508-1514, 1994.
4) Kent, K. M., et al. : Laser tattoo removal：a review. Dermatol Surg. **38**：1-13, 2012.
   Summary　刺青除去レーザー治療に関する総説．
5) 葛西健一郎：刺青．Q スイッチルビーレーザー治療入門．葛西健一郎著．86-97，文光堂，2008．
6) Peach, A. H., et al. : Colour shift following tattoo removal with Q-switched Nd-YAG laser (1064/532). Br J Plast Surg. **52**：482-487, 1999.
7) Ross, E. V., et al. : Tattoo darkening and nonresponse after laser treatment：a possible role for titanium dioxide. Arch Dermatol. **137**：33-37, 2001.
8) Ross, V., et al. : Comparison of responses of tattoos to picosecond and nanosecond Q-switched neodymium：YAG lasers. Arch Dermatol. **132**：167-171, 1998.
9) Brauer, J. A., et al. : Successful and rapid treatment of blue and green tattoo pigment with a novel picosecond laser. Arch Dermatol. **148**：820-823, 2012.
   Summary　これまで除去が困難であった青色と緑色の刺青がピコ秒レーザーでよく取れるという報告．
10) Saedi, N., et al. : Treatment of tattoos with picosecond alexandrite laser：a prospective trial. Arch Dermatol. **148**：1360-1363, 2012.
11) Bernstein, E. F., et al. : A novel dual-wavelength, Nd：YAG, picosecond-domain laser safely and effectively removes multicolor tattoos. Lasers Surg Med. 2015 Jul 14 [Epub ahead of print]

第59回日本形成外科学会総会
第3回先輩形成外科医と語る会開催のご案内

女性医師支援ワーキンググループ委員長　吉村陽子

日　時：2016年4月14日(木)　15時00分〜16時00分
場　所：福岡国際会議場　学会場内会議室(詳細は決まり次第)
定　員：20名程度(男女不問)

女性医師支援ワーキンググループは，キャリアを重ねていく上でワークライフバランスに悩む方へのサポートを行っていきたいと考えており，第58回日本形成外科学会総会から，男女を問わず，若手形成外科医がキャリアの継続のために相談できる会を開催しております．職場の上司部下の関係とはまた違う先輩や同じ悩みを持つ医師達と話すうちに問題解決の糸口があるかもしれません．

＜プログラム＞
第1部　15時00分〜15時10分
　講演：キャリア形成，キャリア継続の知恵と工夫　若手形成外科医集まれ！
　　　藤田保健衛生大学形成外科教授　　吉村陽子

第2部　15時10分〜16時00分
　小グループに分かれての相談会(1グループにつき1〜2名のスタッフがつく予定です．)

参加申し込み方法：
参加ご希望の方は，メールにて下記アドレスまでお知らせ下さい．
　　　　　prsworklifebalance@gmail.com
件名を，相談会申込とした上で，本文に住所，氏名，主な相談内容を差し支えない範囲で記載の上，送信下さい．
参加確定の可否をメールで順次ご連絡いたします．その際，参加が確定された方には事前アンケートをメールでお送りしますのでご返信下さい．
頂いた個人情報は会主催，WGによる統計資料目的以外に使用しません．

参加申し込み期限：2016年4月1日(金)正午

※今回の参加希望のみならず，今後WGに取り組んでほしい課題，要望などございましたらお寄せください．

ピン・ボード

日本頭頸部癌学会主催　第7回教育セミナーのご案内

日本頭頸部癌学会
教育委員会委員長　　三浦　弘規

　日本頭頸部癌学会主催第7回教育セミナーを下記の要領で開催いたしますのでご案内申し上げます．
　会場は「ソニックシティ」で第40回日本頭頸部癌学会会場と同じ会場です．第7回セミナーの各論は1）喉頭と2）大唾液腺と致しました．本セミナー受講者には日本がん治療認定医機構の学術単位（3単位），また日本口腔外科学会専門医制度の資格更新のための研修単位（5単位）が与えられますので，多数のご参加をお待ちしております．日本耳鼻咽喉科学会専門医の方は学術集会参加票をお持ちください．5単位が取得できます．また日本頭頸部外科学会主催 頭頸部がん専門医申請資格の学術活動として認められます．
　なお，セミナー当日には翌日からの第40回日本頭頸部癌学会の受付等は行っておりません．

1．日　時：平成28年6月8日（水）　12：00～17：00（予定）
2．会　場：ソニックシティ　1F　大ホール
　　　　　〒330-8669　埼玉県さいたま市大宮区桜木町1-7-5
　　　　　TEL：048-647-4111　　FAX：048-647-4159
　　　　　URL：https://www.sonic-city.or.jp/
3．内　容：テーマ1．頭頸部癌総論　　テーマ2．喉頭　　テーマ3．大唾液腺
4．受講料：5,000円　「第7回教育セミナー」と明記の上，下記口座にお振り込みください．
　　　　　　郵便振替口座　00120-2-72710　　日本頭頸部癌学会
5．応募方法：原則当日受付は行いません．席に余裕がある場合には受講のみは可能としますが，いかなる理由であっても当日受付での受講修了証の発行は致しませんのでご注意ください．
　・当会HP（http://www.jshnc.umin.ne.jp/）の申込用紙に必要事項をご記入の上，
　　〒135-0033　東京都江東区深川2-4-11　一ツ橋印刷（株）学会事務センター内，
　　日本頭頸部癌学会セミナー担当宛にお送りください．
　　TEL：03-5620-1953　FAX：03-5620-1960
　・参加費の振り込みが確認され次第，参加受付証を郵送いたします．
　・申し込み締め切りは平成28年5月27日（金）（必着）です．先着順に受付いたします．
　・参加資格：特に規定はありません（ただし，一般の方は対象としておりません）．医師以外のメディカルスタッフの方も歓迎いたします．医学生，初期研修医，医師以外のメディカルスタッフの方は，参加費は無料ですがその場合，指導教授（医）または本学会員の証明が必要です．本学会HP内の案内に書式を掲載する予定です．
　・定員：500名．なおHPからの事前登録はいたしません．

第4回日本眼形成再建外科学会学術集会

会　期：平成28年8月26日(金)～27日(土)
会　長：三戸秀哲(井出眼科病院)
名誉会長：中村泰久(愛知医科大学)

※第9回アジア太平洋眼形成再建外科学会学術集会と合同開催となります．
　会　長：柿﨑裕彦(愛知医科大学病院眼形成・眼窩・涙道外科)
※日英，英日の同時通訳が入ります．

会　場：大阪国際交流センター
　　　　〒543-0001　大阪市天王寺区上本町8-2-6
　　　　TEL：06-6773-8182

演題募集：一般演題を募集致します．※英語でのポスター展示のみ
　　　　　演者名，演題名，所属，連絡先，英250単語以内の抄録を添付の上，E-mailで御応募下さい．尚，筆頭演者は本学会員である必要があります．詳細はホームページを御覧下さい．
　　　　　(https://www.jsoprs.jp/)
　　　　　申込み先E-mail：office@jsoprs.jp(締切日：平成28年6月30日)

会費：会　員：(事前)15,000円，(当日)18,000円
　　　非会員：(事前)20,000円，(当日)23,000円
　　　懇親会費：6,000円
　　　事前参加登録の締め切り日：平成28年7月31日
　　　尚，事前参加登録はオンラインでのクレジットカード決済のみとなります．

Memorial Lecture：
　Yasuhisa Nakamura(Japan)　"My Life, My Oculoplasty"

Keynote Lecture：
　Raman Malhotra(UK)　"Facial Nerve Palsy"
　Peerooz Saeed(Netherland)　"Orbital Tumour Overview"
　Anthony Tyers(UK)　"Eyelid Tumour Overview"
　Yutaka Ogawa(Japan)　"Socket Reconstruction"
　Reiko Arita(Japan)　"Meibomian Gland"
　Robert Goldberg(US)　"Thyroid Eye Disease Overview"
　Don Kikkawa(US)　"Ptosis & Entropion"
　JongHak Lim(Korea)　"Asian Aesthetic Surgery"
　Koh Inoue(Japan)　"Dacryoendoscopy"
　Dinesh Selva(Australia)　"DCR"

事務局：日本眼形成再建外科学会(株式会社ドリームクリニック内)
　　　　〒543-0027　大阪市天王寺区筆ヶ崎町5-52-206
　　　　TEL：06-6779-6678　FAX：06-6779-6688
　　　　E-mail：office@jsoprs.jp

FAXによる注文・住所変更届け

改定：2015年1月

　毎度ご購読いただきましてありがとうございます．
　読者の皆様方に小社の本をより確実にお届けさせていただくために，FAXでのご注文・住所変更届けを受けつけております．この機会に是非ご利用ください．

◇ご利用方法
　FAX専用注文書・住所変更届けは，そのまま切り離してFAX用紙としてご利用ください．また，注文の場合手続き終了後，ご購入商品と郵便振替用紙を同封してお送りいたします．**代金が5,000円をこえる場合，代金引換便とさせて頂きます**．その他，申し込み・変更届けの方法は電話，郵便はがきも同様です．

◇代金引換について
　本の代金が5,000円をこえる場合，代金引換とさせて頂きます．配達員が商品をお届けした際に，現金またはクレジットカード・デビットカードにて代金を配達員にお支払い下さい(本の代金＋消費税＋送料)．(※年間定期購読と同時に5,000円をこえるご注文を頂いた場合は代金引換とはなりません．郵便振替用紙を同封して発送いたします．代金後払いという形になります．送料は定期購読を含むご注文の場合は頂きません)

◇年間定期購読のお申し込みについて
　年間定期購読は，1年分を前金で頂いておりますため，代金引換とはなりません．郵便振替用紙を本と同封または別送いたします．送料無料，また何月号からでもお申込み頂けます．
　毎年末，次年度定期購読のご案内をお送りいたしますので，定期購読更新のお手間が非常に少なく済みます．

◇住所変更届けについて
　年間購読をお申し込みされております方は，その期間中お届け先が変更します際，必ずご連絡下さいますようよろしくお願い致します．

◇取消，変更について
　取消，変更につきましては，お早めにFAX，お電話でお知らせ下さい．
　返品は，原則として受けつけておりませんが，返品の場合の郵送料はお客様負担とさせていただきます．その際は必ず小社へご連絡ください．

◇ご送本について
　ご送本につきましては，ご注文がありましてから約1週間前後とみていただきたいと思います．お急ぎの方は，ご注文の際にその旨をご記入ください．至急送らせていただきます．2〜3日でお手元に届くように手配いたします．

◇個人情報の利用目的
　お客様から収集させていただいた個人情報，ご注文情報は本サービスを提供する目的(本の発送，ご注文内容の確認，問い合わせに対しての回答等)以外には利用することはございません．

　その他，ご不明な点は小社までご連絡ください．

株式会社 全日本病院出版会　〒113-0033 東京都文京区本郷3-16-4-7F
電話03(5689)5989　FAX03(5689)8030　郵便振替口座 00160-9-58753

FAX 専用注文書

皮膚・形成 1603

年　月　日

○印	PEPARS	定価(税込)	冊数
	2016年1月〜12月定期購読(No. 109〜120；年間12冊)(送料弊社負担)	41,040 円	
	PEPARS No. 100　皮膚外科のための皮膚軟部腫瘍診断の基礎	5,400 円	
	PEPARS No. 99　美容外科・抗加齢医療―基本から最先端まで―	5,400 円	
	PEPARS No. 87　眼瞼の美容外科 手術手技アトラス	5,400 円	
	PEPARS No. 75　ここが知りたい！顔面の Rejuvenation	5,400 円	
	バックナンバー(号数と冊数をご記入ください) No.		

○印	Monthly Book Derma.	定価(税込)	冊数
	2016年1月〜12月定期購読(No. 239〜251；年間13冊)(送料弊社負担)	40,716 円	
	MB Derma. No. 236　実践 子ども皮膚科外来	5,184 円	
	MB Derma. No. 229　日常皮膚診療に役立つアレルギー百科	5,832 円	
	MB Derma. No. 223　理路整然 体系化ダーモスコピー	5,184 円	
	MB Derma. No. 216　初歩から学べる皮膚科検査の実際	5,832 円	
	バックナンバー(号数と冊数をご記入ください) No.		

○印	瘢痕・ケロイド治療ジャーナル		
	バックナンバー(号数と冊数をご記入ください) No.		

○印	書籍	定価(税込)	冊数
	医療・看護・介護で役立つ嚥下治療エッセンスノート	3,564 円	
	複合性局所疼痛症候群(CRPS)をもっと知ろう	4,860 円	
	カラーアトラス 乳房外 Paget 病―その素顔―	9,720 円	
	スキルアップ！ニキビ治療実践マニュアル	5,616 円	
	今さら聞けない！小児のみみ・はな・のど診療 Q&A Ⅰ巻	6,264 円	
	今さら聞けない！小児のみみ・はな・のど診療 Q&A Ⅱ巻	6,264 円	

○	書名	定価	冊数	○	書名	定価	冊数
	超アトラス眼瞼手術―眼科・形成外科の考えるポイント―	10,584円			実践アトラス 美容外科注入治療	8,100円	
	イチから知りたいアレルギー診療	5,400円			イチからはじめる 美容医療機器の理論と実践	6,480円	
	見落とさない！見間違えない！この皮膚病変	6,480円			アトラスきずのきれいな治し方 改訂第二版	5,400円	
	図説 実践手の外科治療	8,640円			腋臭症・多汗症治療実践マニュアル	5,832円	
	使える皮弁術　上巻	12,960円			使える皮弁術　下巻	12,960円	
	匠に学ぶ皮膚科外用療法	7,020円			目で見る口唇裂手術	4,860円	
	多血小板血漿(PRP)療法入門	4,860円			すぐに役立つ日常皮膚診療における私の工夫	10,800円	

お名前　フリガナ　　　　　　　　　　　　　　㊞　　診療科

ご送付先　〒　－　　　　　□自宅　□お勤め先

電話番号　　　　　　　　　　　　　□自宅　□お勤め先

バックナンバー・書籍合計 5,000円以上のご注文は代金引換発送になります

―お問い合わせ先―
㈱全日本病院出版会営業部
電話 03(5689)5989

FAX 03(5689)8030

FAX 03-5689-8030
全日本病院出版会行

年　月　日

住所変更届け

お名前	フリガナ	
お客様番号		毎回お送りしています封筒のお名前の右上に印字されております8ケタの番号をご記入下さい。
新お届け先	〒　　　　　都道 　　　　　　府県	
新電話番号	（　　　　）	
変更日付	年　　月　　日より	月号より
旧お届け先	〒	

※ 年間購読を注文されております雑誌・書籍名に✓を付けて下さい。
- ☐ Monthly Book Orthopaedics（月刊誌）
- ☐ Monthly Book Derma.（月刊誌）
- ☐ 整形外科最小侵襲手術ジャーナル（季刊誌）
- ☐ Monthly Book Medical Rehabilitation（月刊誌）
- ☐ Monthly Book ENTONI（月刊誌）
- ☐ PEPARS（月刊誌）
- ☐ Monthly Book OCULISTA（月刊誌）

FAX 03-5689-8030
全日本病院出版会行

瘢痕・ケロイド治療ジャーナル
投稿論文受け付け開始のお知らせ

編集/瘢痕・ケロイド治療研究会

世界をリードする瘢痕・ケロイド治療の最前線！
形成外科、皮膚科、放射線科など関係各科の
最新知見がつまった瘢痕・ケロイド治療研究会の
オフィシャル・ジャーナル！
瘢痕・ケロイドの治療に携わる各医家必読誌！！！

年1回発行　　オールカラー　　毎号約80頁

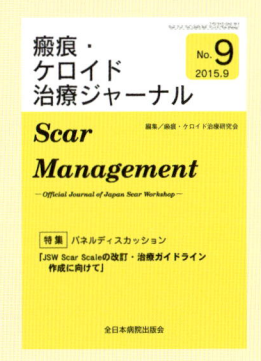

投稿論文の受け付けを開始しました

本誌では、No.9（2015年発行）から、以下の論文の投稿を受け付けます。
1) 原著論文：基礎研究、臨床研究（掲載費　5000円／1頁）
2) 総説：臨床・基礎研究の背景・重要性が述べられたもの（掲載費　5000円／1頁）
3) 短報・レター：まだエビデンスはないものの、読者に伝えるべき重要な報告（掲載無料）
※瘢痕・ケロイド治療研究会発表プロシーディングは例年通り掲載させていただきます。

●瘢痕・ケロイド治療研究会　会報編集委員会●

◎小川　令　　赤石諭史　　秋田定伯　　貴志和生　　河野太郎　　清水史明
　須永　中　　土佐泰祥　　長尾宗朝　　松村　一　　村尾尚規　　山脇聖子　　五十音順（敬称略）

研究会オフィシャルホームページ　http://www.scar-keloid.com/

投稿についての詳細は、下記の本ジャーナル編集部までお問い合わせください。

（株）全日本病院出版会
〒113-0033　東京都文京区本郷3丁目16-4
TEL：03-5689-5989　　FAX：03-5689-8030
E-mail：jsw-edit@zenniti.com　　編集部：鈴木由子（よりこ）・松澤玲子

PEPARS

2007 年
- No. 14　縫合の基本手技　【増大号】
  編集／山本有平

2010 年
- No. 37　穿通枝皮弁マニュアル　【増大号】
  編集／木股敬裕

2011 年
- No. 51　眼瞼の退行性疾患に対する眼形成外科手術　【増大号】
  編集／村上正洋・矢部比呂夫
- No. 54　形成外科手術 麻酔パーフェクトガイド
  編集／渡辺克益
- No. 58　Local flap method
  編集／秋元正宇

2012 年
- No. 61　救急で扱う顔面外傷治療マニュアル
  編集／久徳茂雄
- No. 62　外来で役立つ にきび治療マニュアル
  編集／山下理絵
- No. 65　美容外科的観点から考える口唇口蓋裂形成術
  編集／百束比古
- No. 66　Plastic Handsurgery 形成手外科
  編集／平瀬雄一
- No. 67　ボディの美容外科
  編集／倉片　優
- No. 68　レーザー・光治療マニュアル
  編集／清水祐紀
- No. 69　イチから始めるマイクロサージャリー
  編集／上田和毅
- No. 70　形成外科治療に必要なくすりの知識
  編集／宮坂宗男
- No. 71　血管腫・血管奇形治療マニュアル
  編集／佐々木　了
- No. 72　実践的局所麻酔―私のコツ―
  編集／内田　満

2013 年
- No. 73　形成外科における MDCT の応用
  編集／三鍋俊春
- No. 75　ここが知りたい！顔面の Rejuvenation
  ―患者さんからの希望を中心に―　【増大号】
  編集／新橋　武
- No. 76　Oncoplastic Skin Surgery
  ―私ならこう治す！
  編集／山本有平
- No. 77　脂肪注入術と合併症
  編集／市田正成
- No. 78　神経修復法―基本知識と実践手技―
  編集／柏　克彦
- No. 79　褥瘡の治療 実践マニュアル
  編集／梶川明義
- No. 80　マイクロサージャリーにおける合併症とその対策
  編集／関堂　充
- No. 81　フィラーの正しい使い方と合併症への対応
  編集／征矢野進一
- No. 82　創傷治療マニュアル
  編集／松崎恭一
- No. 83　形成外科における手術スケジュール
  ―エキスパートの周術期管理―
  編集／中川雅裕
- No. 84　乳房再建術 update
  編集／酒井成身

2014 年
- No. 85　糖尿病性足潰瘍の局所治療の実践
  編集／寺師浩人
- No. 86　爪―おさえておきたい治療のコツ―
  編集／黒川正人
- No. 87　眼瞼の美容外科 手術手技アトラス　【増大号】
  編集／野平久仁彦
- No. 88　コツがわかる！形成外科の基本手技
  ―後期臨床研修医・外科系医師のために―
  編集／上田晃一
- No. 89　口唇裂初回手術
  ―最近の術式とその中期的結果―
  編集／杠　俊介
- No. 90　顔面の軟部組織損傷治療のコツ
  編集／江口智明
- No. 91　イチから始める手外科基本手技
  編集／高見昌司
- No. 92　顔面神経麻痺の治療 update
  編集／田中一郎
- No. 93　皮弁による難治性潰瘍の治療
  編集／亀井　譲
- No. 94　露出部深達性熱傷・後遺症の手術適応と治療法
  編集／横尾和久
- No. 95　有茎穿通枝皮弁による四肢の再建
  編集／光嶋　勲

バックナンバー一覧

No. 96	口蓋裂の初回手術マニュアル―コツと工夫―	編集/土佐泰祥

2015 年

No. 97	陰圧閉鎖療法の理論と実際	編集/清川兼輔
No. 98	臨床に役立つ 毛髪治療 update	編集/武田 啓
No. 99	美容外科・抗加齢医療―基本から最先端まで― 増大号	編集/百束比古
No. 100	皮膚外科のための皮膚軟部腫瘍診断の基礎 臨時増大号	編集/林 礼人
No. 101	大腿部から採取できる皮弁による再建	編集/大西 清
No. 102	小児の頭頚部メラニン系あざ治療のストラテジー	編集/渡邊彰二
No. 103	手足の先天異常はこう治療する	編集/福本恵三
No. 104	これを読めばすべてがわかる!骨移植	編集/上田晃一
No. 105	鼻の美容外科	編集/菅原康志
No. 106	thin flap の整容的再建	編集/村上隆一
No. 107	切断指再接着術マニュアル	編集/長谷川健二郎
No. 108	外科系における PC 活用術	編集/秋元正宇

2016 年

No. 109	他科に学ぶ形成外科に必要な知識―頭部・顔面編―	編集/吉本信也
No. 110	シミ・肝斑治療マニュアル	編集/山下理絵

各号定価 3,240 円.ただし,No. 14, 37, 51, 75, 87, 99, 100 は増大号のため,定価 5,400 円.
在庫僅少品もございます.品切の場合はご容赦ください.

(2016 年 3 月現在)

本頁に掲載されていないバックナンバーにつきましては,弊社ホームページ(http://www.zenniti.com)をご覧下さい.

全日本病院出版会 | 検索 click

2016 年 年間購読 受付中!
年間購読料　41,040 円(消費税込)(送料弊社負担)
(通常号 11 冊,増大号 1 冊:合計 12 冊)

次号予告

顔面骨骨折の治療戦略

No. 112（2016 年 4 月号）

編集／市立奈良病院部長　　　　　　久徳茂雄

顔面骨骨折ガイドラインの分析	上田　晃一
顔面骨骨折の症状と画像診断	久徳　茂雄ほか
前頭骨骨折・前頭蓋底骨折	田中　宏明ほか
鼻骨骨折・鼻篩骨骨折	重村　友香ほか
眼窩ブローアウト骨折の ABC	嘉鳥　信忠
頬骨骨折	小室　裕造ほか
上顎骨骨折・顔面多発骨折	宮脇　剛司
下顎骨骨折	今井　啓道
顎関節突起骨折治療の 1 案	島　盛隆
顔面骨骨折の低侵襲治療	副島　一孝ほか
小児の顔面骨骨折，高齢者の顔面骨骨折	柴田　大ほか
顔面骨骨折の陳旧例の治療	本多　孝之ほか

掲載広告一覧

シネロン・キャンデラ	表 2
佐藤製薬	表 3
ジェイメック	表 4
マルホ	前付 9
サイノシュアー	前付 10
ルートロニックジャパン	前付 11
ガデリウス・メディカル	前付 12
エムエムアンドニーク	27
サイトンジャパン	58

編集顧問：栗原邦弘　東京慈恵会医科大学前教授
　　　　　中島龍夫　慶應義塾大学名誉教授
編集主幹：百束比古　日本医科大学名誉教授
　　　　　光嶋　勲　東京大学教授
　　　　　上田晃一　大阪医科大学教授

No. 111　編集企画：
　　　河野　太郎　東海大学准教授

PEPARS　No. 111

2016 年 3 月 10 日発行（毎月 1 回 10 日発行）
定価は表紙に表示してあります．
Printed in Japan

Ⓒ ZEN・NIHONBYOIN・SHUPPANKAI, 2016

発行者　　末　定　広　光
発行所　　株式会社　全日本病院出版会
〒 113-0033　東京都文京区本郷 3 丁目 16 番 4 号
　　　　電話（03）5689-5989　Fax（03）5689-8030
　　　　郵便振替口座 00160-9-58753

印刷・製本　三報社印刷株式会社　　電話（03）3637-0005
広告取扱店　㈱日本医学広告社　　　電話（03）5226-2791

- 本誌に掲載する著作物の複製権・翻訳権・上映権・譲渡権・公衆送信権（送信可能化権を含む）は株式会社全日本病院出版会が保有します．
- JCOPY ＜（社）出版者著作権管理機構　委託出版物＞
  本誌の無断複写は著作権法上での例外を除き禁じられています．複写される場合は，そのつど事前に，（社）出版者著作権管理機構（電話 03-3513-6969, FAX 03-3513-6979, e-mail: info@jcopy.or.jp）の許諾を得てください．
- 本誌をスキャン，デジタルデータ化することは複製に当たり，著作権法上の例外を除き違法です．代行業者等の第三者に依頼して同行為をすることも認められておりません．